国家神经系统疾病医疗质量控制中心　编

2023年

国家医疗服务与质量安全报告

神经系统疾病分册

科学技术文献出版社
SCIENTIFIC AND TECHNICAL DOCUMENTATION PRESS
·北京·

图书在版编目（CIP）数据

2023年国家医疗服务与质量安全报告. 神经系统疾病分册 / 国家神经系统疾病医疗质量控制中心编. -- 北京: 科学技术文献出版社, 2024. 12（2025. 1重印）.
ISBN 978-7-5235-2165-6

Ⅰ. R197.1；R741

中国国家版本馆 CIP 数据核字第 2024LM6419 号

2023年国家医疗服务与质量安全报告　神经系统疾病分册

策划编辑：蔡　蓉　　责任编辑：栾璟煜　李昱龙　　责任校对：张永霞　　责任出版：张志平

出 版 者　科学技术文献出版社
地　　址　北京市复兴路15号　邮编 100038
编 务 部　（010）58882938，58882087（传真）
发 行 部　（010）58882868，58882870（传真）
邮 购 部　（010）58882873
官方网址　www.stdp.com.cn
发 行 者　科学技术文献出版社发行　全国各地新华书店经销
印 刷 者　北京地大彩印有限公司
版　　次　2024 年 12 月第 1 版　2025 年 1 月第 2 次印刷
开　　本　889 × 1194　1/16
字　　数　309千
印　　张　11.25
书　　号　ISBN 978-7-5235-2165-6
定　　价　138.00元

编写人员

主　　编　王拥军

顾　　问　马旭东　高嗣法

平台指导　尹　畅　张振伟

主编助理　杨　昕

编　　委（按姓氏拼音排序）

姓　名	单　位	姓　名	单　位
曹　勇	首都医科大学附属北京天坛医院	王春娟	首都医科大学附属北京天坛医院
陈万金	福建医科大学附属第一医院	王佳伟	首都医科大学附属北京同仁医院
陈晓霖	首都医科大学附属北京天坛医院	王兴朝	首都医科大学附属北京天坛医院
樊　星	北京市神经外科研究所	王雪梅	首都医科大学附属北京天坛医院
樊东升	北京大学第三医院	王拥军	首都医科大学附属北京天坛医院
冯　涛	首都医科大学附属北京天坛医院	魏玉桢	首都医科大学附属北京天坛医院
高国一	首都医科大学附属北京天坛医院	吴　震	首都医科大学附属北京天坛医院
宫　剑	首都医科大学附属北京天坛医院	熊维希	四川大学华西医院
谷鸿秋	首都医科大学附属北京天坛医院	徐珊珊	首都医科大学附属北京世纪坛医院
何　及	北京大学第三医院	徐玉珠	河北医科大学第三医院
贾　旺	首都医科大学附属北京天坛医院	杨　昕	首都医科大学附属北京天坛医院
江　涛	首都医科大学附属北京天坛医院	杨雅琴	首都医科大学附属北京天坛医院
姜英玉	首都医科大学附属北京天坛医院	姚香平	福建医科大学附属第一医院
蒋　莹	首都医科大学附属北京天坛医院	余舒扬	首都医科大学附属北京天坛医院
李　达	首都医科大学附属北京天坛医院	张　静	首都医科大学附属北京天坛医院
李德岭	首都医科大学附属北京天坛医院	张　谦	首都医科大学附属北京天坛医院
李晓青	首都医科大学附属北京天坛医院	张　巍	首都医科大学附属北京天坛医院
李子孝	首都医科大学附属北京天坛医院	张　伟	首都医科大学附属北京天坛医院
连腾宏	首都医科大学附属北京天坛医院	张　裕	首都医科大学附属北京天坛医院
刘翠翠	河北医科大学第三医院	张　哲	首都医科大学附属北京天坛医院
刘亘梁	首都医科大学附属北京天坛医院	张贵丽	首都医科大学附属北京天坛医院
刘丕楠	首都医科大学附属北京天坛医院	张鹤声	四川大学华西医院
刘伟明	首都医科大学附属北京天坛医院	张琳琳	首都医科大学附属北京天坛医院
陆　璐	四川大学华西医院	张星虎	首都医科大学附属北京天坛医院
缪中荣	首都医科大学附属北京天坛医院	赵晨阳	四川大学华西医院
彭玉晶	首都医科大学附属北京同仁医院	赵性泉	首都医科大学附属北京天坛医院
朴英善	首都医科大学附属北京天坛医院	周　东	四川大学华西医院
王　孟	首都医科大学附属北京天坛医院	周建新	首都医科大学附属北京世纪坛医院
王　嵘	首都医科大学附属北京天坛医院	邹昕颖	首都医科大学附属北京天坛医院
王　展	首都医科大学附属北京天坛医院	左丽君	首都医科大学附属北京天坛医院

致　谢（按姓氏拼音排序）

姓名	单位
曹　琦	中国人民大学
曹　毅	昆明医科大学第二附属医院
曹文锋	江西省人民医院
柴尔青	甘肃省人民医院
陈康宁	陆军军医大学西南医院
董　强	复旦大学附属华山医院
范一木	天津环湖医院
冯　光	河南省人民医院
高连波	中国医科大学附属第四医院
高小平	湖南省人民医院
郭　力	河北医科大学第二医院
郝俊巍	首都医科大学宣武医院
胡　锦	复旦大学附属华山医院
胡颖红	浙江大学医学院附属第二医院
黄齐兵	山东大学齐鲁医院
吉训明	首都医科大学
姜长春	包头市中心医院
江荣才	天津医科大学总医院
李　深	首都医科大学附属北京世纪坛医院
李立宏	空军军医大学唐都医院
李淑娟	中国医学科学院阜外医院
李天晓	河南省人民医院
刘建民	海军军医大学第一附属医院
刘丽萍	首都医科大学附属北京天坛医院
刘新峰	中国人民解放军东部战区总医院
刘亚杰	南方医科大学深圳医院
刘增品	河北医科大学第二医院
马　宁	首都医科大学附属北京天坛医院
马驰原	中国人民解放军东部战区总医院
买买提力·艾沙	新疆医科大学第一附属医院
南光贤	吉林大学白求恩第三医院
欧阳彬	中山大学附属第一医院
彭　斌	北京协和医院
彭　亚	常州市第一人民医院
彭小祥	湖北省第三人民医院
秦　超	广西医科大学第一附属医院
秦秉玉	河南省人民医院
邱炳辉	南方医科大学南方医院
任少华	山西省人民医院
石广志	首都医科大学附属北京天坛医院
史怀璋	哈尔滨医科大学附属第一医院
汪银洲	福建省立医院
王　君	解放军总医院第一医学中心
王　宁	首都医科大学宣武医院
王虎峰	中国人民大学
王伊龙	首都医科大学附属北京天坛医院
吴　伟	山东大学齐鲁医院
吴科学	西藏自治区人民医院
夏　健	中南大学湘雅医院
谢筱琪	四川大学华西医院
徐　运	南京鼓楼医院
徐安定	暨南大学附属第一医院
许予明	郑州大学第一附属医院
杨　华	贵州医科大学医学科学研究所
殷聪国	西湖大学医学院附属杭州市第一人民医院
于荣国	福建省立医院
于湘友	新疆医科大学第一附属医院
张　帆	海南省人民医院
张鸿祺	首都医科大学宣武医院
张清秀	南京鼓楼医院
赵振伟	空军军医大学第二附属医院
郑洪波	四川大学华西医院
周　敏	中国科学技术大学附属第一医院
祝新根	南昌大学第二附属医院

前 言

个人健康是立身之本，人民健康是立国之基。党中央国务院历来高度重视我国卫生健康事业的发展，把保障人民健康作为民生福祉的重大工程。国家卫生健康委员会始终致力于医疗健康保障，建立和健全医疗质量控制与管理体系，不断完善和优化医疗质量安全与改进网络，持续推进我国医疗服务能力和医疗保障水平的提升。

为了更充分地展示逐年来我国神经系统疾病医疗的服务能力与质量情况，发现问题与亟待改进的工作，在国家卫生健康委员会医政司的指导下，在全国神经系统疾病质量控制专家和各省级质量控制中心的支持下，国家神经系统疾病医疗质量控制中心顺利完成了《2023 年国家医疗服务与质量安全报告　神经系统疾病分册》的编写。本次报告编写延续既往经验，基于神经内科、神经外科、神经重症和神经介入 4 个专业质量控制工作组可获得的医疗质量数据，针对重点疾病和重要手术操作进行详细分析，以循证证据为基础，对医疗质量现状进行深入研究，以期为我国神经系统疾病的诊疗服务能力提升提供科学依据和数据支持。

本报告中的数据来源主要为医院质量监测系统（hospital quality monitoring system, HQMS）平台、国家医疗质量管理与控制信息网（national clinical improvement system，NCIS）和国家神经系统疾病质量控制信息平台。此外，本报告受“十四五”国家重点研发计划“脑血管病医疗质量监测平台和结局改进智能诊疗关键技术与体系建设研究”（编号：2022YFC2504900）和“十四五”国家重大专项“缺血性卒中血管内治疗规范性评价及质量改善研究”（编号：2023ZD0505400）资助。

我们衷心感谢国家卫生健康委医院管理研究所和 HQMS 平台为本报告提供的数据分析支持和平台资源。同时，对所有参与编写的工作人员表示诚挚的敬意，感谢他们在本报告编写中的认真和严谨的精神。我们还要衷心感谢审稿专家们提出的宝贵建议和意见。正是大家的共同努力才让本报告的科学性和权威性得到了保障。我们也期待广大读者提出更多宝贵的意见和建议，为下一年度报告编写的完善提供支持。

国家神经系统疾病医疗质量控制中心

目 录

第一部分 神经内科专业医疗质量数据分析

第二部分 神经外科专业医疗质量数据分析

第三部分 神经重症专业医疗质量数据分析

第四部分　神经介入专业医疗质量数据分析

第五部分　缩略词表

第一部分

神经内科专业医疗质量数据分析

第一章 脑血管病医疗质量分析

第一节 基于医院质量监测系统的脑血管病医疗质量分析

本节数据来源于HQMS数据库，统计分析了2022年1月1日—2022年12月31日诊断为脑梗死、脑出血和蛛网膜下腔出血的出院患者信息。2022年，我国31个省级行政区（不含港、澳、台地区）共计7313家医院在HQMS上传了脑血管病病案首页信息，其中公立二级医院3360家，民营二级医院1714家，公立三级医院1989家，民营三级医院250家。公立医院中，广东省、四川省、河南省、山东省和河北省的医院数量较多（图1-1-1）。民营医院中，四川省、江苏省、山东省、河南省、重庆市的医院数量较多（图1-1-2）。

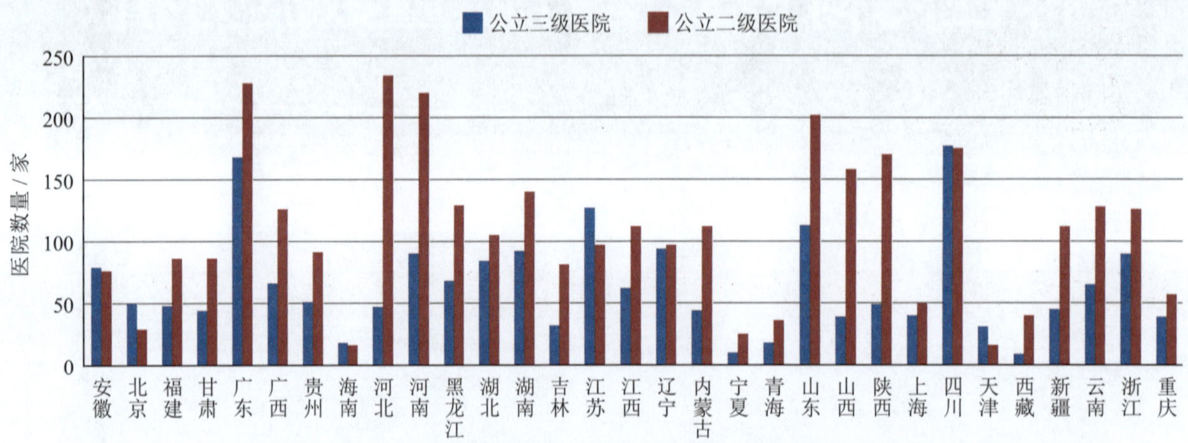

图1-1-1 2022年HQMS数据库各省级行政区脑血管病医疗质量分析纳入的公立医院数量

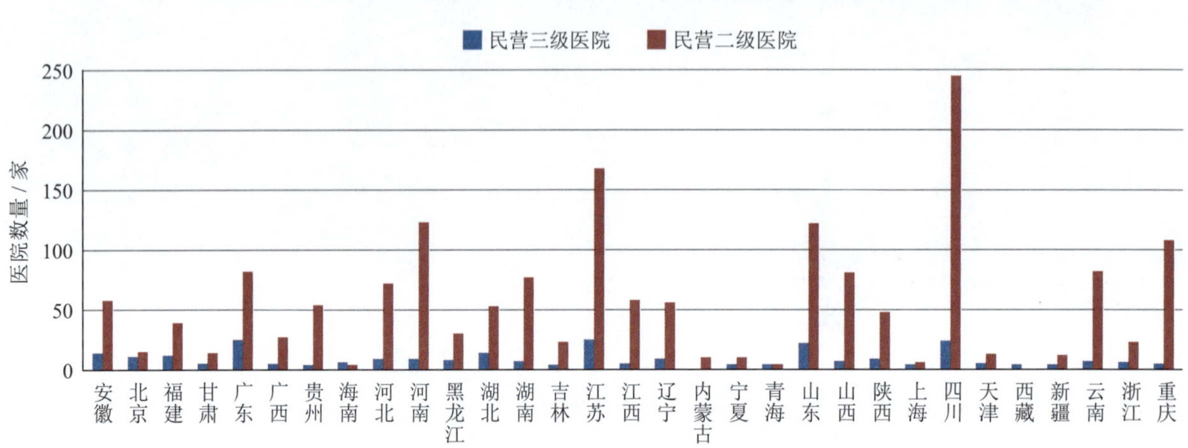

图1-1-2 2022年HQMS数据库各省级行政区脑血管病医疗质量分析纳入的民营医院数量

一、服务能力

2022 年 HQMS 数据库脑血管病出院患者中，脑梗死有 5 787 932 人次，脑出血有 804 532 人次，蛛网膜下腔出血有 150 965 人次，其中公立三级医院的脑血管病出院患者服务量显著多于公立二级医院。2022 年平均每家二级医院服务的脑血管病出院患者人次低于三级医院的 1 / 2，这个比例与 2021 年相比无显著变化，其中二级医院平均服务的蛛网膜下腔出血患者相对数量最低，仅占三级医院的 1 / 6，二级医院服务的脑出血患者数量约为三级医院的 1 / 3。以上数据提示，公立二级医院的脑血管病服务能力有待提高（表 1–1–1）。

表 1–1–1　2022 年 HQMS 数据库不同级别公立医院脑血管病出院患者数量

指标	二级医院	三级医院
医院数量 / 家	3360	1989
平均每家医院出院患者数量 / 人次	878	1912
脑梗死	780	1596
脑出血	88	256
蛛网膜下腔出血	10	60

二、社会人口学特征

2022 年 HQMS 数据库脑血管病出院患者中，脑梗死及脑出血的男性患者比例均高于女性，蛛网膜下腔出血患者中女性比例更高。公立二级医院和三级医院脑梗死出院患者的发病中位年龄分别为 69.0 岁和 68.0 岁，脑出血出院患者的发病中位年龄分别为 66.0 岁和 63.0 岁，蛛网膜下腔出血患者的发病中位年龄分别为 64.0 岁和 60.0 岁。无论是脑梗死、脑出血还是蛛网膜下腔出血，三级医院收治患者的发病中位年龄均略低于二级医院（表 1–1–2）。

表 1–1–2　2022 年 HQMS 数据库公立医院各类型脑血管病出院患者人口学特征

指标	三级医院	二级医院
脑梗死出院患者 / 人次	3 166 245	2 621 687
男性 / 人次（%）	1 912 247（60.4）	1 477 003（56.3）
年龄 / 岁	68.0（59.0～76.0）	69.0（61.0～76.0）
脑出血出院患者 / 人次	509 325	295 207
男性 / 人次（%）	329 526（64.7）	182 256（61.7）
年龄 / 岁	63.0（53.0～72.0）	66.0（56.0～74.0）
蛛网膜下腔出血出院患者 / 人次	117 938	33 027
男性 / 人次（%）	48 133（40.8）	13 333（40.4）
年龄 / 岁	60.0（52.0～69.0）	64.0（54.0～73.0）

三、入院方式

对 2022 年 HQMS 数据库脑血管病患者的入院方式分析显示，公立二级和三级医院收治的脑梗死患者主要通过门诊入院，而脑出血和蛛网膜下腔出血患者主要通过急诊入院；三级医院脑血管患者通过急诊入院及其他医疗机构转入的比例显著高于二级医院，通过其他途径入院的患者比例低于二级医院（表 1–1–3）。

表 1-1-3 2022 年 HQMS 数据库公立医院脑血管病患者入院方式 单位：人次（%）

入院方式	脑梗死	脑出血	蛛网膜下腔出血
二级医院			
门诊入院	1 752 566（66.8）	111 341（37.7）	11 912（36.1）
急诊入院	761 227（29.0）	171 117（58.0）	19 614（59.4）
其他医疗机构转入	5210（0.2）	1727（0.6）	246（0.7）
其他途径	102 684（3.9）	11 022（3.7）	1255（3.8）
三级医院			
门诊入院	1 603 008（50.6）	120 211（23.6）	24 913（21.1）
急诊入院	1 490 536（47.1）	372 418（73.1）	88 031（74.6）
其他医疗机构转入	19 895（0.6）	8428（1.7）	3353（2.8）
其他途径	52 806（1.7）	8268（1.6）	1641（1.4）

对脑血管病患者入院日期的分析发现，周一收治患者的数量最多，周日收治患者的数量最少，从周一至周日收治患者的数量整体呈下降趋势，与 2021 年的趋势一致（图 1-1-3）。

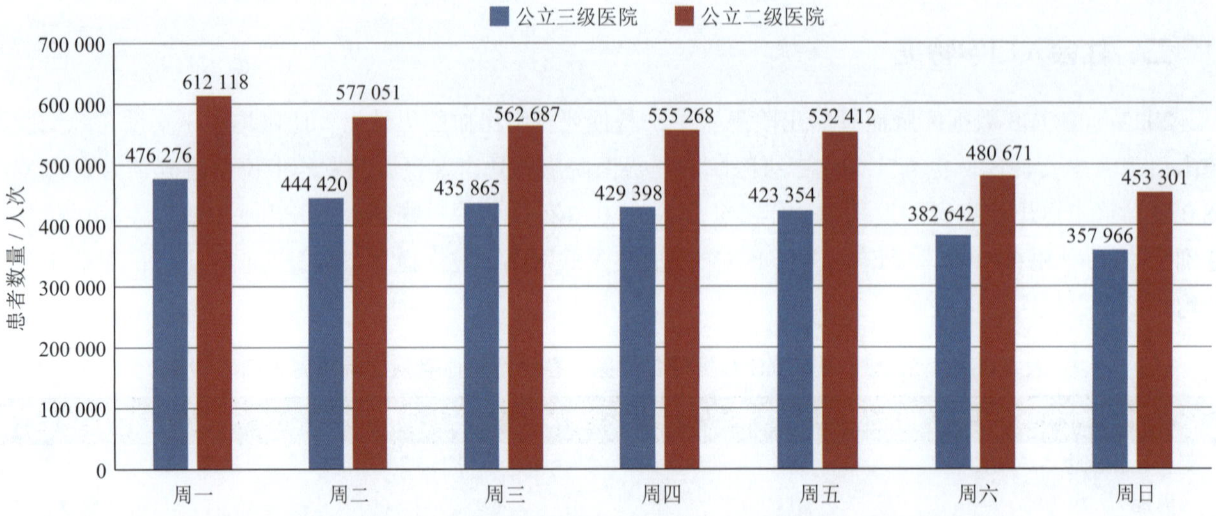

图 1-1-3 2022 年 HQMS 数据库公立医院工作日及周末收治患者数量

四、次均住院费用

对 2022 年 HQMS 数据库脑血管病患者住院经济负担的分析显示，公立三级医院中脑梗死、脑出血及蛛网膜下腔出血患者的次均住院费用分别为 9384.2 元、18 804.0 元和 80 440.4 元，显著高于二级医院（分别为 5754.0 元、10 552.8 元和 8736.8 元），尤其是对于蛛网膜下腔出血患者，三级医院的次均住院费用是二级医院的 9.2 倍，这与蛛网膜下腔出血患者的手术治疗更多是在三级医院中进行有关（表 1-1-4）。

表 1-1-4 2022 年 HQMS 数据库公立医院脑血管病患者次均住院费用 单位：元

脑血管病类型	二级医院	三级医院
脑梗死	5754.0（3964.0～8737.1）	9384.2（6256.7～14 576.4）
脑出血	10 552.8（5401.6～22 934.1）	18 804.0（9230.2～47 229.3）
蛛网膜下腔出血	8736.8（3465.6～29 275.8）	80 440.4（15 374.2～149 142.8）

五、出院方式及平均住院时长

对 2022 年 HQMS 数据库公立医院脑血管病患者的出院方式分析显示，不论是二级还是三级医院，急性脑梗死患者医嘱出院的比例均最高，脑出血及蛛网膜下腔出血患者医嘱出院的比例相对偏低；无论是二级医院还是三级医院，蛛网膜下腔出血患者的转院比例均最高。二级医院中蛛网膜下腔出血患者的死亡比例最高（4.1%），而三级医院中死亡比例最高的是脑出血患者（4.9%）。另外，三级医院各类脑血管病患者的死亡率均高于二级医院。在住院时长方面，不论是二级还是三级医院，脑出血患者的最长，其中三级医院脑出血患者的平均住院时长为（16.2 ± 15.4）d，而脑梗死患者的平均住院时长最短，为（9.7 ± 7.0）d（表 1-1-5）。

表 1-1-5　2022 年 HQMS 数据库公立医院脑血管病患者出院方式及平均住院时长

指标	脑梗死	脑出血	蛛网膜下腔出血
二级医院			
患者数量 / 人次	2 621 687	295 207	33 027
出院方式 / 人次（%）			
医嘱出院	2 365 216（90.2）	203 356（68.9）	19 509（59.1）
转院	53 894（2.1）	14 375（4.9）	4207（12.7）
非医嘱出院	152 287（5.8）	60 779（20.6）	7220（21.9）
死亡	11 389（0.4）	10 424（3.5）	1357（4.1）
不详	38 901（1.5）	6273（2.1）	734（2.2）
平均住院时长 / d	9.3 ± 7.2	14.4 ± 14.8	10.3 ± 13.2
三级医院			
患者数量 / 人次	3 166 245	509 325	117 938
出院方式 / 人次（%）			
医嘱出院	2 809 500（88.7）	355 601（69.8）	83 721（71.0）
转院	123 033（3.9）	24 576（4.8）	5917（5.0）
非医嘱出院	193 913（6.1）	97 552（19.2）	21 772（18.5）
死亡	23 971（0.8）	25 169（4.9）	5198（4.4）
不详	15 828（0.5）	6427（1.3）	1330（1.1）
平均住院时长 / d	9.7 ± 7.0	16.2 ± 15.4	14.7 ± 14.1

从 HQMS 数据库公立医院的整体数据来看，三级医院脑梗死及脑出血患者的死亡率高于二级医院，不同省级行政区的二级和三级医院中蛛网膜下腔出血患者的死亡率差别较大。在公立医院中，出血性脑血管病的死亡率显著高于缺血性脑血管病。

进一步分析各省级行政区不同级别医院各类脑血管病患者的死亡情况：二级医院脑梗死患者住院期间死亡率排名前 5 位的省级行政区分别为北京市（1.5%）、上海市（1.5%）、吉林省（1.2%）、黑龙江省（1.0%）和辽宁省（1.0%）（图 1-1-4）；三级医院脑梗死患者住院期间死亡率排名前 5 位的省级行政区依次为上海市（2.4%）、辽宁省（1.9%）、吉林省（1.7%）、青海省（1.7%）和新疆维吾尔自治区（1.7%）（图 1-1-5）。

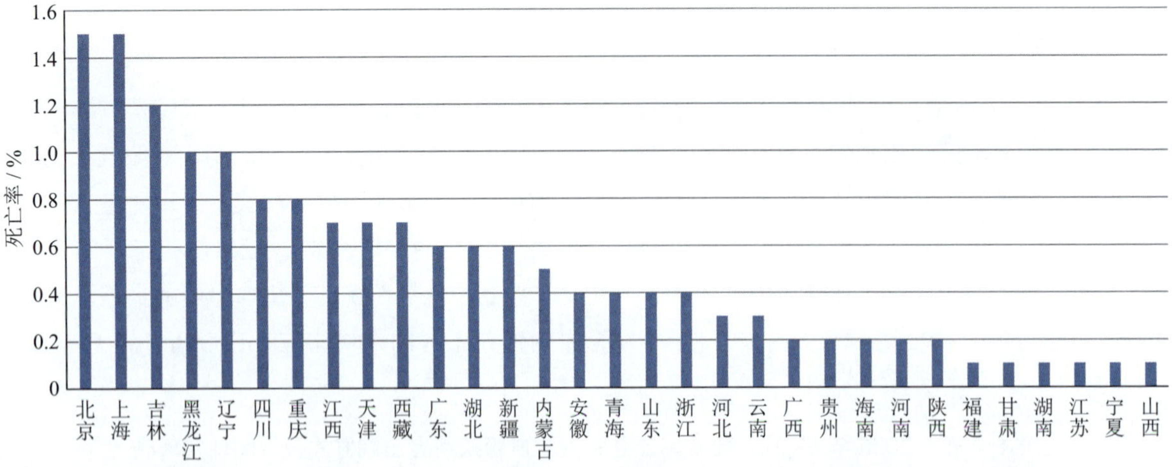

图 1-1-4　2022 年 HQMS 数据库各省级行政区二级公立医院脑梗死患者死亡率

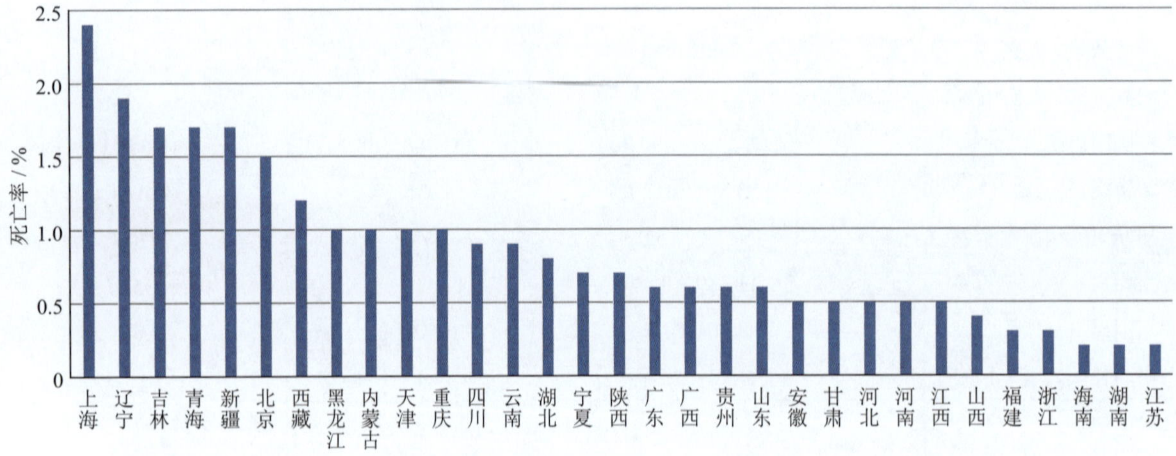

图 1-1-5　2022 年 HQMS 数据库各省级行政区三级公立医院脑梗死患者死亡率

二级医院脑出血患者住院期间死亡率排名前 5 位的省级行政区分别为黑龙江省（11.7%）、北京市（9.6%）、吉林省（8.8%）、辽宁省（8.8%）和天津市（7.9%）（图 1-1-6）。三级医院脑出血患者住院期间死亡率排名前 5 位的省级行政区依次为辽宁省（12.1%）、新疆维吾尔自治区（10.5%）、吉林省（10.1%）、上海市（9.6%）和北京市（9.3%）（图 1-1-7）。

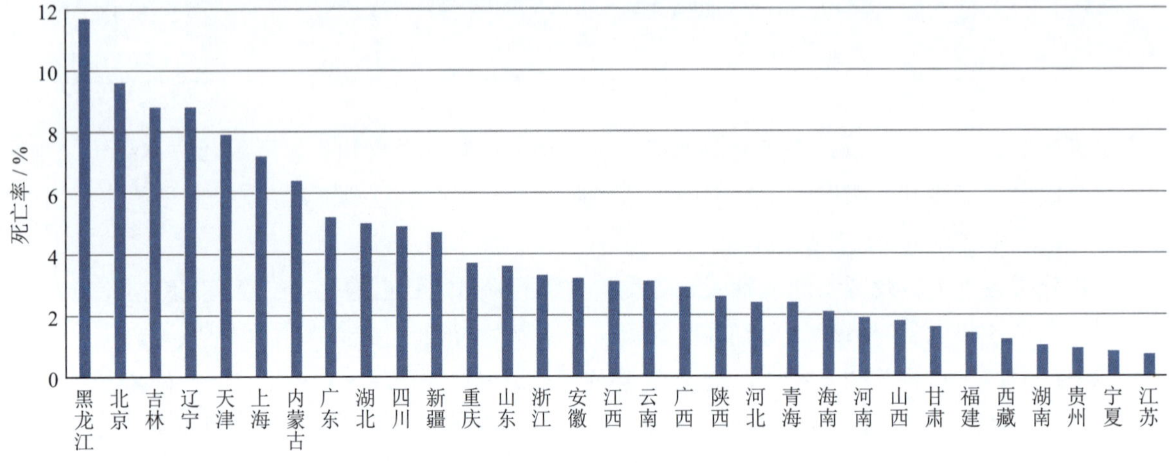

图 1-1-6　2022 年 HQMS 数据库各省级行政区二级公立医院脑出血患者死亡率

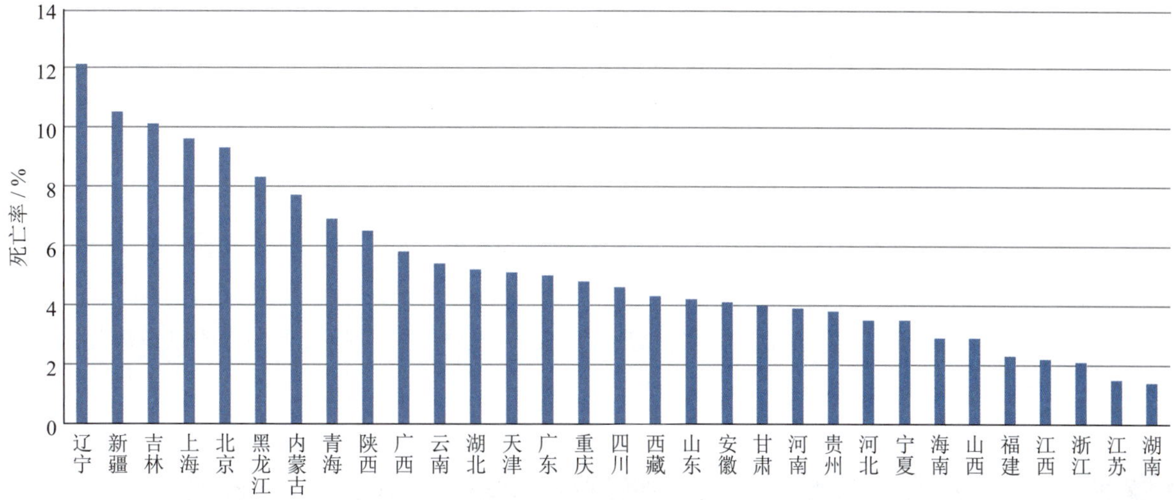

图 1-1-7　2022 年 HQMS 数据库各省级行政区三级公立医院脑出血患者死亡率

二级医院蛛网膜下腔出血患者住院期间死亡率排名前 5 位的省级行政区分别是上海市（14.1%）、黑龙江省（13.6%）、辽宁省（10.7%）、吉林省（10.3%）和天津市（10.0%）（图 1-1-8）；三级医院蛛网膜下腔出血患者住院期间死亡率排名前 5 位的省级行政区分别为辽宁省（11.1%）、上海市（10.0%）、新疆维吾尔自治区（9.7%）、西藏自治区（8.8%）和青海省（8.7%）（图 1-1-9）。

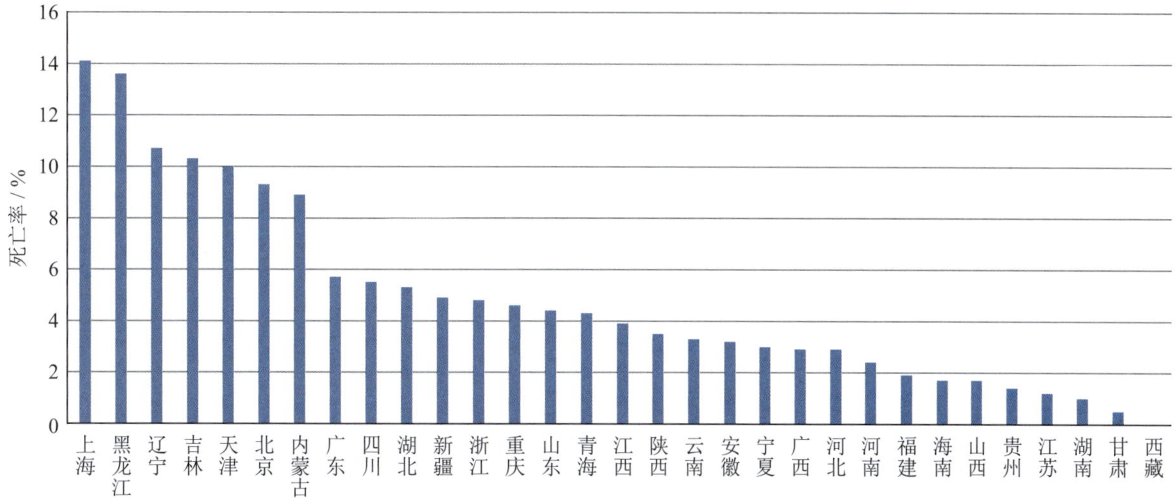

图 1-1-8　2022 年 HQMS 数据库各省级行政区二级公立医院蛛网膜下腔出血患者死亡率

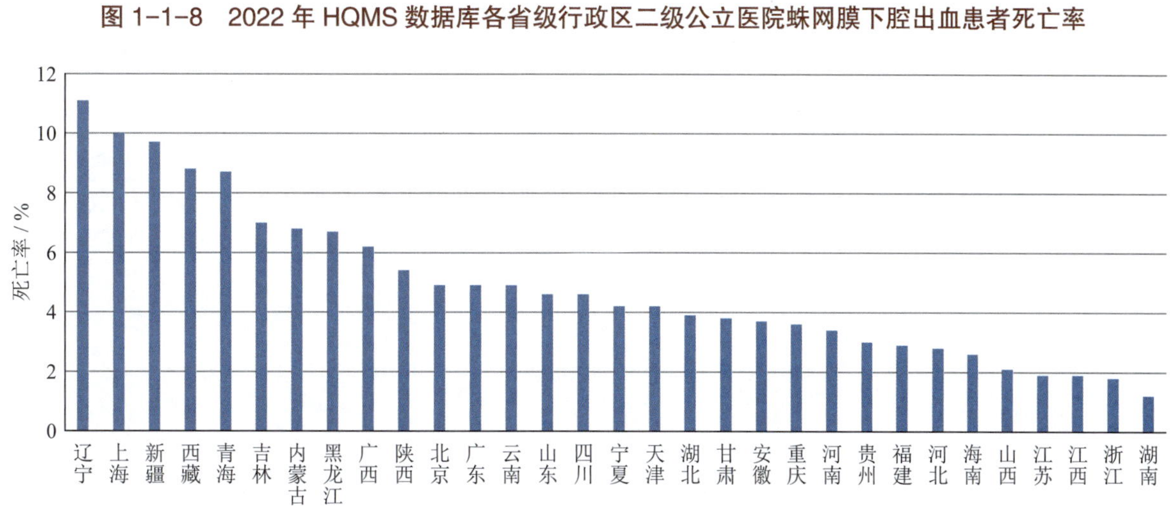

图 1-1-9　2022 年 HQMS 数据库各省级行政区三级公立医院蛛网膜下腔出血患者死亡率

第二节 基于国家神经系统疾病医疗质量控制中心医疗质量信息平台的脑血管病医疗质量分析

脑梗死是神经系统疾病中常见的、疾病负担重的单病种。根据2020年脑梗死医疗质量控制指标标准，国家神经系统疾病医疗质量信息平台进行了2022年脑梗死医疗质量过程指标和在院结局指标的数据采集，共采集了全国31个省级行政区（不含港、澳、台地区）665家医院的数据，其中二级医院376家，三级医院289家，共纳入140 658例脑梗死住院患者的信息。脑梗死医疗质量控制指标分析结果详见表1-1-6，与2021年对比的结果见图1-1-10。

表1-1-6 2022年脑梗死医疗质量控制指标执行情况

单位：%（例）

脑梗死医疗服务过程质量控制指标	执行率（$n1$ / $n2$）
脑梗死患者神经功能缺损评估率	84.36（118 051 / 139 944）
发病4.5 h内脑梗死患者静脉溶栓率	41.64（15 291 / 36 719）
静脉溶栓的脑梗死患者DTN＜60 min的比例	78.40（12 635 / 16 117）
住院期间脑梗死患者血管内机械取栓率	1.97（2756 / 139 944）
住院期间脑梗死患者血管评价率	91.88（128 575 / 139 944）
入院48 h内脑梗死患者抗血小板药物治疗率	86.05（118 639 / 137 876）
入院48 h内非致残性脑梗死患者双抗治疗率	51.18（41 525 / 81 135）
住院期间脑梗死患者他汀类药物治疗率	90.44（126 278 / 139 629）
住院期间合并心房颤动的脑梗死患者抗凝治疗率	48.93（4486 / 9169）
入院48 h内不能自行行走的脑梗死患者深静脉血栓预防率①	15.12（6130 / 40 551）
脑梗死患者吞咽功能筛查率	84.91（118 821 / 139 944）
脑梗死患者康复评估率	68.87（96 374 / 139 944）
出院时脑梗死患者抗栓治疗率	89.44（119 321 / 133 407）
出院时脑梗死患者他汀类药物治疗率	92.11（119 496 / 129 729）
出院时合并糖尿病的脑梗死患者降糖药物治疗率	79.14（30 847 / 38 977）
出院时合并高血压的脑梗死患者降压治疗率	69.69（72 160 / 103 549）
出院时合并心房颤动的脑梗死患者抗凝治疗率	54.96（4446 / 8089）
脑梗死患者住院死亡率	3.64（5115 / 140 658）

注：数据来源于国家神经系统疾病信息平台。$n1$表示适用医疗质量控制指标并给予执行的患者数量；$n2$表示适用医疗质量控制指标的患者数量。①深静脉血栓预防指在常规治疗（阿司匹林和静脉用药）基础上，联合间歇充气加压。DTN—入院到溶栓时间。

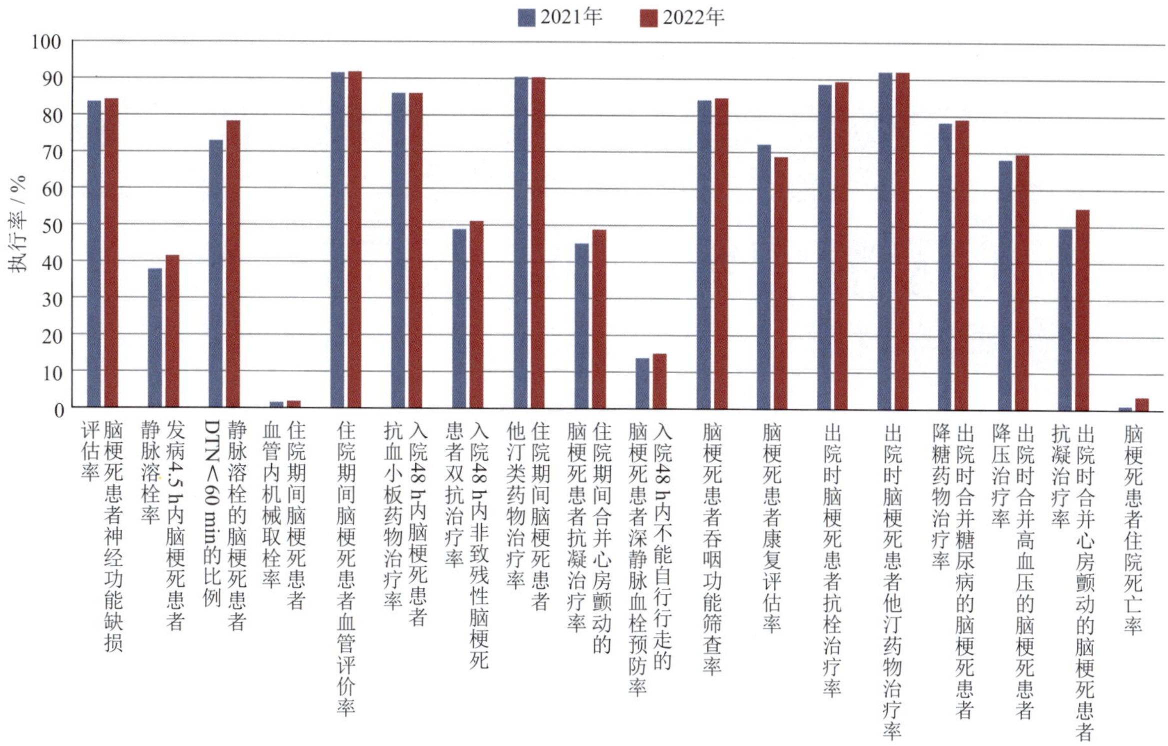

数据来源于国家神经系统疾病信息平台。

图 1-1-10　2021 年与 2022 年脑梗死医疗质量控制指标执行情况

（王拥军，赵性泉，李子孝，杨昕，徐玉珠，张静，王春娟，王孟，刘翠翠）

第二章 癫痫及癫痫持续状态医疗质量数据分析

第一节 癫痫医疗质量数据分析

癫痫是世界卫生组织重点防治的五大神经精神疾病之一。流行病学报道提示，我国有超过1000万癫痫患者，其中农村地区约50%的癫痫患者从未接受过药物治疗，即使在城市地区，也有约50%的患者治疗不规范，癫痫发作未控制，因此患者、照料者及社区疾病负担沉重。2022年，世界卫生组织通过了癫痫和其他神经系统疾病跨部门全球行动计划，旨在以癫痫这一可以治疗的神经系统疾病为抓手，进一步提升全球神经系统疾病的医疗质量。近20年来，我国癫痫相关医疗质量持续提升，但不同地区的癫痫医疗质量和可及性仍存在显著差异。为进一步贯彻《"健康中国2030"规划纲要》，建设与国际接轨、体现中国特色的癫痫医疗质量管理与控制体系，在国家卫生健康委员会医政司及国家神经系统疾病医疗质量控制中心的领导下，国家癫痫医疗质量控制专病组自2017年开始开展癫痫医疗质量控制体系建设。截至目前，我国已建设了以HQMS数据库为核心的数据冷追踪体系，以及基于癫痫医疗质量控制指标体系上报平台的癫痫专病数据库的热追踪体系，明确了我国癫痫医疗服务质量现状，进而针对性缩减癫痫治疗的缺口，不断提高我国癫痫医疗质量和服务水平。同时，国家癫痫医疗质量控制专病组在循证证据指导和数据监测反馈的基础上，建设了癫痫医疗质量控制指标，成为反映我国癫痫医疗质量的标尺。

本节将综合上述两大数据库，展示2022年我国癫痫单病种的医疗质量情况，包括：①基于2022年度HQMS数据库全国31个省级行政区（不含港、澳、台地区）2217家三级医院病案首页主要诊断代码及其他诊断代码包含癫痫（G40）诊断的住院患者的病案首页信息，进行数据汇总并与2020年度、2021年度的数据进行对比。相关分析均基于出院患者人次，对多次入院的患者，纳入了其各次入院病案首页的全部信息。②统计了癫痫医疗质量控制指标体系上报平台2023年度的数据，并与2022年度的数据对比，分析31个省级行政区（不含港、澳、台地区）的哨点医院对《神经系统疾病医疗质量控制指标（2020年版）》中癫痫相关指标的完成情况。

一、癫痫出院患者基线信息与结构评价

2022年HQMS数据库中各省级行政区癫痫出院患者数量见表1-2-1及图1-2-1，出院患者数量排名前3位的省级行政区依次为广东省、山东省和四川省。

表 1-2-1　2022 年 HQMS 数据库各省级行政区癫痫出院患者数量　　单位：人次

省级行政区	出院患者	省级行政区	出院患者
广东	68 566	陕西	19 677
山东	57 553	上海	16 697
四川	55 025	贵州	16 163
江苏	52 642	重庆	15 747
河南	52 527	新疆	13 586
浙江	47 678	山西	13 015
湖南	39 525	黑龙江	9683
湖北	34 346	天津	9499
北京	30 617	内蒙古	9189
安徽	30 292	甘肃	8156
云南	27 823	吉林	6657
广西	27 385	海南	6357
河北	25 930	青海	4026
福建	22 765	宁夏	2871
江西	22 423	西藏	686
辽宁	19 900	总计	767 006

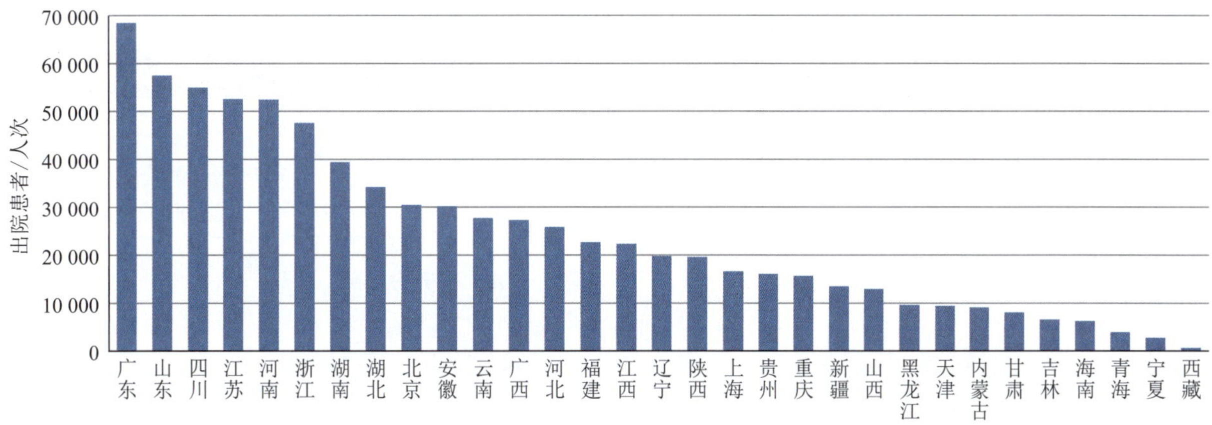

图 1-2-1　2022 年 HQMS 数据库各省级行政区癫痫出院患者数量

2022 年 HQMS 数据库癫痫出院患者为 767 006 人次，2020—2022 年，癫痫出院患者人次及性别分布数据见表 1-2-2，这 3 年癫痫出院患者的性别构成比无明显变化，均以男性患者为主。

表 1-2-2　2020—2022 年 HQMS 数据库癫痫出院患者数量及性别数据

指标	2020 年	2021 年	2022 年
出院患者 / 人次	412 665	472 352	767 006
男性 / 人次（%）	258 068（62.5）	295 059（62.5）	474 795（61.9）

2022 年 HQMS 数据库中癫痫出院患者的年龄分布见图 1-2-2。20 岁以下患者共有 212 560 人次，占比 27.7%，60 岁及以上患者有 267 253 人次，占比 34.8%。

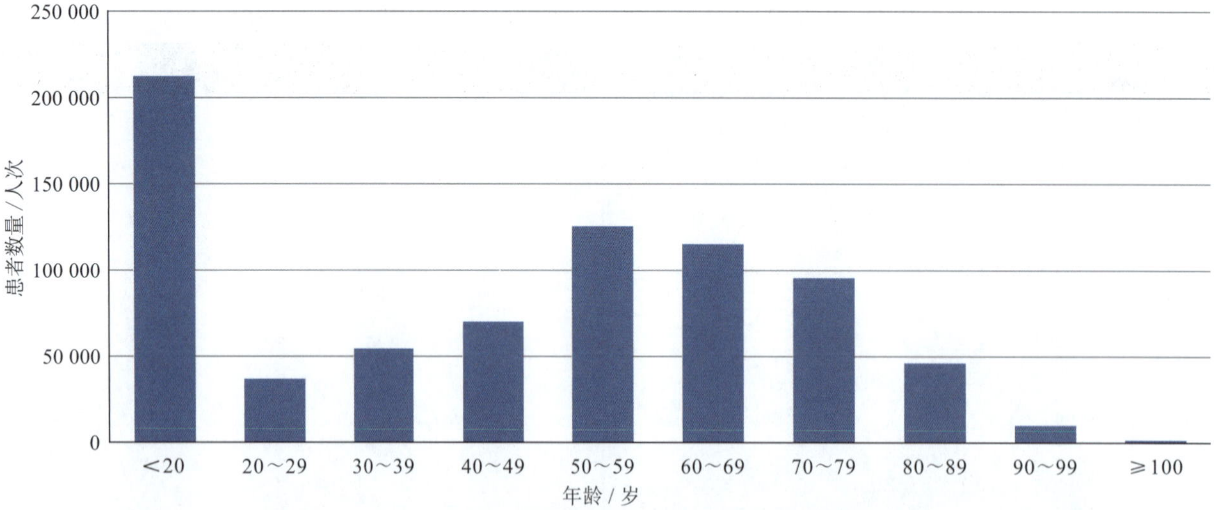

图 1-2-2 2022 年 HQMS 数据库癫痫出院患者年龄构成

二、癫痫出院患者卫生经济学情况

2020—2022 年 HQMS 数据库中癫痫患者次均住院费用及平均住院时长变化见表 1-2-3。2020—2022 年癫痫出院患者的次均住院费用呈逐年上升趋势，2022 年为（22 754.4 ± 51 808.1）元。2022 年次均住院费用较低的省级行政区为甘肃省、安徽省、云南省等。2020—2022 年次均住院费用下降排名前 3 位的省级行政区为海南省、山西省和天津市，分别下降了 13.6%、11.7% 和 8.7%。2020—2022 年 HQMS 数据库各省级行政区癫痫出院患者次均住院费用变化情况见图 1-2-3。

表 1-2-3 2020—2022 年 HQMS 数据库癫痫患者卫生经济学情况

指标	2020 年	2021 年	2022 年
总出院患者 / 人次	412 665	472 352	767 006
次均住院费用 / 元	20 810.4 ± 45 910.2	21 174.6 ± 47 122.3	22 754.4 ± 51 808.1
平均住院时长 / d	13.2 ± 29.1	12.7 ± 27.0	13.5 ± 26.6

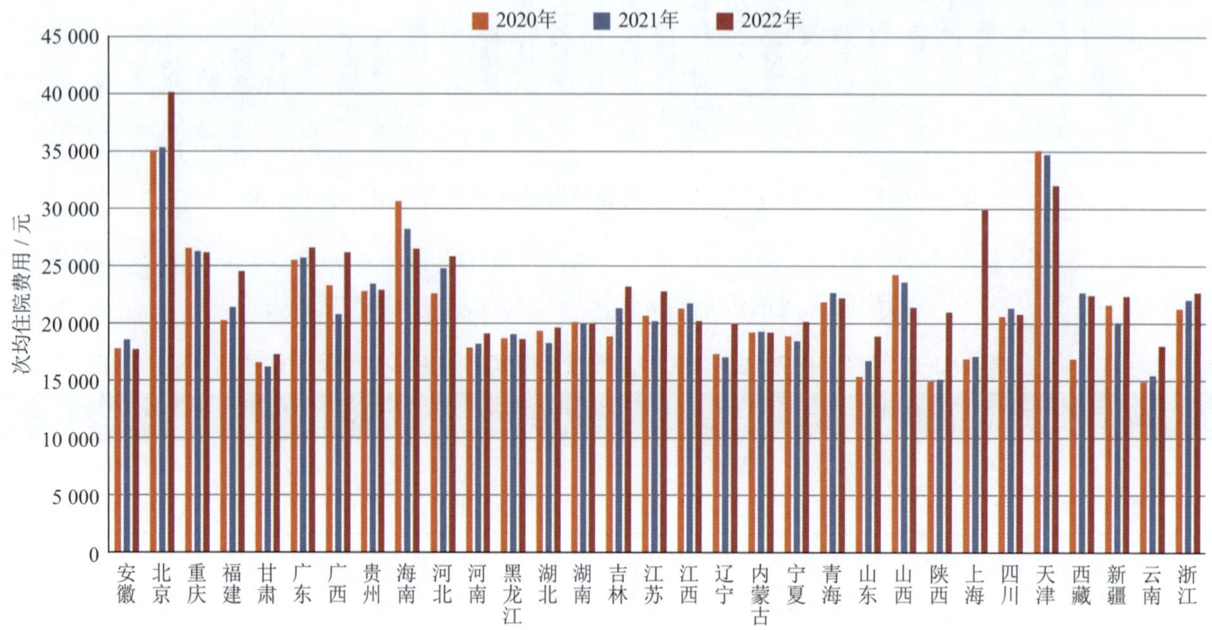

图 1-2-3 2020—2022 年 HQMS 数据库各省级行政区癫痫出院患者次均住院费用

2020—2022 年 HQMS 数据库中癫痫出院患者的平均住院时长较稳定，2022 年平均为（13.5 ± 26.6）d（表 1-2-3）。2022 年癫痫患者平均住院时长较短的省级行政区为上海市、山东省、黑龙江省等；平均住院时长下降排名前 3 位的省级行政区为海南省、黑龙江省和山西省，分别下降了 19.5%、15.6% 和 11.5%。2020—2022 年 HQMS 数据库各省级行政区癫痫出院患者的平均住院时长见图 1-2-4。

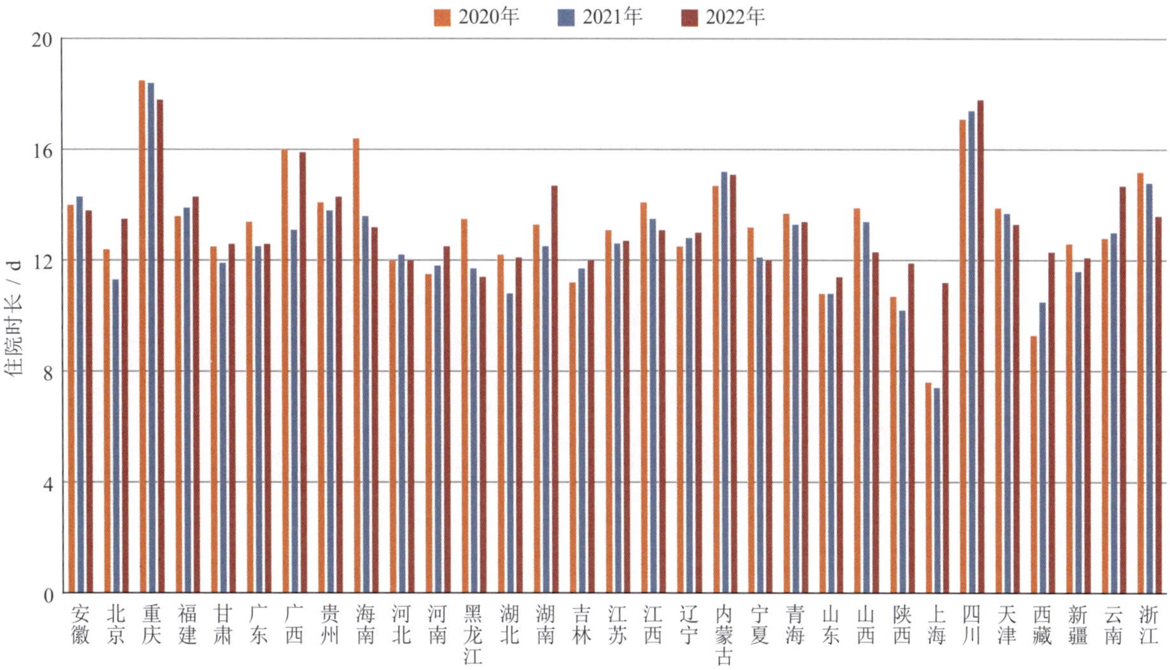

图 1-2-4　2020—2022 年 HQMS 数据库各省级行政区癫痫出院患者平均住院时长

三、癫痫出院患者共患病情况

对 2020—2022 年 HQMS 数据库中癫痫出院患者共患病的分析显示，癫痫共患病包括神经系统共患病（如脑梗死、颅内损伤等），躯体共患病（如高血压、2 型糖尿病等）。除癫痫发作外，约一半成年癫痫患者至少存在 1 种共患病。共患病严重降低患者的生活质量，其管理也是癫痫医疗服务的重点和难点。加强医务人员对癫痫共患病的认知并及时防治，提供以患者为中心的综合性医疗服务，是提高癫痫及癫痫持续状态医疗服务质量的关键。

2020—2022 年 HQMS 数据库中癫痫出院患者前 10 位共患病情况见表 1-2-4。2022 年，原发性高血压、液体 - 电解质及酸碱平衡紊乱是癫痫最常见的两种共患病，31.0% 的癫痫患者出院时合并原发性高血压，且 2020—2022 年癫痫出院患者合并原发性高血压的比例逐年升高。

进一步统计癫痫出院患者中重点关注的 11 种共患病或特殊状态：高血压（I10）、脑梗死（I63）、糖尿病（E10 和 E11）、血脂异常（E78.0～E78.5）、恶性肿瘤（C00～C97）、精神发育迟滞（F70～F79）、帕金森病（G20）、焦虑症（F41）、骨质疏松（M80 和 M81）、阿尔茨海默病（G30）、注意力缺陷 / 多动症（F90），具体数据见表 1-2-5。2022 年癫痫出院患者最常诊断的神经精神相关共患病为精神发育迟滞，占全部出院患者的 2.3%，合并焦虑症的患者占全部出院患者的 1.3%。

表 1-2-4 2020—2022 年 HQMS 数据库癫痫出院患者共患病情况 单位：人次（%）

2020 年		2021 年		2022 年	
合并诊断及 ICD-10 编码	出院患者	合并诊断及 ICD-10 编码	出院患者	合并诊断及 ICD-10 编码	出院患者
原发性高血压 I10	118 402（28.7）	原发性高血压 I10	138 888（29.4）	原发性高血压 I10	237 816（31.0）
脑梗死 I63	79 663（19.3）	脑梗死 I63	91 339（19.3）	液体 – 电解质及酸碱平衡紊乱 E87	188 103（24.5）
液体 – 电解质及酸碱平衡紊乱 E87	69 485（16.8）	液体 – 电解质及酸碱平衡紊乱 E87	85 501（18.1）	脑血管病后遗症 I69	143 041（18.7）
脑血管病后遗症 I69	67 943（16.5）	脑血管病后遗症 I69	82 917（17.6）	脑梗死 I63	126 601（16.5）
呼吸相关疾病 J98	47 816（11.6）	呼吸相关疾病 J98	52 030（11.0）	2 型糖尿病 E11	110 811（14.5）
2 型糖尿病 E11	42 414（10.3）	2 型糖尿病 E11	50 179（10.6）	呼吸相关疾病 J98	87 619（11.4）
颅内损伤 S06	35 974（8.7）	颅内损伤 S06	45 806（9.7）	糖蛋白代谢异常 E77	84 141（11.0）
慢性缺血性心脏病 I25	32 658（7.9）	脑的其他疾患 G93	37 552（8.0）	慢性缺血性心脏病 I25	83 559（10.9）
脑的其他疾患 G93	30 342（7.4）	慢性缺血性心脏病 I25	37 070（7.9）	其他贫血 D64	81 060（10.6）
肺炎 J18	2847（6.9）	糖蛋白代谢异常 E77	34 953（7.4）	充血性心力衰竭 I50	77 266（10.1）

表 1-2-5 2020—2022 年 HQMS 数据库癫痫出院患者重点关注共患病情况 单位：人次（%）

重点关注共患病	2020 年	2021 年	2022 年
高血压	117 925（28.6）	138 399（29.3）	236 852（30.9）
脑梗死	76 290（18.5）	87 623（18.6）	121 982（15.9）
糖尿病	38 878（9.4）	46 402（9.8）	92 851（12.1）
恶性肿瘤	14 110（3.4）	15 777（3.3）	77 228（10.1）
血脂异常	26 196（6.4）	32 318（6.8）	52 657（6.9）
精神发育迟滞	8001（1.9）	9012（1.9）	17 649（2.3）
骨质疏松	3782（0.9）	4904（1.0）	14 151（1.8）
帕金森病	4242（1.0）	4883（1.0）	10 011（1.3）
焦虑症	4014（1.0）	5456（1.2）	9722（1.3）
阿尔茨海默病	3592（0.9）	4112（0.9）	8373（1.1）
注意力缺陷 / 多动症	355（0.1）	551（0.1）	950（0.1）

四、癫痫患者在院死亡情况

2022 年 HQMS 数据库中癫痫患者在院死亡共 14 517 例，在院死亡率较 2020 年和 2021 年有所上升（图 1-2-5），死亡患者以男性为主，男性占比 63.8%。2022 年 HQMS 数据库中癫痫患者在院死亡率最低的 3 个省级行政区为福建省、江苏省和湖南省，各省级行政区癫痫患者的在院死亡率见图 1-2-6。

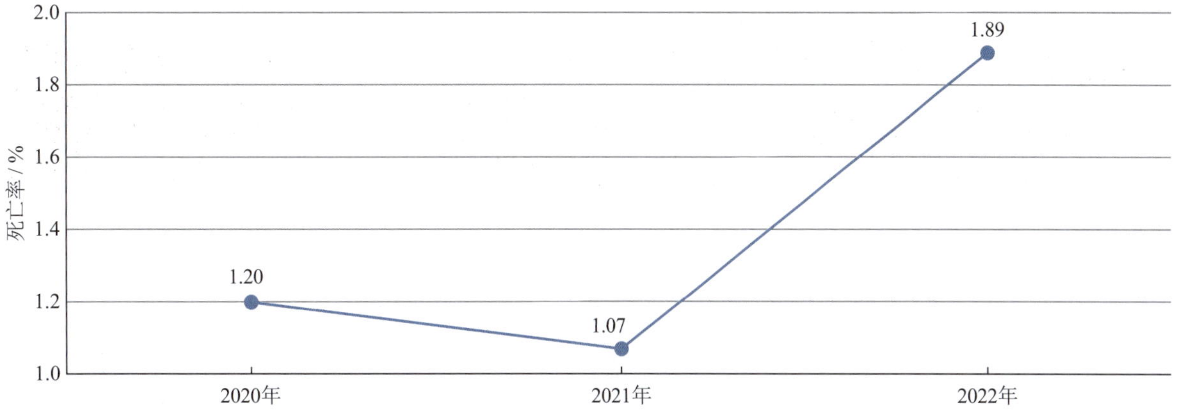

图 1-2-5　2020—2022 年 HQMS 数据库癫痫患者在院死亡率

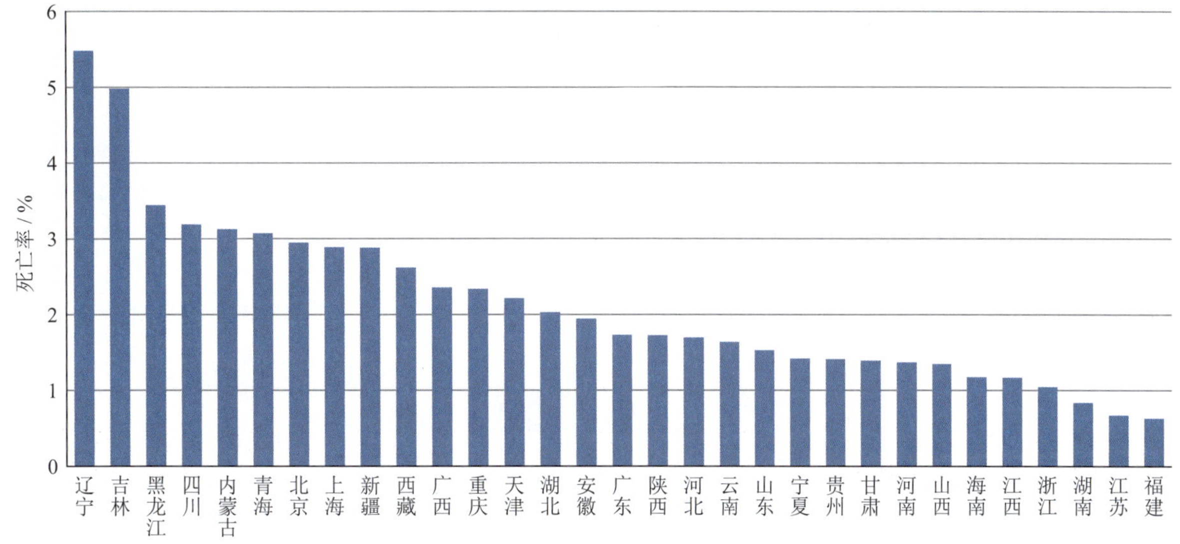

图 1-2-6　2022 年 HQMS 数据库各省级行政区癫痫患者在院死亡率

如图 1-2-7 所示，癫痫患者在院死亡人数最多的年龄段为 70～79 岁；如图 1-2-8 所示，癫痫患者在院死亡率最高的年龄段为≥100 岁，80 岁后，患者的在院死亡率随年龄增长逐渐升高。

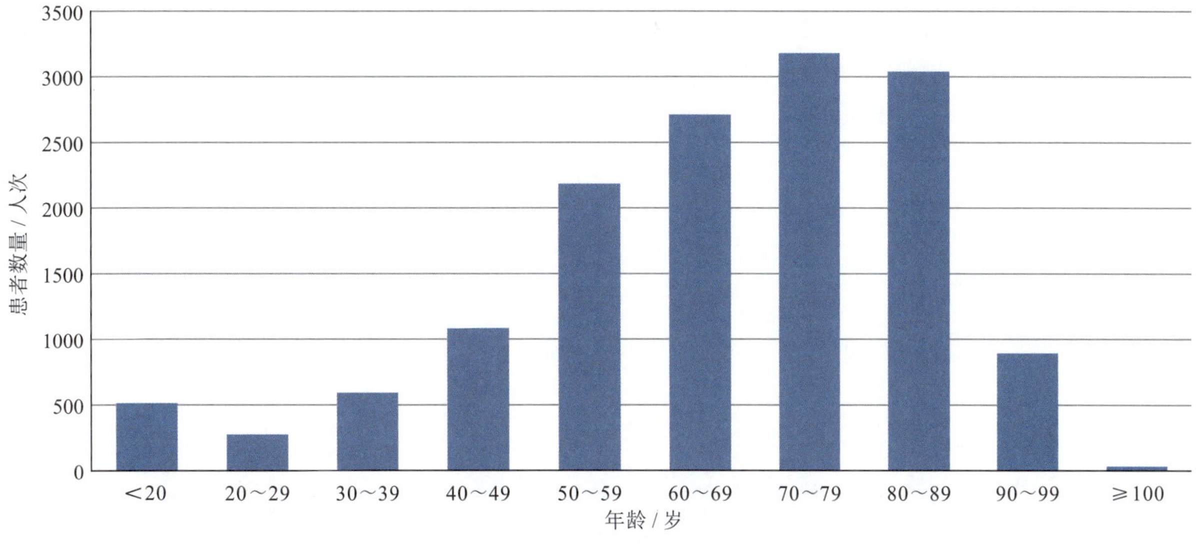

图 1-2-7　2022 年 NQMS 数据库癫痫在院死亡患者年龄分布

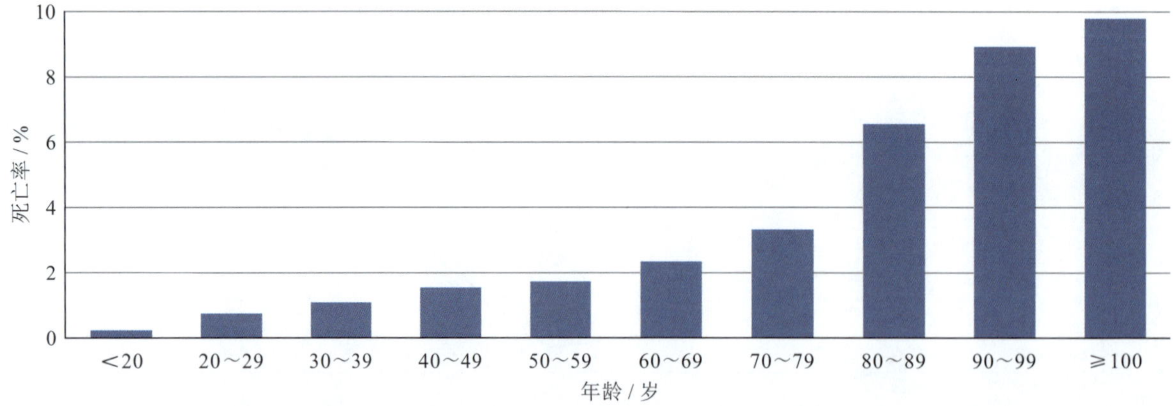

图 1-2-8 2022 年 HQMS 数据库不同年龄段癫痫患者在院死亡率

五、施行外科手术治疗的癫痫出院患者数据分析

（一）基线信息与结构评价

2022 年 HQMS 数据库各省级行政区癫痫患者行癫痫相关手术数量见图 1-2-9：癫痫相关手术共计 7800 人次，手术数量排名前 3 位的省级行政区分别是北京市、广东省和河南省。

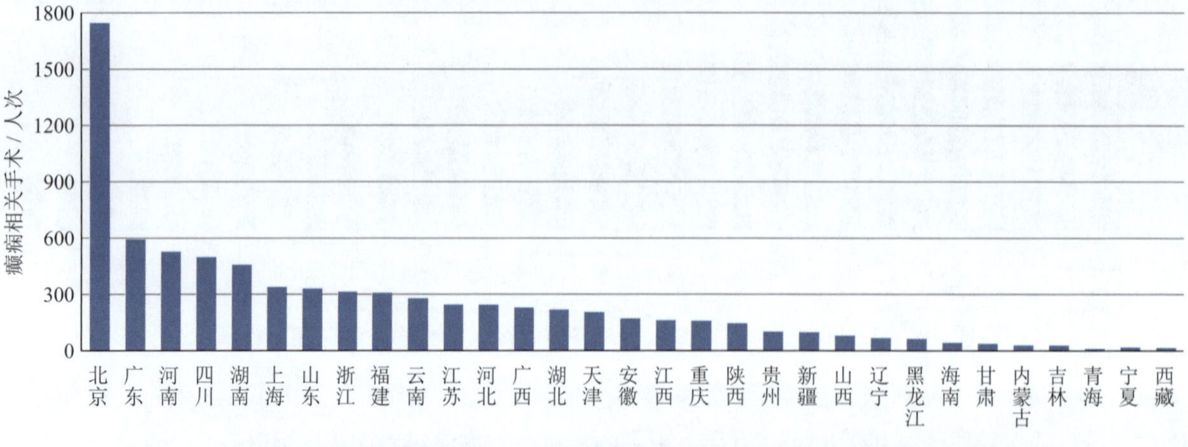

图 1-2-9 2022 年 HQMS 数据库各省级行政区癫痫出院患者行癫痫相关手术的数量

2020—2022 年 HQMS 数据库癫痫出院患者行癫痫相关手术的数量见图 1-2-10，2020—2022 年 HQMS 数据库中癫痫出院患者行癫痫相关手术由 5451 人次增长至 7800 人次，增长率为 43.1%，增长率最高的 3 个省级行政区为广东省、西藏自治区和重庆市。

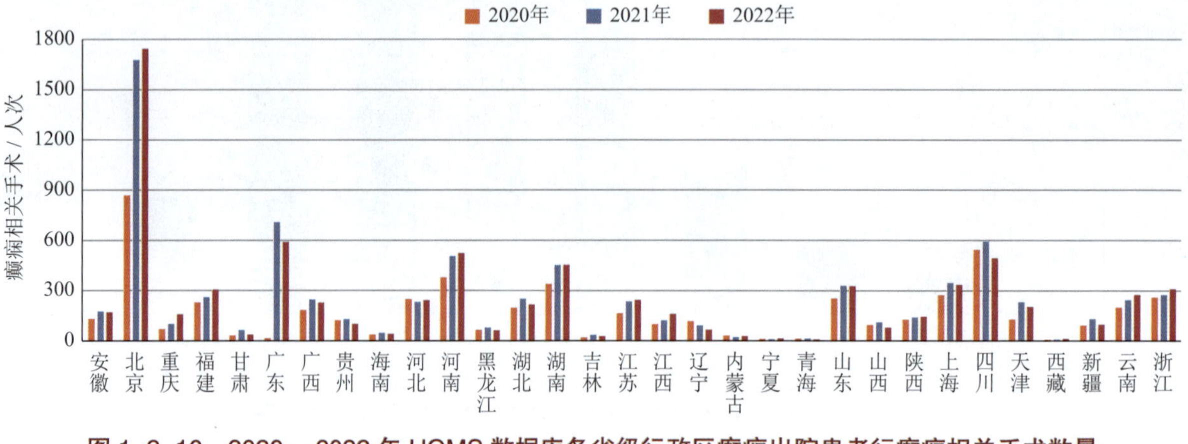

图 1-2-10 2020—2022 年 HQMS 数据库各省级行政区癫痫出院患者行癫痫相关手术数量

2022 年，HQMS 数据库中行癫痫相关手术的癫痫出院患者年龄分布以 20 岁以下居多，共有 732 人次出院，占比 26.9%。不同年龄段的患者数量见图 1-2-11。

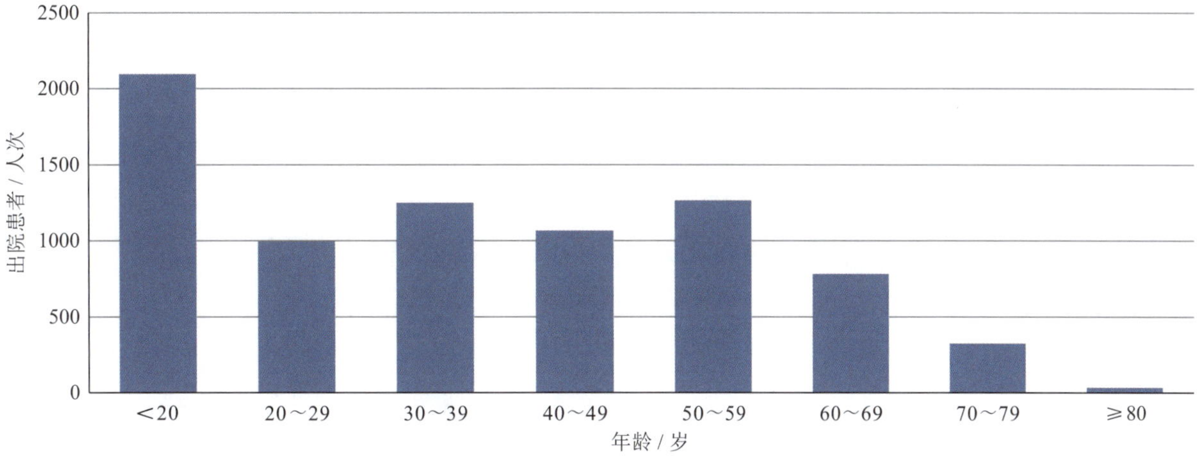

图 1-2-11　2022 年 HQMS 数据库行癫痫相关手术出院患者年龄分布

（二）卫生经济学情况

2020—2022 年 HQMS 数据库癫痫出院患者行癫痫相关手术的次均住院费用及平均住院时长见表 1-2-6。

表 1-2-6　2020—2022 年 HQMS 数据库行癫痫相关手术出院患者卫生经济学指标

指标	2020 年	2021 年	2022 年
总出院患者 / 人次	5451	7922	7800
次均住院费用 / 元	90 686.9 ± 54 821.0	99 045.3 ± 63 226.7	103 452.4 ± 66 678.5
手术治疗费 / 元	11 890.2 ± 6064.4	13 259.1 ± 7953.4	13 139.6 ± 7530.0
平均住院时长 / d	24.2 ± 16.9	22.9 ± 17.1	22.7 ± 20.0

六、癫痫内科医疗质量控制指标分析

根据《神经系统疾病医疗质量控制指标（2020 年版）》，通过癫痫医疗质量控制指标体系上报平台的癫痫专病数据库，对 2023 年全国参加质量控制调查医院的癫痫医疗质量控制指标进行数据采集和分析，包括以下 6 项：①癫痫发作频率记录率；②抗癫痫药物规范服用率；③抗癫痫药物严重不良事件率；④癫痫患者病因学检查完成率；⑤癫痫患者精神行为共患病筛查率；⑥育龄期女性癫痫患者妊娠宣教执行率。2023 年，全国癫痫内科医疗质量控制的 6 项指标执行情况详见表 1-2-7。

表 1-2-7　2023 年癫痫专病数据库中癫痫内科医疗质量控制指标执行情况　　单位：%（例）

指标	执行率（*n*1 / *n*2）
癫痫发作频率记录率	75.94（2796 / 3682）
抗癫痫药物规范服用率	65.83（1233 / 1873）
抗癫痫药物严重不良事件率	0.78（25 / 3196）
癫痫患者病因学检查完成率	72.65（2675 / 3682）
癫痫患者精神行为共患病筛查率	40.90（1506 / 3682）
育龄期女性癫痫患者妊娠宣教执行率	14.19（107 / 754）

注：*n*1 表示适用医疗质量控制指标并给予执行的患者数量；*n*2 表示适用医疗质量控制指标的患者数量。

与2022年相比，2023年抗癫痫药物不良反应的预防和管理方面有改善，严重不良事件率显著降低。癫痫发作频率记录率、抗癫痫药物规范服用率、癫痫患者病因学检查完成率、癫痫患者精神行为共患病筛查率、育龄期女性癫痫患者妊娠宣教执行率等指标的执行情况保持稳定（图1–2–12）

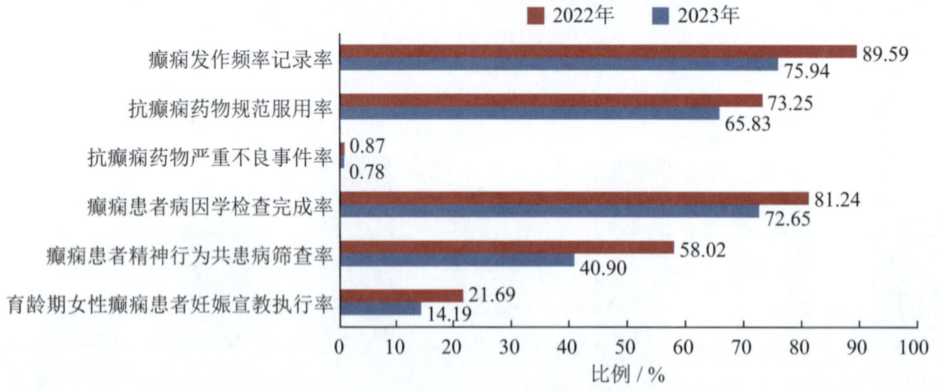

图1–2–12 2022—2023年癫痫专病数据库中癫痫内科医疗质量控制指标执行情况

下面对每一项医疗质量控制指标的执行情况进行说明。

（一）癫痫发作频率记录率

2023年大多数癫痫上报病例有癫痫发作类型及发作频率的记录，记录率为75.94%，但仍有24.06%的患者癫痫发作类型及发作频率未能得到记录（图1–2–13）。

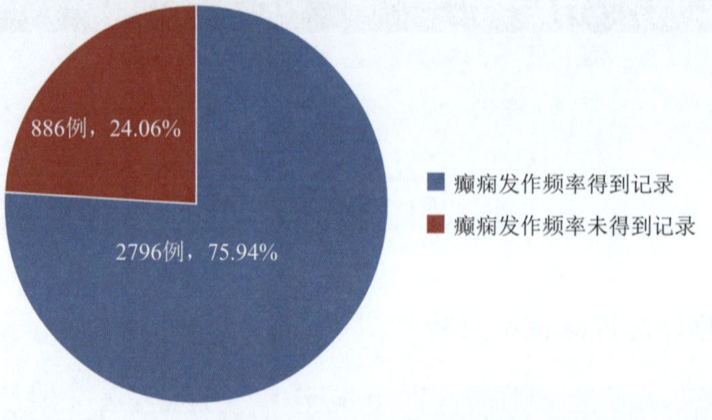

图1–2–13 2023年癫痫专病数据库中癫痫患者发作频率记录率

（二）抗癫痫药物规范服用率

2023年，在明确诊断3个月以上的癫痫患者中，近3个月规范服用1种以上抗癫痫药物的比例为65.83%（图1–2–14），与2022年相比，药物规范服用情况保持稳定。

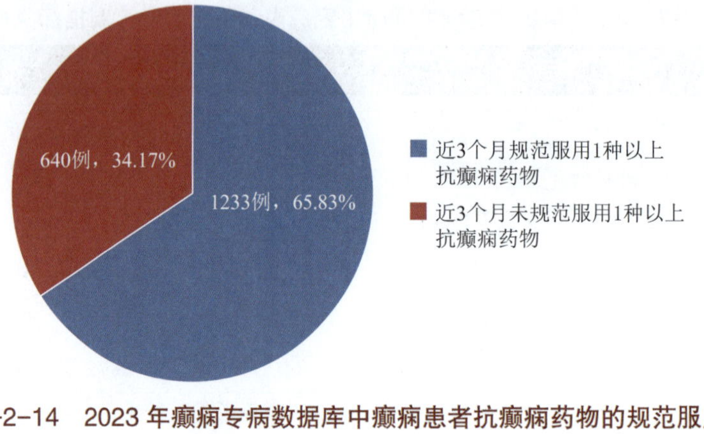

图1–2–14 2023年癫痫专病数据库中癫痫患者抗癫痫药物的规范服用率

2023 年各类常用抗癫痫药物的保留率（近 3 个月该药物规范服药人次与所有曾用该药物人次的比例）见图 1-2-15。2023 年上报的癫痫患者常用抗癫痫药物中，保留率最高的 3 种分别是奥卡西平、左乙拉西坦和拉莫三嗪，其中奥卡西平和左乙拉西坦的药物保留率达 80% 左右；苯巴比妥、苯妥英钠的保留率较低，均＜50%。

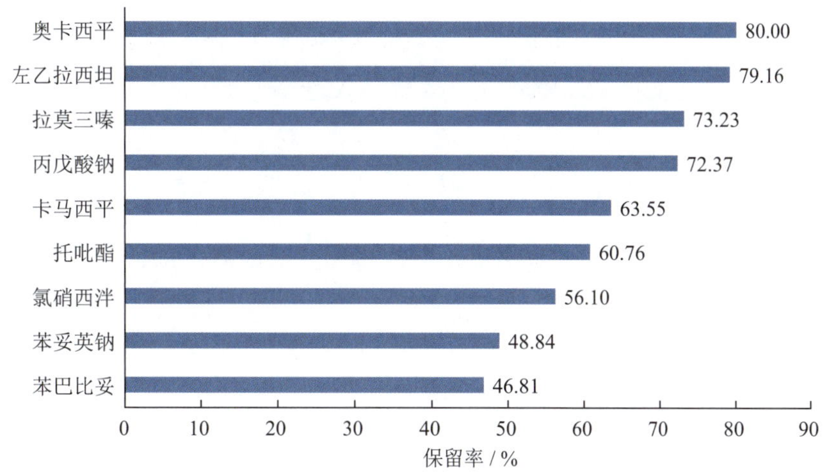

图 1-2-15 2023 年癫痫专病数据库中癫痫患者抗癫痫药物保留率

（三）抗癫痫药物严重不良事件率

2023 年各类抗癫痫药物所致严重不良事件的发生率为 0.78%（图 1-2-16），较 2022 年明显下降，提示各类抗癫痫药物的安全使用原则得到进一步落实。

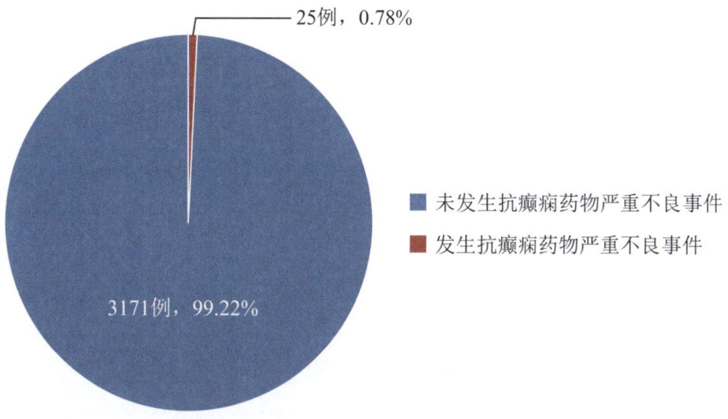

图 1-2-16 2023 年癫痫专病数据库中癫痫患者抗癫痫药物严重不良事件率

（四）癫痫患者病因学检查完成率

2023 年癫痫专病数据库上报的癫痫患者中，完成头颅磁共振成像（magnetic resonance imaging，MRI）或头颅计算机断层扫描（computed tomography，CT）中至少 1 项癫痫病因相关影像学检查者占 82.70%（图 1-2-17），与 2022 年差异不大；完成长程视频脑电图检查或普通脑电图检查至少 1 项者占 84.98%（图 1-2-18），仍需进一步加强癫痫患者的电生理检查。2023 年完成神经影像学和脑电图检查，即完成癫痫病因学检查的患者比例为 72.65%，较 2022 年有所下降。

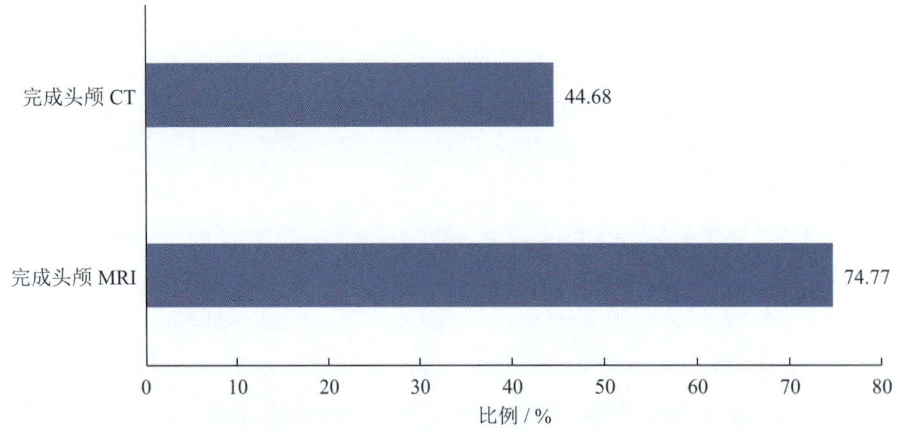

图 1-2-17　2023 年癫痫专病数据库中癫痫患者的影像学检查完成率

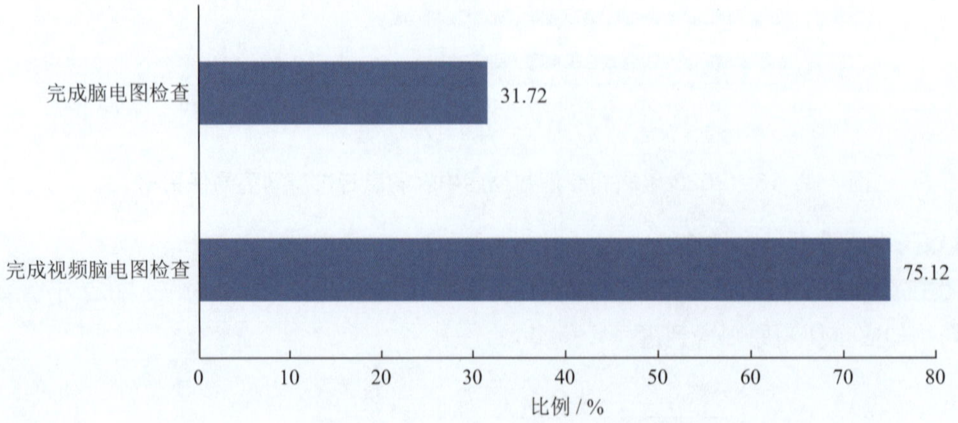

图 1-2-18　2023 年癫痫专病数据库中癫痫患者的脑电图检查完成率

（五）癫痫患者精神行为共患病筛查率

精神和行为障碍是癫痫患者及家庭的重要担忧和负担，其社会负担及负面影响可能远大于发作本身造成的负担。精神行为共患病的筛查主要有：①是否有情绪、心理方面的主诉或症状；②是否曾因情绪、心理问题于心理、精神科就诊或住院治疗；③是否服用相关药物。如图 1-2-19 及图 1-2-20 所示，2023 年上报的癫痫患者精神行为共患病筛查率较 2022 年有明显退步，约 60% 的患者就诊中未得到有关心理精神情况或疾病状态的问询和筛查，提示仍需进一步提高癫痫医疗从业者对癫痫相关共患病筛查的重视程度。

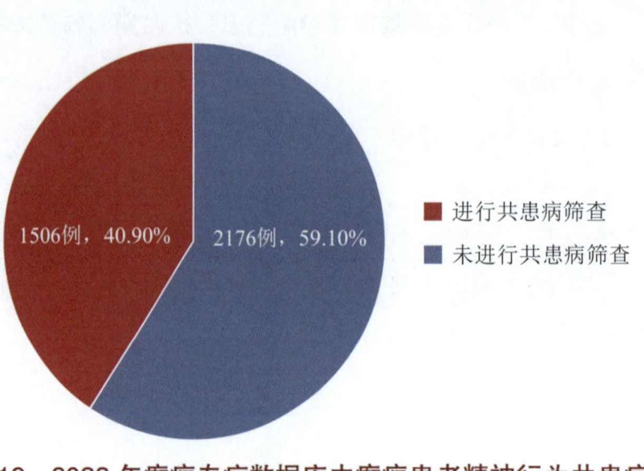

图 1-2-19　2023 年癫痫专病数据库中癫痫患者精神行为共患病筛查率

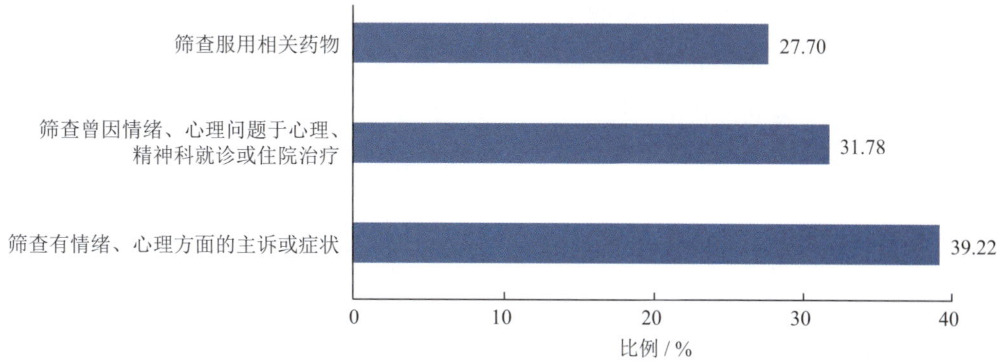

图 1-2-20　2023 年癫痫专病数据库中癫痫患者精神行为共患病筛查项目执行率

（六）育龄期女性癫痫患者妊娠宣教执行率

2023 年育龄期女性癫痫患者的妊娠宣教执行率为 14.19%（图 1-2-21），提示仍需进一步提高医务工作者对育龄期女性癫痫患者妊娠教育必要性的认识，进一步改进对育龄期女性癫痫患者的医疗服务质量。

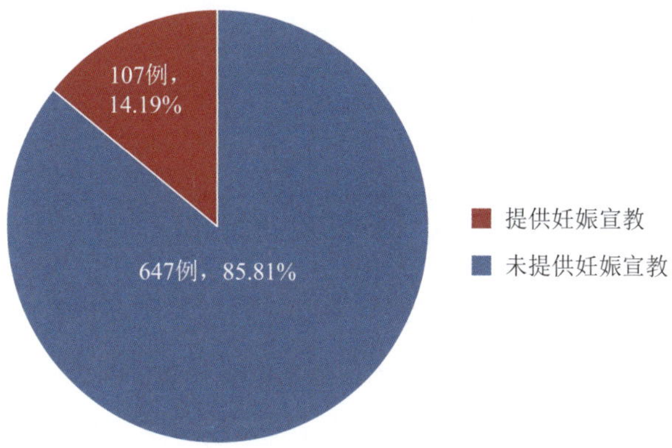

图 1-2-21　2023 年癫痫专病数据库中育龄期女性癫痫患者妊娠宣教执行率

七、癫痫外科医疗质量控制指标分析

即使经规范的药物治疗，仍有超过 20% 的癫痫患者不能完全控制发作。国际抗癫痫联盟将规范应用两种抗癫痫药物（单药或联合用药）仍未能达到持续无发作的癫痫定义为药物难治性癫痫。这类患者对一线抗癫痫药耐药，传统治疗方法疗效不佳，需要尽早开展多学科治疗评估，明确药物治疗以外的治疗选项，对符合手术适应证的患者，及早进行癫痫手术治疗。

本部分纳入全国癫痫医疗质量控制上报平台在 2023 年上报的 120 例癫痫外科住院患者的医疗质量控制指标数据，包括：①癫痫患者择期手术在院死亡率；②癫痫患者术后并发症发生率；③癫痫患者术后病理明确率；④出院继续抗癫痫药物治疗率。2023 年，以上 4 项癫痫外科医疗质量控制指标的执行情况见表 1-2-8。

表 1-2-8　2023 年癫痫专病数据库癫痫外科医疗质量控制指标执行情况　　单位：%（例）

指标	执行率（$n1$ / $n2$）
癫痫患者择期手术在院死亡率	0（0 / 120）
癫痫患者术后并发症发生率	5.00（6 / 120）
癫痫患者术后病理明确率	61.67（74 / 120）
出院继续抗癫痫药物治疗率	91.67（110 / 120）

注：$n1$ 表示适用医疗质量控制指标并给予执行的患者数量；$n2$ 表示适用医疗质量控制指标的患者数量。

下面分别对每一项质量控制指标进行说明。

（一）癫痫患者择期手术在院死亡率

死亡率是反映医疗机构癫痫外科医疗质量的核心终点指标，体现了医疗机构癫痫外科诊疗的综合质量。2023 年癫痫专病数据库中无择期手术在院死亡的癫痫患者，死亡率为 0。

（二）癫痫患者术后并发症发生率

癫痫手术可能的术后并发症有：脑脊液漏、脑积水、颅内 / 颅外感染（浅表或深部）、颅内或硬膜外脓肿、缺血性脑血管病、颅内血肿、静脉窦血栓形成、深静脉血栓形成、肺栓塞、肺部感染、代谢紊乱、语言障碍、记忆障碍、偏瘫、精神障碍、视野缺损等。控制术后并发症的发生有利于患者早期恢复和长期预后改善。

2023 年癫痫专病数据库中癫痫患者的术后并发症发生率为 5.00%（图 1-2-22），较 2022 年有所下降。

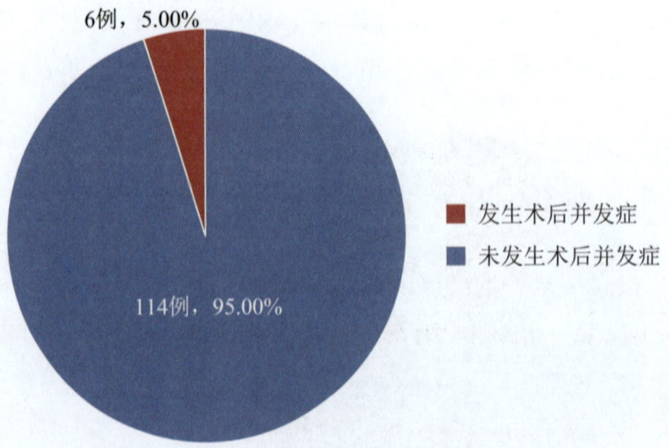

图 1-2-22　2023 年癫痫专病数据库癫痫患者术后并发症发生率

（三）癫痫患者术后病理明确率

癫痫术后病理明确指有规范、确切的临床病理诊断。符合要求的病理诊断包括：皮质发育畸形、局灶性皮质发育不良、结节性硬化、海马硬化、灰质异位、肿瘤、软化灶、胶质瘢痕、炎症、血管畸形、感染性病变、非特异性改变等。患者的术后病理结果是后续治疗和预后评估的基石，明确病理结果有助于患者的长期治疗、随访及教育。

2023 年，癫痫专病数据库中癫痫患者的术后病理明确率为 61.67%（图 1-2-23），较 2022 年有显著提升，但仍有约 40% 的患者未明确术后病理结果，该指标仍需进一步改善。

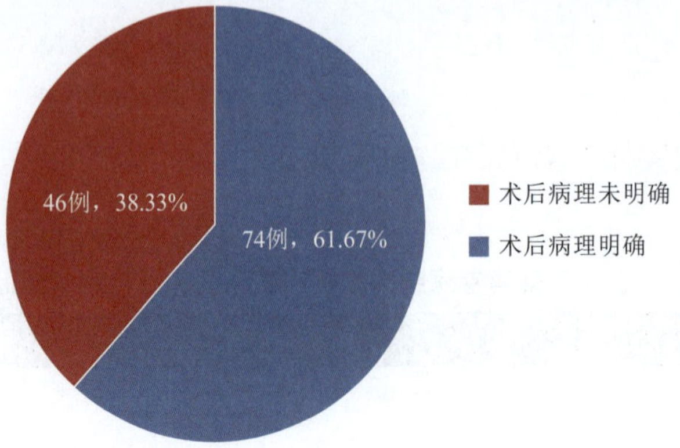

图 1-2-23　2023 年癫痫专病数据库癫痫患者术后病理明确率

（四）出院继续抗癫痫药物治疗率

癫痫手术治疗后，患者仍应在专科医师指导下继续抗癫痫药物治疗至少两年。2023 年癫痫术后继续抗癫痫药物治疗率为 91.67%（图 1-2-24），较 2022 年有显著提升，提示癫痫患者的术后长期治疗更加规范。

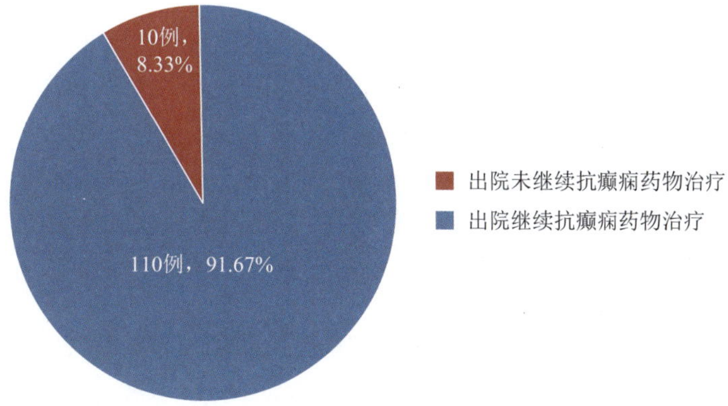

图 1-2-24　2023 年癫痫专病数据库癫痫患者出院继续抗癫痫药物治疗率

第二节　癫痫持续状态医疗质量数据分析

惊厥性癫痫持续状态是神经系统的危急重症，我国既往调查显示，惊厥性癫痫持续状态的年发病率为每 10 万人 10～20 例，且可能存在较严重的低估。2015 年，国际抗癫痫联盟对惊厥性癫痫持续状态的定义进行了更新：超过 5 min 的惊厥性发作即可诊断为惊厥性癫痫持续状态，应启动医疗干预，超过 30 min 则可能导致不可逆的后果。这进一步对癫痫持续状态的诊治提出了提升相关医疗系统急救效率和医疗质量的要求。

为明确我国癫痫持续状态的诊治现状，以及癫痫持续状态医疗服务水平的提升情况，本节基于 2022 年度 HQMS 数据库中全国 31 个省级行政区域（不含港、澳、台地区）1882 家三级医院病案首页中主要诊断代码及其他诊断代码含癫痫持续状态（G41）住院患者的病案首页信息，汇总分析癫痫持续状态的诊疗现状。本部分的数据分析均基于出院人次数，对重复入院的患者，分析纳入了其各次入院的病案首页信息。本节还包括在国家卫生健康委员会医政司指导下，由国家神经系统疾病医疗质量控制中心牵头建立的癫痫持续状态质量控制指标体系上报平台癫痫专病数据库 2023 年度的数据，统计《神经系统疾病医疗质量控制指标（2020 年版）》癫痫持续状态相关指标的完成情况。

一、癫痫持续状态出院患者基线信息与结构评价

2022 年 HQMS 数据库癫痫持续状态出院患者为 57 518 人次，出院患者数量排名前 3 位的省级行政区依次为四川省、河南省和广东省（图 1-2-25）。

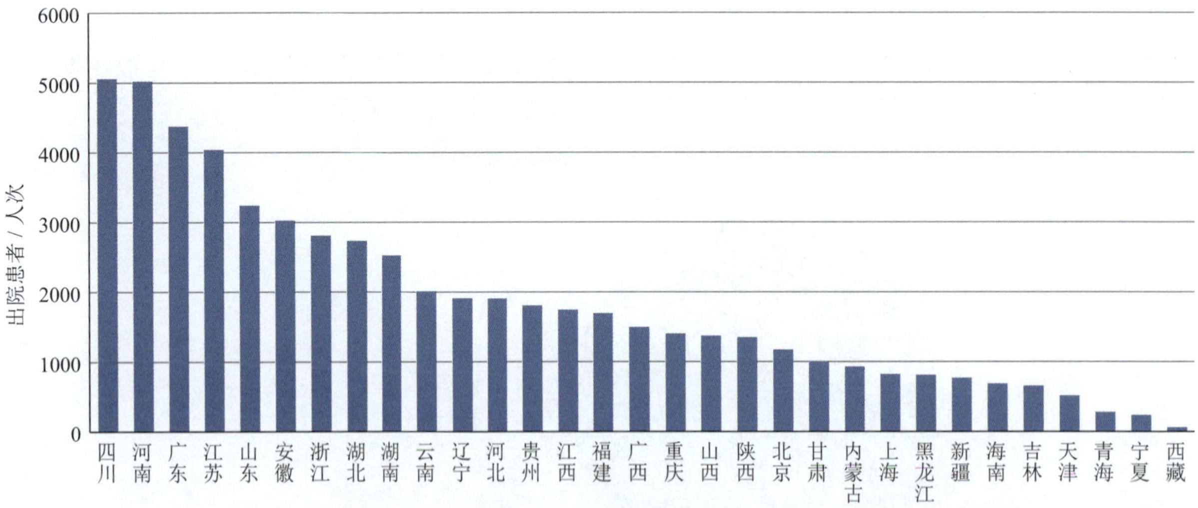

图 1-2-25　2022 年 HQMS 数据库各省级行政区癫痫持续状态患者出院数量

2020—2022 年，癫痫持续状态出院患者的数量及性别分布数据见表 1-2-9，出院患者的性别构成无明显变化，均以男性患者为主。

表 1-2-9　2020—2022 年 HQMS 数据库癫痫持续状态出院患者数量及性别数据

指标	2020 年	2021 年	2022 年
出院患者 / 人次	37 338	44 337	57 518
男性 / 人次（%）	23 300（62.4）	27 304（61.6）	35 455（61.6）

2022 年 HQMS 数据库中癫痫持续状态出院患者的年龄分布见图 1-2-26，20 岁以下的患者数量最多，共有 16 622 人次，占比 28.9%。

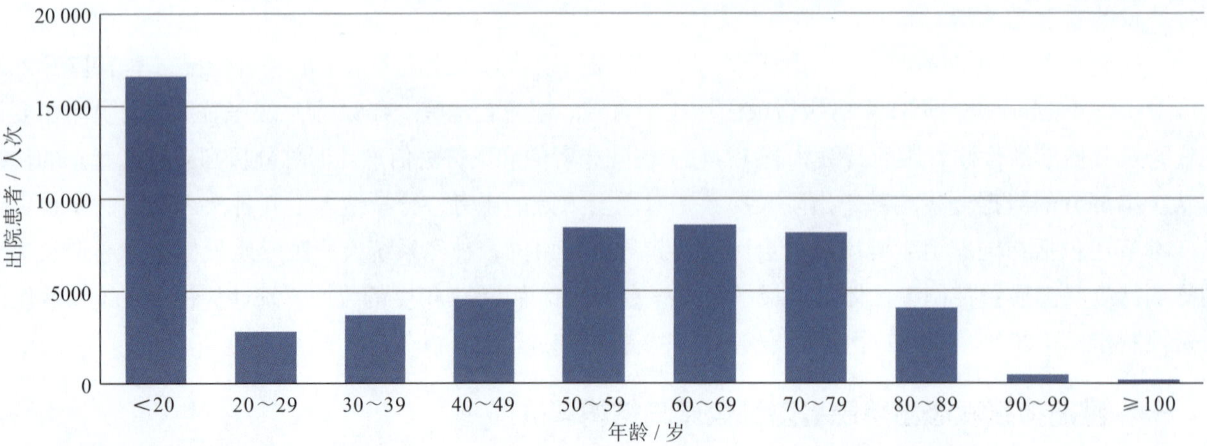

图 1-2-26　2022 年 HQMS 数据库癫痫持续状态出院患者年龄构成

二、癫痫持续状态出院患者卫生经济学情况

2020—2022 年 HQMS 数据库癫痫持续状态出院患者次均住院费用及平均住院时长变化趋势见表 1-2-10。2022 年，HQMS 数据库癫痫持续状态出院患者的次均住院费用为（25 831.0 ± 54 321.1）元，较 2020 年和 2021 年有所增加。

表 1-2-10 2020—2022 年 HQMS 数据库癫痫持续状态出院患者卫生经济学指标

指标	2020 年	2021 年	2022 年
总出院患者 / 人次	37 338	44 337	57 518
次均住院费用 / 元	22 476.2 ± 46 523.3	22 128.1 ± 44 291.6	25 831.0 ± 54 321.1
平均住院时长 / d	11.0 ± 17.4	10.6 ± 17.9	11.2 ± 18.8

2020—2022 年 HQMS 数据库各省级行政区癫痫持续状态出院患者次均住院费用情况见图 1-2-27，次均住院费用较低的省级行政区为甘肃省、安徽省、内蒙古自治区等。2021—2022 年次均住院费用下降前 3 位的省级行政区为甘肃省、西藏自治区和青海省，分别下降了 12.7%、15.1% 和 6.4%。

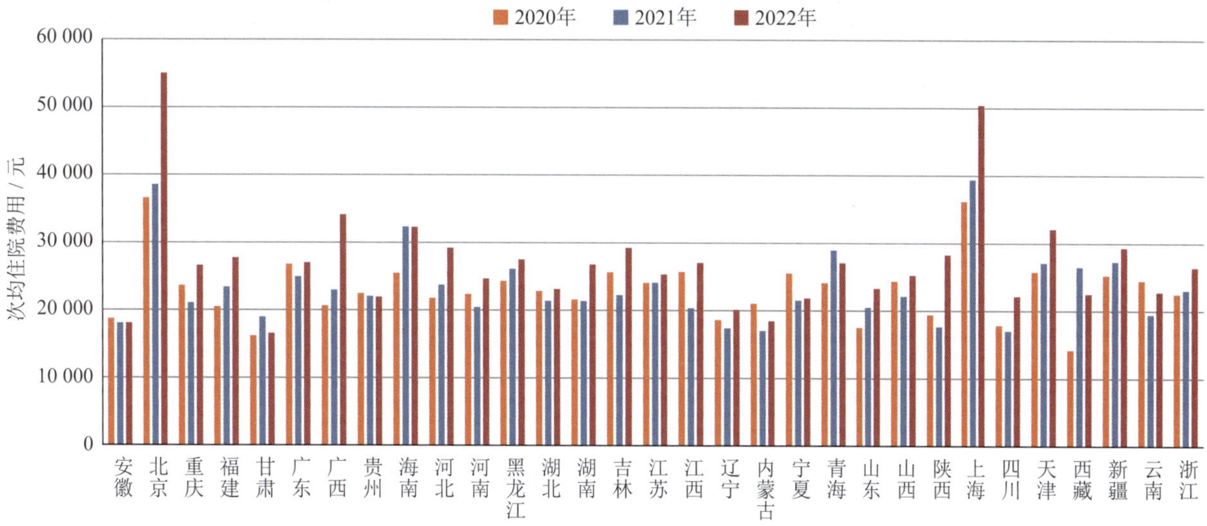

图 1-2-27 2020—2022 年 HQMS 数据库各省级行政区癫痫持续状态出院患者次均住院费用

2020—2022 年 HQMS 数据库癫痫持续状态出院患者的平均住院时长无明显变化，2022 年平均为 11.2 d。2020—2022 年 HQMS 数据库各省级行政区癫痫持续状态出院患者的平均住院时长情况见图 1-2-28，平均住院时长较短的省级行政区为甘肃省、黑龙江省、山东省等。2021—2022 年癫痫持续状态出院患者平均住院时长下降前 3 位的省级行政区为甘肃省、宁夏回族自治区和西藏自治区，分别下降了 28.5%、14.2% 和 9.2%。

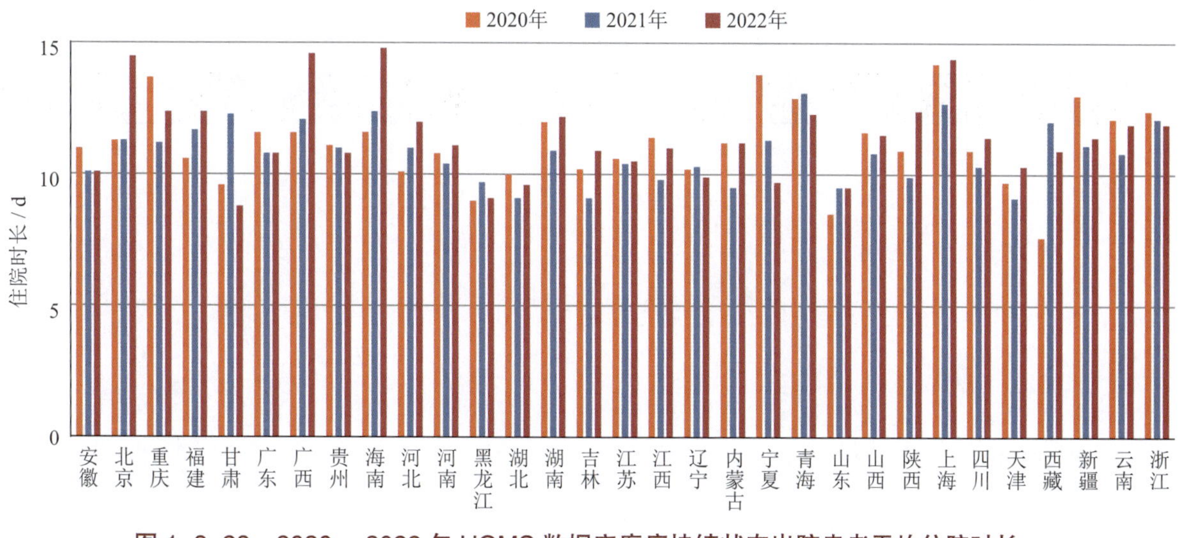

图 1-2-28 2020—2022 年 HQMS 数据库癫痫持续状态出院患者平均住院时长

三、癫痫持续状态出院患者共患病情况

2020—2022 年 HQMS 数据库癫痫持续状态出院患者前 10 位共患病情况见表 1-2-11，诊断频率排序基本稳定。癫痫是癫痫持续状态患者最常见的出院合并诊断，提示癫痫患者不规范服药可能是我国癫痫持续状态患者入院的主要诱因之一，针对癫痫患者或其照料者进行规范服药相关宣教可能显著减少这类可控制病因所致的癫痫持续状态。

表 1-2-11 2020—2022 年 HQMS 数据库癫痫持续状态出院患者共患病情况 单位：人次（%）

2020 年		2021 年		2022 年	
合并诊断及 ICD-10 编码	出院患者	合并诊断及 ICD-10 编码	出院患者	合并诊断及 ICD-10 编码	出院患者
癫痫 G40	13 054（35.0）	液体 - 电解质及酸碱平衡紊乱 E87	16 434（37.1）	液体 - 电解质及酸碱平衡紊乱 E87	26 098（45.4）
液体 - 电解质及酸碱平衡紊乱 E87	12 796（34.3）	癫痫 G40	15 440（34.8）	癫痫 G40	18 235（31.7）
原发性高血压 I10	10 257（27.5）	原发性高血压 I10	12 848（29.0）	原发性高血压 I10	17 216（29.9）
呼吸相关疾病 J98	8030（21.5）	脑梗死 I63	9425（21.3）	脑梗死 I63	12 021（20.9）
脑梗死 I63	7765（20.8）	呼吸相关疾病 J98	9031（20.4）	呼吸相关疾病 J98	11 337（19.7）
脑血管病后遗症 I69	6411（17.2）	脑血管病后遗症 I69	8214（18.5）	脑血管病后遗症 I69	10 829（18.8）
肺炎 J18	4944（13.2）	肺炎 J18	6290（14.2）	肺炎 J18	9830（17.1）
2 型糖尿病 E11	4197（11.2）	2 型糖尿病 E11	5140（11.6）	糖蛋白代谢紊乱 E77	8358（14.5）
糖蛋白代谢紊乱 E77	3880（10.4）	糖蛋白代谢紊乱 E77	5087（11.5）	2 型糖尿病 E11	8167（14.2）
颅内疾病 G93	3695（9.9）	颅内疾病 G93	4559（10.3）	呼吸衰竭 J96	7655（13.3）

统计癫痫持续状态出院患者中重点关注的 13 种共患病诊断：癫痫（G40）、高血压（I10）、脑梗死（I63）、糖尿病（E10 和 E11）、呼吸衰竭（J96）、血脂异常（E78.0～E78.5）、上呼吸道感染（J06）、脑炎及脑脊髓炎（G04）、恶性肿瘤（C00～C97）、慢性肾衰竭（N18）、帕金森病（G20）、急性肾衰竭（N17.90）、焦虑症（F41），具体数据见表 1-2-12。

表 1-2-12 2020—2022 年 HQMS 数据库癫痫持续状态重点关注共患病情况 单位：人次（%）

重点关注共患病	2020 年	2021 年	2022 年
癫痫	12 003（32.2）	13 776（31.1）	16 346（28.4）
高血压	10 217（27.4）	12 782（28.8）	17 152（29.8）
脑梗死	7439（19.9）	9000（20.3）	11 540（20.1）
糖尿病	3822（10.2）	4663（10.5）	7087（12.3）
呼吸衰竭	2974（8.0）	3846（8.7）	7629（13.3）
血脂异常	2426（6.5）	3042（6.9）	3635（6.3）
上呼吸道感染	2044（5.5）	2218（5.0）	3011（5.2）
脑炎及脑脊髓炎	1495（4.0）	1902（4.3）	2455（4.3）

续表

重点关注共患病	2020 年	2021 年	2022 年
恶性肿瘤	943（2.5）	1250（2.8）	2455（4.3）
慢性肾衰竭	463（1.2）	681（1.5）	1506（2.6）
帕金森病	290（0.8）	311（0.7）	543（0.9）
急性肾衰竭	270（0.7）	404（0.9）	941（1.6）
焦虑症	210（0.6）	284（0.6）	441（0.8）

四、癫痫持续状态患者在院死亡情况

2022 年 HQMS 数据库中癫痫持续状态患者在院死亡共 2030 例，2020—2022 年癫痫持续状态出院患者的在院死亡率由 2.3% 升至 3.5%（图 1–2–29），死亡患者以男性为主（61.4%）。2022 年 HQMS 数据库中各省级行政区癫痫持续状态出院患者的在院死亡率见图 1–2–30，其中死亡率较低的省级行政区为湖南省、江苏省、西藏自治区等。如图 1–2–31 所示，癫痫持续状态患者在院死亡人数最多的年龄段为 70～79 岁；如图 1–2–32 所示，癫痫持续状态患者的在院死亡率随年龄增加呈上升趋势，在院死亡率最高的年龄段为 90～99 岁。

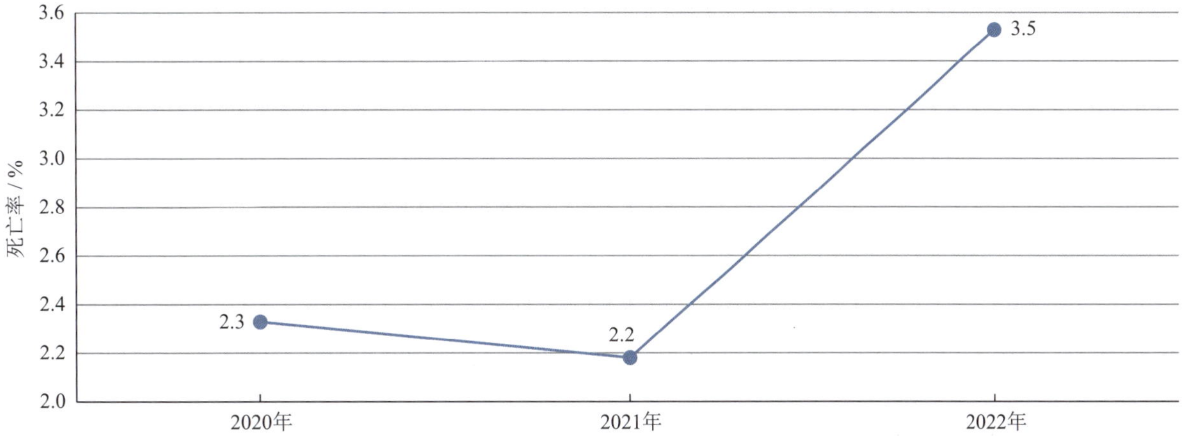

图 1–2–29　2020—2022 年 HQSM 数据库癫痫持续状态患者在院死亡率

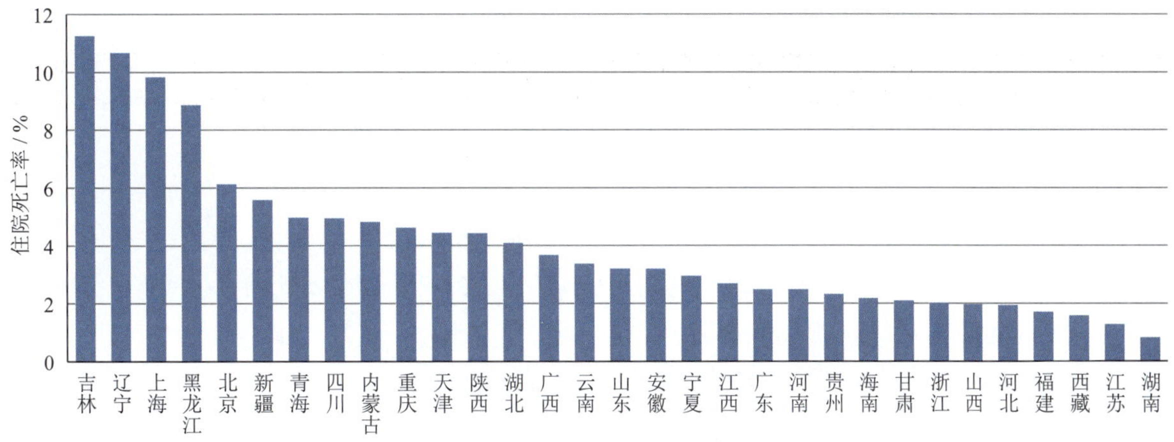

图 1–2–30　2022 年 HQMS 数据库各省级行政区癫痫持续状态出院患者在院死亡率

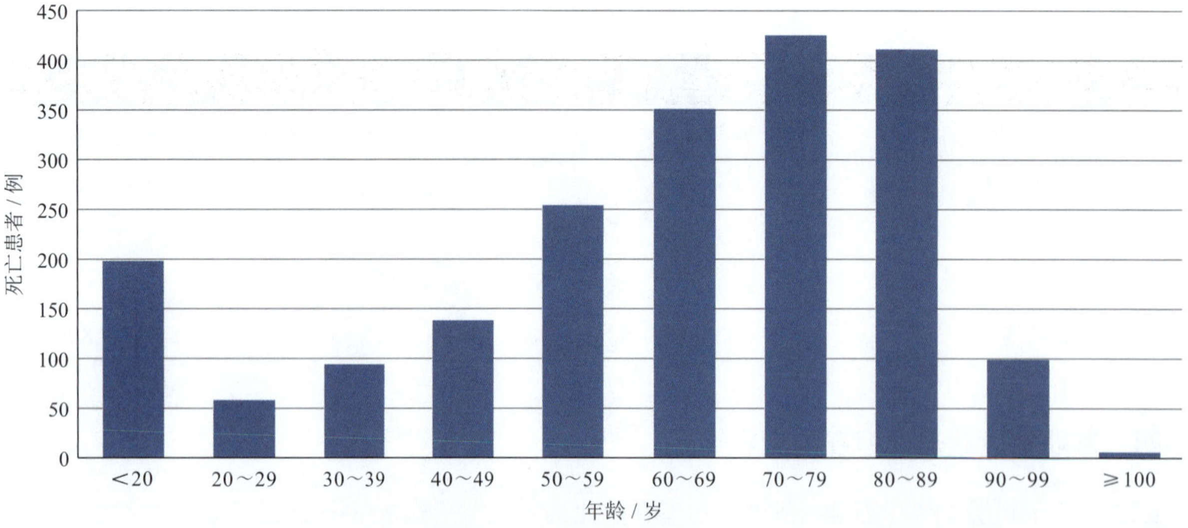

图 1-2-31　2022 年 HQMS 数据库癫痫持续状态在院死亡患者的年龄分布

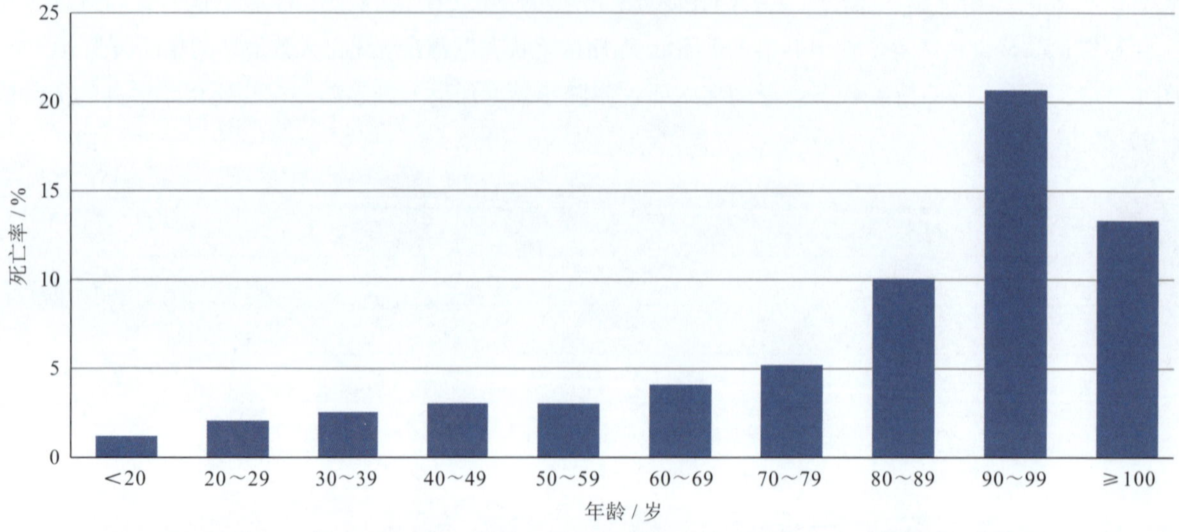

图 1-2-32　2022 年 HQMS 数据库不同年龄癫痫持续状态患者的在院死亡率

五、癫痫持续状态医疗质量控制指标建设

借鉴国内外癫痫持续状态相关指南，两次广泛征求国内外专家意见，初步制定 10 项专业指标后，2019 年 9 月，基于癫痫医疗质量控制平台的癫痫持续状态医疗质量指标上报系统正式开放。截至 2022 年 12 月 31 日，该系统已纳入了我国 31 个省级行政区（不含港、澳、台地区）129 家哨点医院的数据，为我国癫痫持续状态患者的医疗质量现状提供了医疗服务过程的可靠数据。在此基础上，国家卫生健康委员会组织癫痫亚专科内、外科专家及神经重症医疗质量控制专家，提出了 10 项癫痫持续状态医疗质量控制指标。经多次论证后，国家卫生健康委员会办公厅于 2020 年 1 月将这 10 项指标印发全国各级卫生健康行政部门、相关专业质量控制中心和医疗机构。本节基于 2023 年上报的 167 例癫痫持续状态病例，展示 2023 年我国癫痫持续状态医疗质量情况。

（一）癫痫持续状态质量控制指标体系结构

截至 2023 年 12 月 31 日，累计 16 个省级行政区上报癫痫持续状态病例 587 例，其中 2023 年上报 167 例，各省级行政区上报病例数量见表 1-2-13。

表 1-2-13　癫痫持续状态质量控制指标哨点医院上报病例数量　单位：例

省级行政区	2023 年上报病例数	2021—2023 年累计上报病例数
甘肃	0	10
广西	6	23
贵州	0	3
河北	37	39
河南	0	4
黑龙江	14	15
吉林	11	12
江西	0	30
辽宁	14	16
内蒙古	18	38
宁夏	0	13
山西	3	4
陕西	15	28
四川	49	143
云南	0	4
浙江	0	4
总计	167	386

（二）癫痫持续状态医疗质量控制指标哨点医院上报病例人口学及卫生经济学情况

基于 2023 年上报数据统计，癫痫持续状态患者的平均年龄为 52.5 岁，中位年龄为 54.0（36.5~68.0）岁，与既往年份相比，发病年龄延后；男性患者占比稍高，为 56.9%（95 例）；另外，97.6%（163 例）的患者为汉族。2023 年癫痫持续状态医疗质量控制指标上报系统上报病例的具体人口学特征见表 1-2-14。

表 1-2-14　2023 年癫痫持续状态医疗质量控制指标哨点医院上报病例人口学特征

指标	人数 / 例	比例 / %
学历		
大学本科、专科及以上	11	6.59
高中（包括中专）	16	9.58
初中	17	10.18
小学	20	11.98
文盲	7	4.19
不详	96	57.49
职业		
国家公务员	1	0.60
专业技术人员	3	1.80
职员	9	5.39
企业管理人员	0	0
工人	1	0.60

续表

指标	人数 / 例	比例 / %
农民	38	22.75
学生	3	1.80
现役军人	0	0
自由职业者	4	2.40
个体经营者	2	1.20
无业人员	15	8.98
退（离）休人员	18	10.78
其他	73	43.71
家庭人均月收入		
＜500 元	1	0.60
500～1000 元	7	4.19
1001～3000 元	31	18.56
3001～5000 元	25	14.97
5001～10 000 元	3	1.80
＞10 000 元	0	0
不详	100	59.88

2023 年，癫痫持续状态医疗质量控制指标哨点医院上报病例的卫生经济学及结局指标见表 1-2-15：中位住院时长为 8.0 d，平均住院总费用为 25 577.04 元，出院方式以医嘱离院为主。

表 1-2-15 2023 年癫痫持续状态医疗质量控制指标哨点医院上报病例卫生经济学及结局指标

指标	数值
平均住院时长 / d	13.25
中位住院时长 / d	8.0（5.0～13.0）
平均住院费用 / 元	25 577.04
中位住院费用 / 元	10 385.00（6082.00～23 516.00）
出院方式 / 例（%）	
医嘱离院	137（82.03）
医嘱转院	18（10.78）
非医嘱离院	4（2.40）
死亡	2（1.20）
其他	6（3.59）

（三）癫痫持续状态医疗质量控制指标分析

依据《神经系统疾病医疗质量控制指标（2020 年版）》中惊厥性癫痫持续状态相关指标，对参加质量控制调查的医院进行数据采集及分析，包括：①惊厥性癫痫持续状态发作控制率；②惊厥性癫痫持续状态初始治疗标准方案应用率；③难治性惊厥性癫痫持续状态患者麻醉药物应用率；④难治性惊厥性癫痫持续状态患者气管插管或机械通气应用率；⑤在院惊厥性癫痫持续状态患者脑电监测率；⑥在院惊厥性癫痫持续状态患者影像检查率；⑦在院惊厥性癫痫持续状态患者脑脊液检查率；⑧在院期间惊厥性癫痫持续状态患者病因明确率；⑨惊厥性癫痫持续状态患者在院死亡率。⑩惊厥性癫痫持续状态患者随访死亡率。2023 年，癫痫持续状态医疗质量控制指标执行情况详见表 1-2-16。

表 1-2-16　2023 年 癫痫持续状态医疗质量控制指标执行情况 单位：%（例）

指标	执行率（$n1$ / $n2$）
惊厥性癫痫持续状态发作控制率	83.12（64 / 77）
惊厥性癫痫持续状态初始治疗标准方案应用率	50.65（39 / 77）
难治性惊厥性癫痫持续状态患者麻醉药物应用率	50.00（6 / 12）
难治性惊厥性癫痫持续状态患者气管插管或机械通气应用率	25.00（3 / 12）
在院惊厥性癫痫持续状态患者脑电监测率	54.55（42 / 77）
在院惊厥性癫痫持续状态患者影像检查率	89.61（69 / 77）
在院惊厥性癫痫持续状态患者脑脊液检查率	27.27（21 / 77）
在院期间惊厥性癫痫持续状态患者病因明确率	57.14（44 / 77）
惊厥性癫痫持续状态患者在院死亡率	1.30（1 / 77）

注：惊厥性癫痫持续状态患者随访死亡率指标未纳入数据分析。$n1$ 表示适用医疗质量控制指标并给予执行的患者数量；$n2$ 表示适用医疗质量控制指标的患者数量。

2023 年在惊厥性癫痫持续状态医疗质量控制指标中，核心指标——发作控制率较 2022 年有显著提高，初始治疗标准方案应用率较 2022 年有所回落，难治性惊厥性癫痫持续状态患者麻醉药物、气管插管或机械通气应用率较 2022 年降低，在院惊厥性癫痫持续状态患者的脑脊液检查和脑电监测完善率也较 2022 年降低（图 1-2-33）。仍需进一步提高惊厥性癫痫持续状态诊疗的规范化程度。

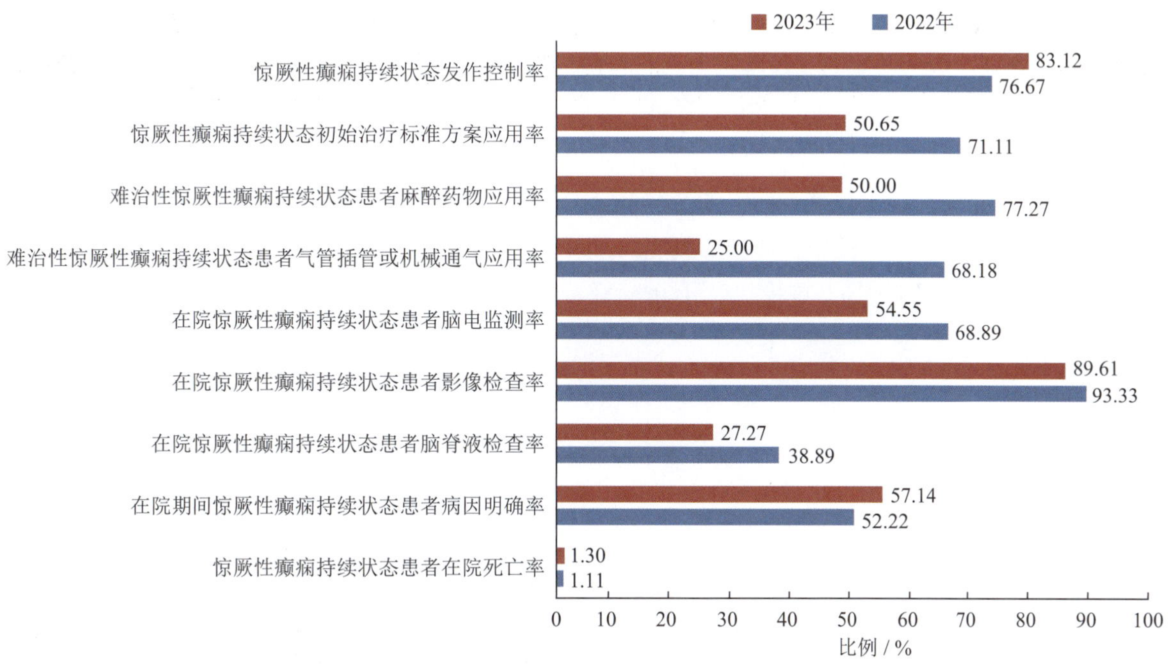

惊厥性癫痫持续状态患者随访死亡率指标未纳入数据分析。

图 1-2-33　2022 年和 2023 年癫痫持续状态医疗质量控制指标执行率

（第一节：王培宇，张鹤声，陆璐，熊维希，周东；第二节：赵晨阳，陆璐，熊维希，周东）

第三章

帕金森病医疗质量数据分析

帕金森病是常见的神经系统退行性疾病之一，主要病理改变为黑质致密部多巴胺能神经元丢失和中枢神经系统路易小体形成。帕金森病的主要临床表现包括震颤、肌强直、动作迟缓、姿势平衡障碍等运动症状和睡眠障碍、嗅觉障碍、自主神经功能障碍、认知和精神障碍等非运动症状。在欧美国家，60岁以上人群的帕金森病患病率为1%，80岁以上超过4%。我国65岁以上人群的帕金森病患病率为1.7%。本章通过国家HQMS数据库中的病案首页信息，汇总分析帕金森病的诊治现状，为规范帕金森病的诊治提供参考。

本章数据分析包括近7年（2016—2022年）HQMS数据库中帕金森病住院患者的一般情况、住院时长、住院负担和死亡等情况，为临床所关心的问题提供全国性数据支持。

一、帕金森病住院患者一般情况分析

（一）帕金森病住院患者数量

2016—2022年，HQMS数据库全国（不含港、澳、台地区）三级公立医院的住院病案首页数据显示，2016—2018年，帕金森病的住院人次逐年增加，2019年、2020年住院人次有所回落，2021年、2022年又明显回升。各年度住院人次见图1-3-1。

2016—2022年，帕金森病住院人次较多的省级行政区有四川省、江苏省、广东省、浙江省、湖南省等。这可能与上述地区参与医疗质量控制调查的医院数量及地区人口数量、发病率等因素有关。多数省级行政区帕金森病的住院人次逐年增加，这种趋势可能与就医条件改善、居民对帕金森病的认知度增加有关。

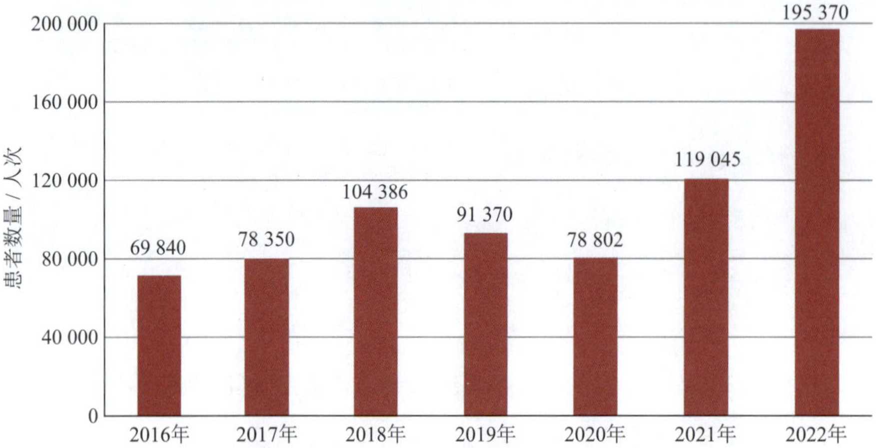

图1-3-1 2016—2022年HQMS数据库帕金森病住院患者数量

（二）帕金森病住院患者年龄

2016—2019 年 HQMS 数据库中帕金森病住院患者的平均年龄呈缓慢增加趋势，2020 年相比前 4 年有所下降，从 2019 年的平均 72.5 岁下降到 2020 年的平均 70.6 岁，但 2022 年又回升至 72.6 岁（图 1-3-2）。帕金森病住院患者平均年龄的变化可能受帕金森病患病年轻化，患者对疾病的认知度提高，及早就医，医师对帕金森病诊断更加规范化、标准化等因素共同影响。

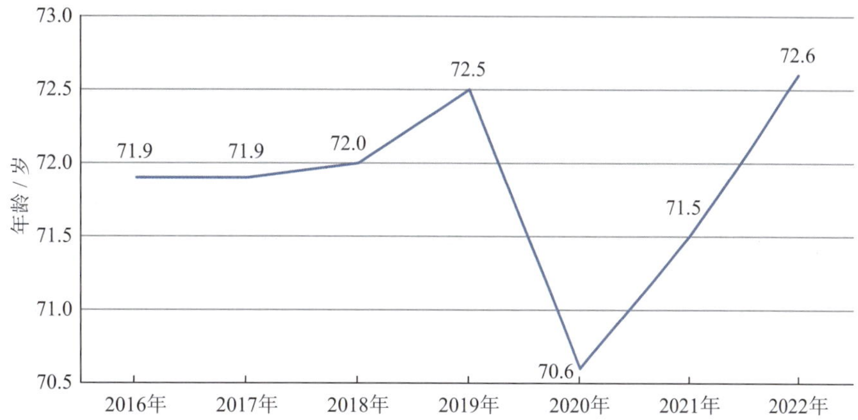

图 1-3-2　2016—2022 年 HQMS 数据库帕金森病住院患者平均年龄

（三）帕金森病住院患者平均住院时长

2016—2020 年，帕金森病患者的平均住院时长基本呈逐年下降趋势，从 2016 年的 12.4 d 降至 2020 年的 10.9 d，2021 年回升至 11.6 d，2022 年又降至 10.4 d（图 1-3-3），住院时长中位数从 2016 年的 10 d 降至 2022 年的 8 d。这可能与我国公立医院帕金森病诊疗水平的提高以及加强了对住院时长的管理有关。

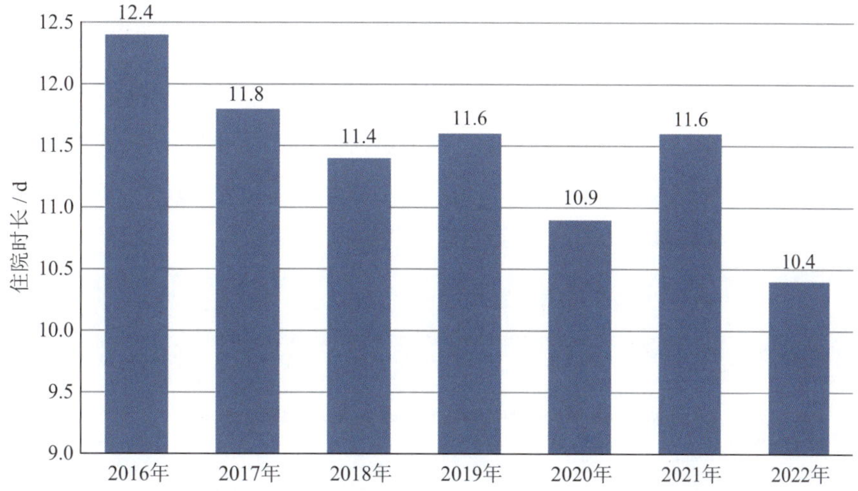

图 1-3-3　2016—2022 年 HQMS 数据库帕金森病住院患者平均住院时长

二、帕金森病住院患者医疗负担及死亡率分析

（一）帕金森病患者住院费用

2016—2020 年，HQMS 数据库中帕金森病住院患者的人均住院总费用基本稳定，2021—2022 年较前稍有升高（图 1-3-4）；自费比例在 2016—2019 年呈逐年下降趋势，但 2020 年的人均自费比例有所提升（图 1-3-5），可能与治疗方案的选择、国家医保政策配套支持有关（无 2021—2022 年的自费比例数据）。

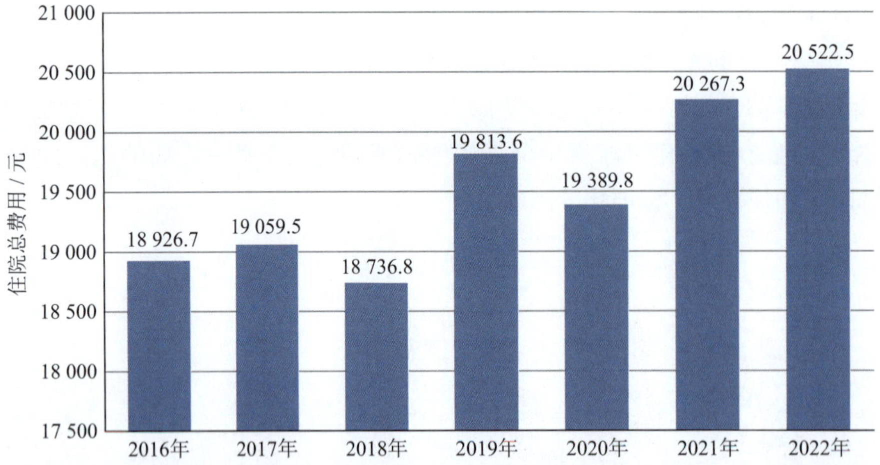

图 1-3-4 2016—2022 年 HQMS 数据库帕金森病住院患者人均住院总费用

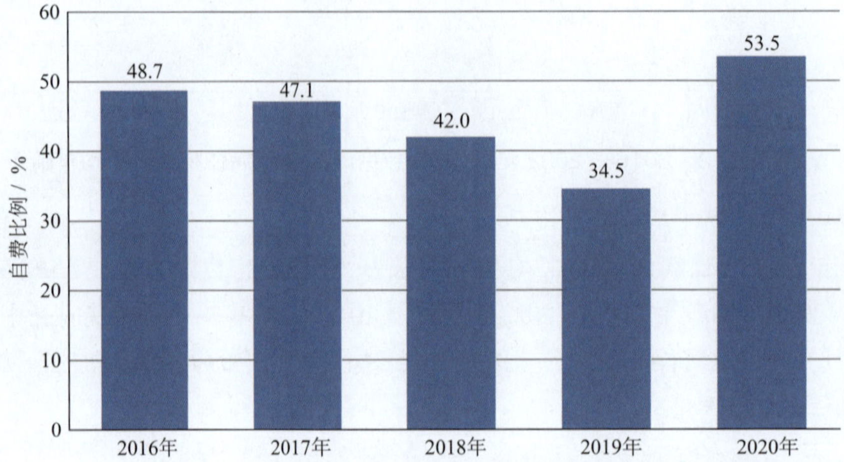

图 1-3-5 2016—2020 年 HQMS 数据库帕金森病住院患者住院费用的自费比例

2016—2020 年，帕金森病住院患者付费方式的变化见图 1-3-6。患者支付方式为全自费的比例逐年下降，而基本医疗保险（城镇职工基本医疗保险、城镇居民基本医疗保险）和贫困救助的比例逐年升高。上述变化得益于国家医保政策的保障以及社会对帕金森病患者的支持。2016—2020 年新型农村合作医疗的比例减少，这与部分新型农村合作医疗转为基本医疗保险有关。

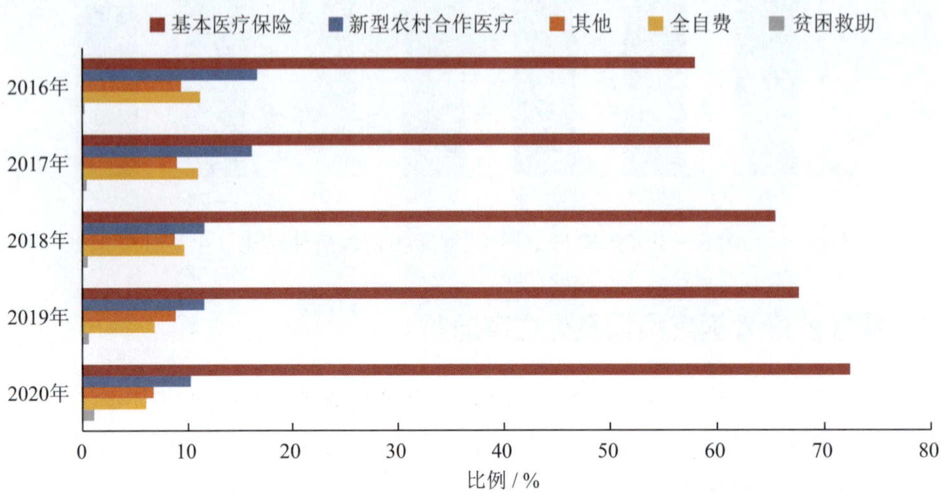

图 1-3-6 2016—2020 年 HQMS 数据库帕金森病住院患者付费方式情况

帕金森病患者住院的花费多集中在西药费、实验室检查费和影像学检查费等方面（图 1-3-7）。其中西药费占比最高，2016 年住院患者的人均西药费为 5855.9 元，2022 年住院患者的人均西药费为 3578.2 元，较前明显下降。这可能与药物治疗方案优化、国家药品管理政策改进等因素有关。2016—2022 年影像学检查费呈增加趋势，这可能与诊断帕金森病的影像学技术不断发展有关。

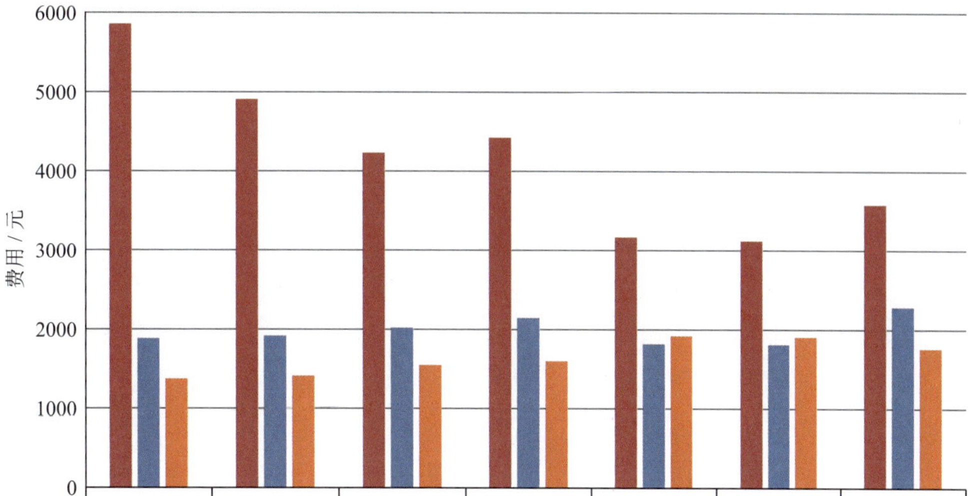

	2016年	2017年	2018年	2019年	2020年	2021年	2022年
西药费	5855.9	4906.0	4228.1	4420.2	3162.6	3115.6	3578.2
实验室检查费	1883.1	1916.7	2018.8	2144.3	1816.5	1809.9	2282.2
影像学检查费	1372.4	1411.3	1547.7	1598.4	1916.8	1902.7	1756.7

图 1-3-7　2016—2022 年 HQMS 数据库帕金森病住院患者的西药费、实验室检查费和影像学检查费情况

（二）帕金森病住院患者住院死亡率

2016—2021 年，HQMS 数据库中帕金森病患者的住院死亡率呈逐年下降趋势（图 1-3-8）：2016 年的住院死亡率为 1.9%，2021 年住院死亡率下降至 0.3%，但 2022 年住院死亡率升至 1.6%。

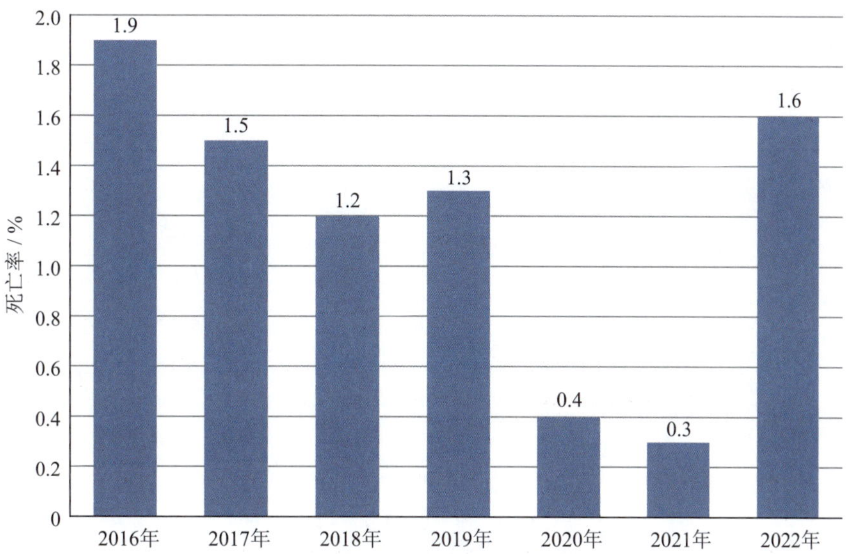

图 1-3-8　2016—2022 年 HQMS 数据库帕金森病患者住院死亡率

（冯涛，蒋莹，刘亘梁，朴英善，王展，王雪梅，杨雅琴）

第四章 运动神经元病医疗质量数据分析

运动神经元病（motor neuron disease，MND）是一组病因未明的选择性侵犯脊髓前角细胞、脑干后组运动神经元、皮质锥体细胞及锥体束的慢性进行性神经变性疾病。肌萎缩侧索硬化（amyotrophic lateral sclerosis，ALS）是运动神经元病的主要类型，占MND的90%以上。国际上一般以ALS/MND来代指这一类疾病谱。ALS/MND为进行性病程，目前尚缺乏特效的治疗，患者预后较差，中位生存期仅为3～5年，死因多为呼吸衰竭。ALS/MND的发病率低，为（0.4～2.6）例/（10万人·年），目前其病因尚不明确，且无有效的治疗手段。ALS/MND虽然是一种少见病，但是一种致死性疾病，其发病年龄相对年轻，生存期短，同时由于我国人口基数大，该病的患者总人数并不少，因此该病对患者、家庭和社会的危害非常大。ALS/MND作为罕见病的典型代表，受到政府、医学界和社会大众的广泛关注。目前ALS/MND的诊治还存在很多问题，主要有：①仍然缺乏全国性的流行病学数据；②诊治存在一定困难，患者常多处就诊，加重了患者的经济负担；③尚无有效治疗手段，不规范的诊治会进一步加重患者的经济负担。基于HQMS数据库中三级公立医院上报的ALS/MND患者病案首页信息，可以了解我国ALS/MND的诊治现状，为规范ALS/MND的诊治提供依据和改进的方向。

一、结构评价

（一）收治肌萎缩侧索硬化/运动神经元病医院的总体情况

ALS/MND作为神经系统的一种罕见病，需要具备一定条件和技术水平的医疗机构才能诊治。2023年HQMS数据库纳入ALS/MND医疗质量分析的全国各省级行政区（不含港、澳、台地区）三级公立医院有1714家，其中四川省的医院数量最多，西藏自治区的最少，医院数量与各地区人口数量趋势一致（图1-4-1）。

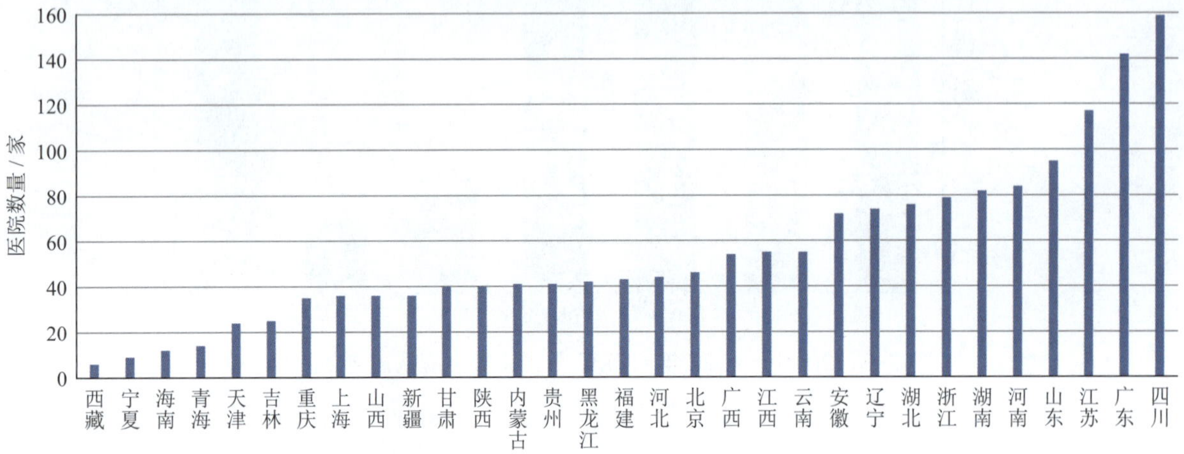

图1-4-1 2023年HQMS数据库各省级行政区纳入ALS/MND医疗质量分析的三级公立医院数量

（二）肌萎缩侧索硬化/运动神经元病患者数量

2023 年，HQMS 数据库中三级公立医院 ALS/MND 住院患者共计 32 531 人次，其中湖北省的住院患者最多，其次是浙江省（图 1-4-2）。这可能与上述地区人口基数大，参与质量控制调查和上报的医院数量多等因素有关。总体 ALS/MND 患者数量与各地区参与质量控制调查的医院数量和人口数量趋势一致。

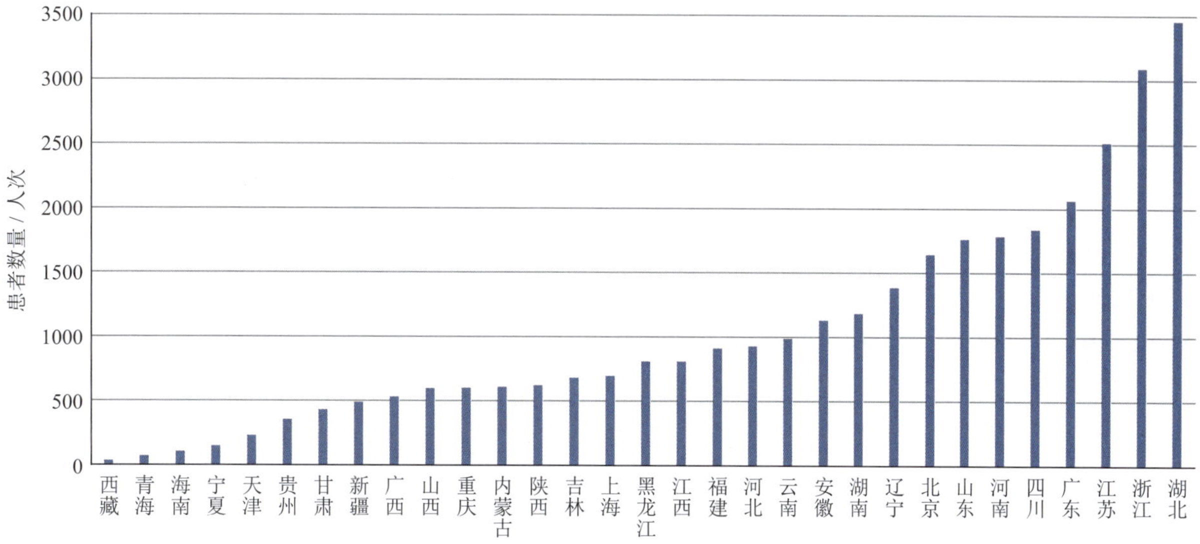

图 1-4-2　2023 年 HQMS 数据库各省级行政区 ALS/MND 住院患者数量

二、过程评价

（一）肌萎缩侧索硬化/运动神经元病患者人口学特征

2022 年 HQMS 数据库中三级公立医院 ALS/MND 住院患者共 32 531 人次，其中男性 21 002 人次（64.6%），女性 11 529 人次（35.4%），男女比例为 1.8。各年龄段的患者数量分布见图 1-4-3，60～69 岁是 ALS/MND 的发病高峰年龄段，与既往国外报道一致。

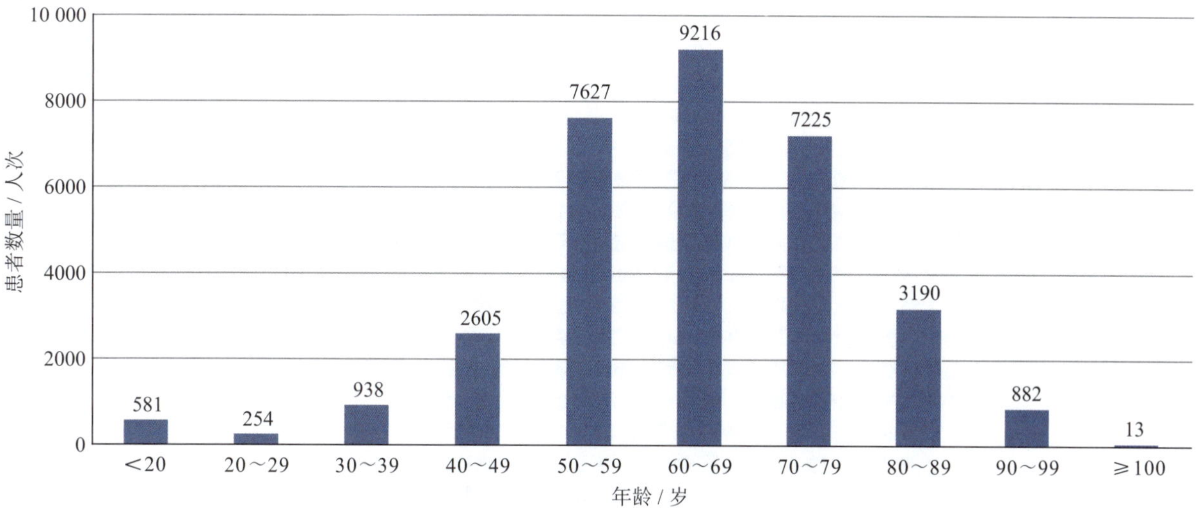

图 1-4-3　2023 年 HQMS 数据库 ALS/MND 患者年龄分布

2023 年，HQSM 数据库三级公立医院上报数据中，ALS/MND 患者院内死亡 744 例，其中男性 535 例，女性 209 例，平均死亡年龄为（70.3 ± 13.7）岁。患者死亡年龄的分布基本与发病年龄分布一致，各年龄段死亡人数见图 1-4-4。

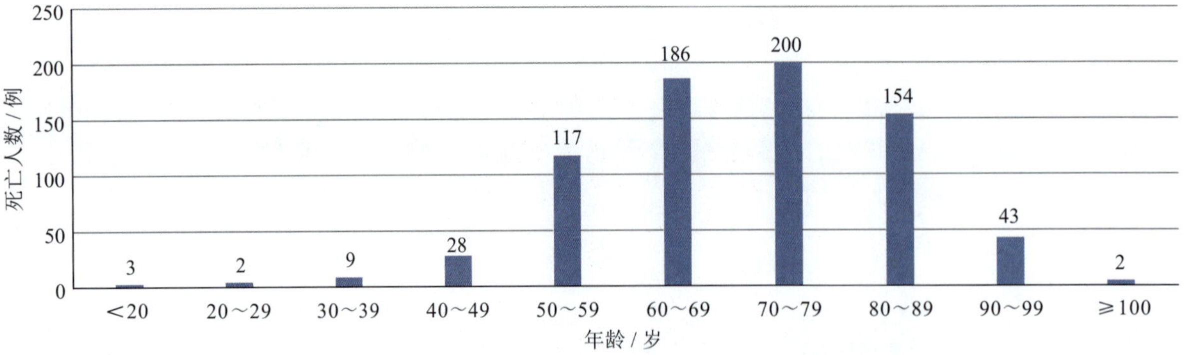

图 1-4-4 2023 年 HQMS 数据库 ALS / MND 死亡患者年龄分布

（二）肌萎缩侧索硬化 / 运动神经元病疾病负担指标

2023 年，HQMS 数据库三级公立医院 ALS / MND 患者的次均住院总费用为（22 723.4 ± 44 122.8）元。各省级行政区 ALS / MND 患者住院费用情况见图 1-4-5。其中上海市的次均住院总费用最高，为 37 043.3 元，宁夏回族自治区的最低，为 10 957.9 元。HQMS 数据库中 ALS / MND 患者的住院费用分布情况见图 1-4-6。费用占比前 3 项分别为西药费（平均 5733.0 元）、实验室诊断费（平均 3051.5 元）和一般治疗操作费（平均 2450.9 元）。

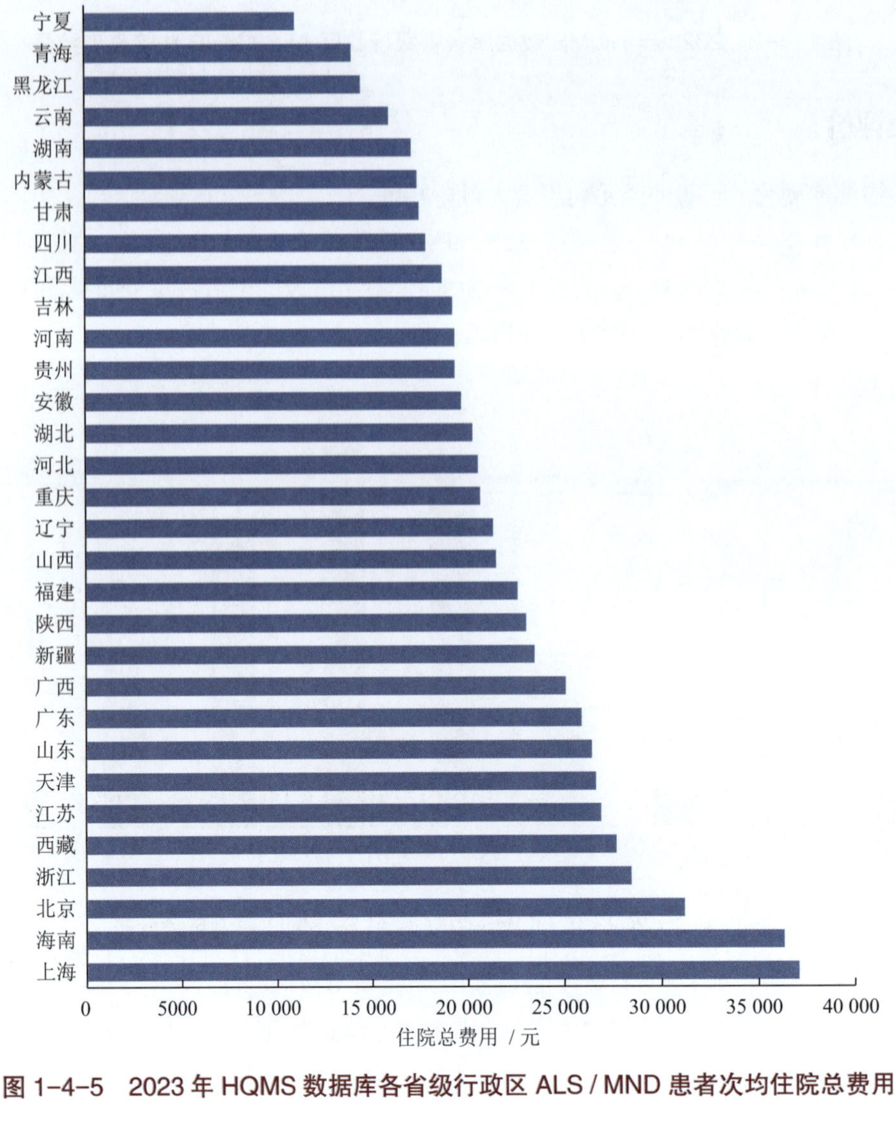

图 1-4-5 2023 年 HQMS 数据库各省级行政区 ALS / MND 患者次均住院总费用

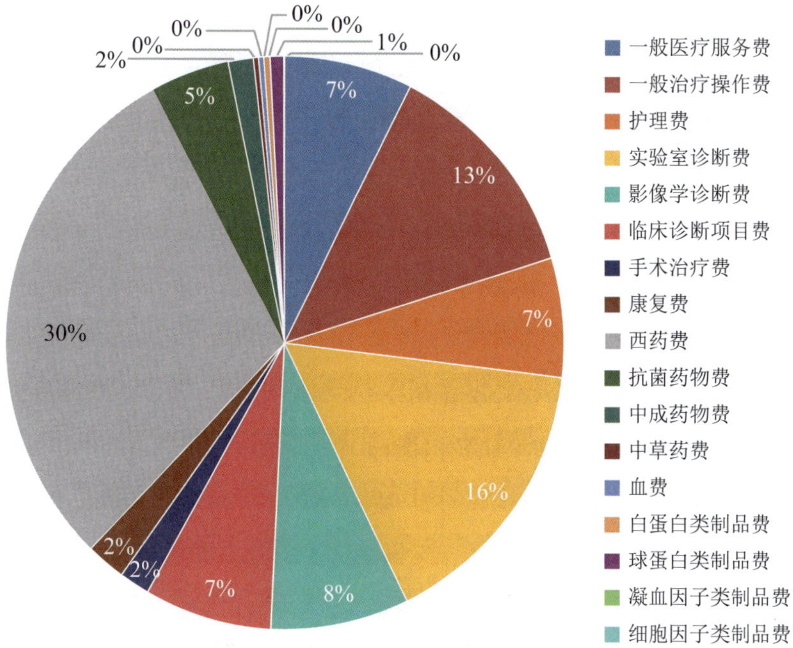

0% 均为保留有效位数的近似值。

图 1-4-6 2023 年 HQMS 数据库 ALS / MND 患者住院费用分布情况

（三）肌萎缩侧索硬化 / 运动神经元病管理运行类指标

对 ALS / MND 管理运行类指标的分析显示，2023 年 HQMS 数据库三级公立医院 ALS / MND 患者的平均住院时长为 13.6 d。各省级行政区 ALS / MND 的平均住院时长见图 1-4-7，其中海南省的住院时长最长，平均为 19.7 d，黑龙江省的住院时长最短，平均为 10.3 d。

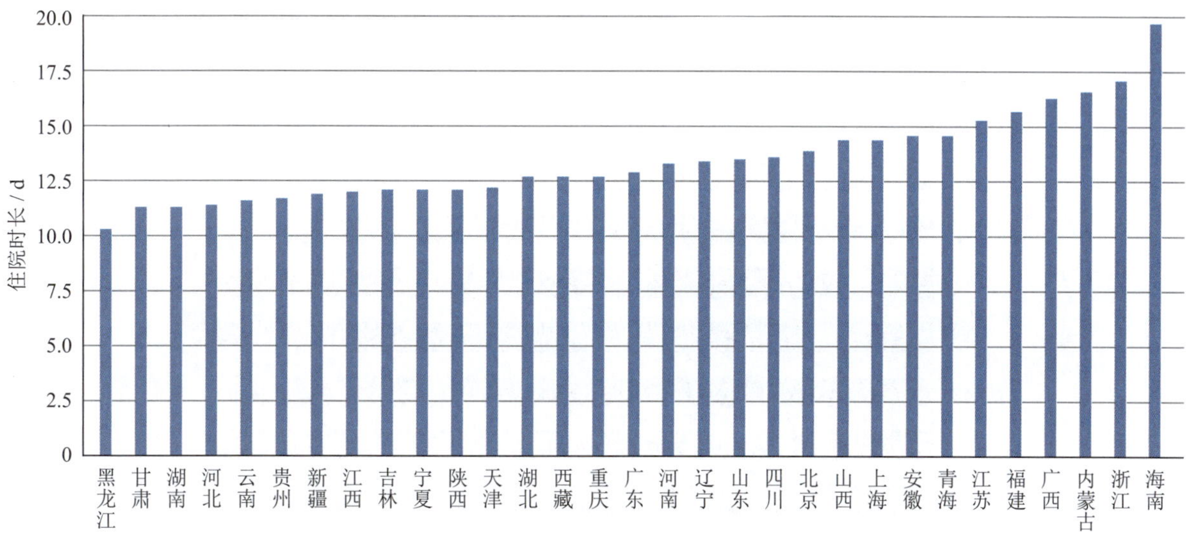

图 1-4-7 2023 年 HQMS 数据库各省级行政区 ALS / MND 患者平均住院时长

2023 年 HQMS 数据库三级公立医院 ALS / MND 患者中，有 85.3% 的患者医嘱离院，4.0% 的患者转院，7.5% 的患者非医嘱离院，2.3% 的患者院内死亡，0.9% 的患者离院方式不详。2023 年各省级行政区 ALS / MND 患者离院方式情况见图 1-4-8，其中非医嘱离院率最低的省级行政区为西藏自治区（0）。

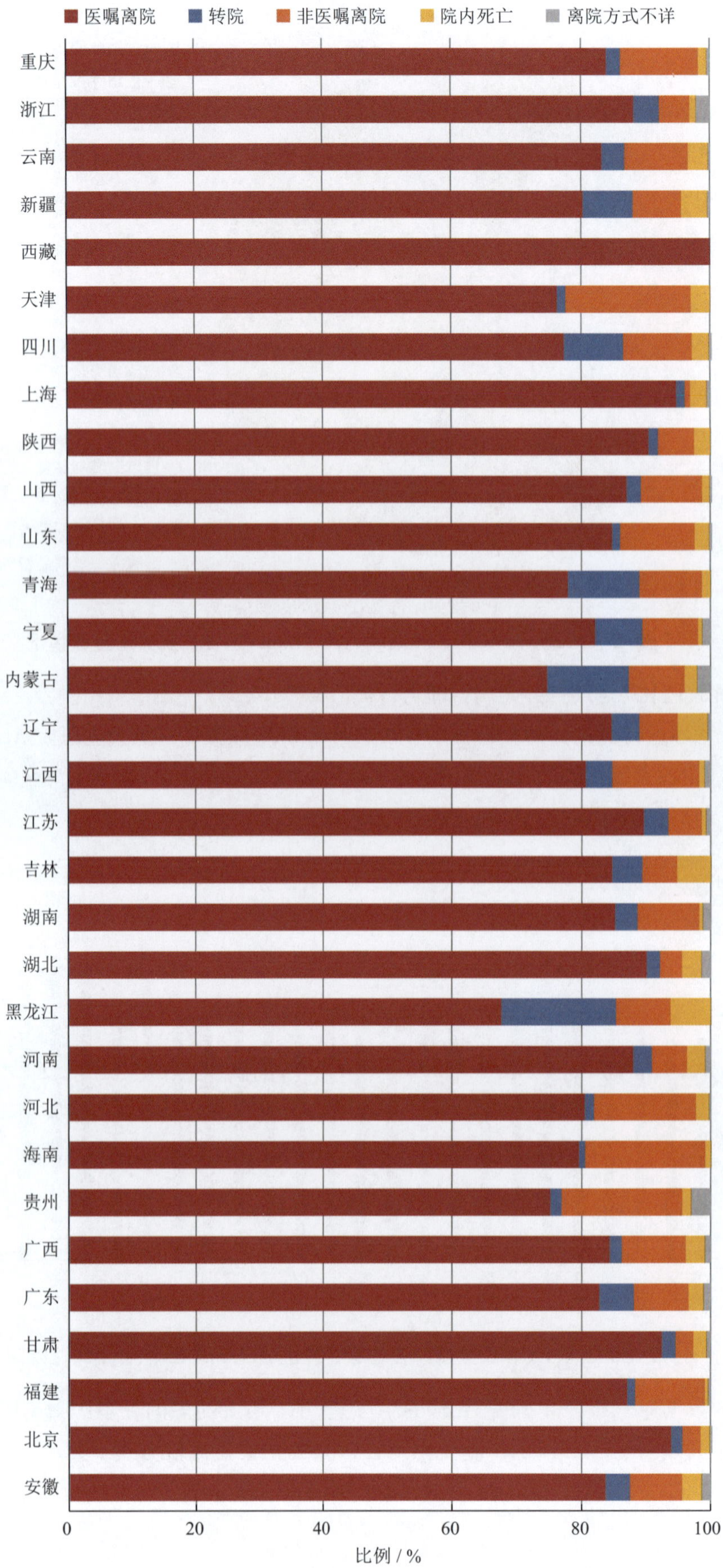

图 1-4-8 2023 年 HQMS 数据库各省级行政区 ALS / MND 患者离院方式分布

三、结局评价

2023 年 HQMS 数据库三级公立医院 ALS / MND 患者院内死亡共 744 例，其中西藏自治区上报数据中无住院死亡（图 1-4-9）。总体来说，三级公立医院 ALS / MND 患者的住院死亡率较低，但该病为不可治愈疾病，平均生存期为 3～5 年，提示患者可能多数在院外或三级以下医院内死亡。

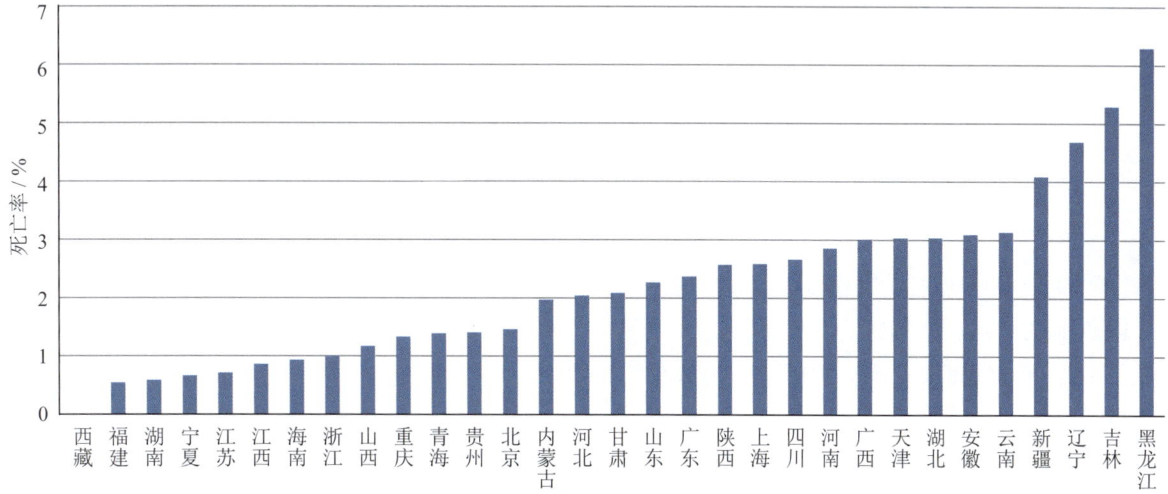

图 1-4-9　2023 年 HQMS 数据库各省级行政区 ALS / MND 患者住院死亡率

（何及，樊东升）

第五章

认知障碍性疾病医疗质量数据分析

认知障碍性疾病是主要发生于老年期和老年前期的一组神经系统退行性疾病，发病隐匿，病程逐渐进展，以获得性认知功能损害为核心症状，涉及记忆、学习、定向、理解、判断、计算、语言和视空间等认知域，最终可导致痴呆，不同程度地影响患者的日常生活能力和社会职业功能。最常见的痴呆类型是阿尔茨海默病（Alzheimer's disease，AD），占全部痴呆的60%～80%，其次是血管性痴呆（vascular dementia，VaD），占20%～30%，也有部分患者AD和VaD同时出现，表现为混合性痴呆（mixed dementia，MixD）。除此之外，认知障碍性疾病中的路易体痴呆（dementia with Lewy bodies，DLB）和额颞叶痴呆（frontotemporal dementia，FTD）这两类疾病的发病率较低，发病年龄也较低，具有特定的疾病特点。

第7次全国人口普查数据显示，我国60岁及以上人口已达2.64亿人，占总人口的18.7%。随着我国人口老龄化的加剧，痴呆的患病率和死亡率均不断上升，已成为严重危害人民群众健康和影响社会可持续发展的重大疾病之一。本章分析2022年我国认知障碍性疾病（包括AD、VaD、DLB、FTD、MixD）出院患者的资料，主要依据HQMS数据库中公立医院病案首页主要诊断代码及其他诊断代码包含认知障碍性疾病诊断的住院患者信息，为临床关心的问题提供全国性的数据支持。

第一节 阿尔茨海默病医疗质量数据分析

一、阿尔茨海默病患者地区分布

基于HQMS数据库，对2022年我国31个省级行政区（不包含港、澳、台地区）共1975家公立医院AD患者的出院数据进行分析，参与AD医疗质量控制调查的公立医院数量排名前3位的省级行政区分别是四川省、广东省和江苏省（图1-5-1）。

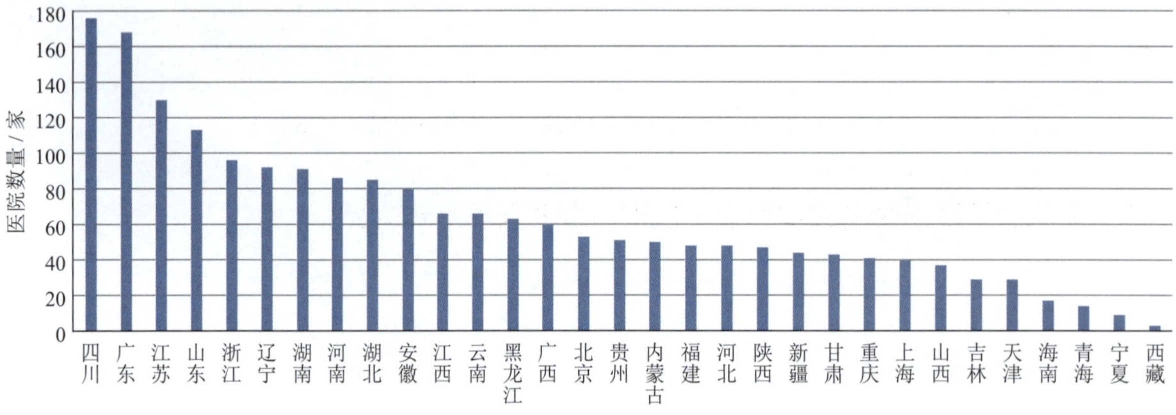

图1-5-1 2022年HQMS数据库各省级行政区参与AD医疗质量分析的公立医院数量

2022 年，HQMS 数据库中 AD 出院患者为 108 736 例。各省级行政区出院患者数量的分布情况见图 1-5-2，出院患者数量排名前 3 位的省级行政区依次为浙江省、四川省和广东省。

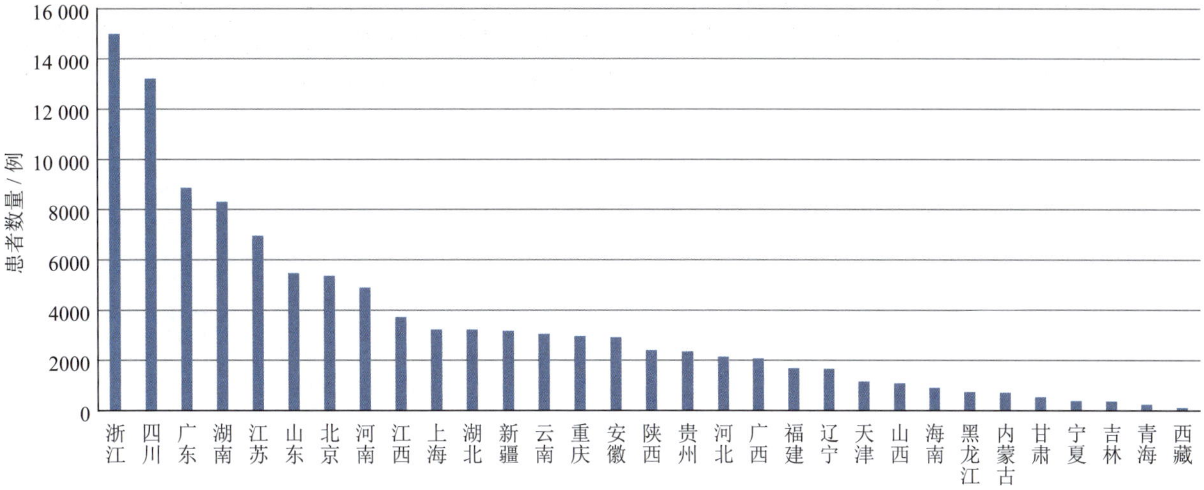

图 1-5-2　2022 年 HQMS 数据库各省级行政区 AD 出院患者数量

二、阿尔茨海默病患者基本情况

2022 年 HQMS 数据库中 AD 出院患者共 108 736 例，平均年龄（78.9 ± 9.1）岁，男性患者数量（51 604 例，占 47.5%）少于女性患者。2022 年 AD 出院患者的年龄和性别分布见图 1-5-3，以 80～89 岁为高发年龄段。

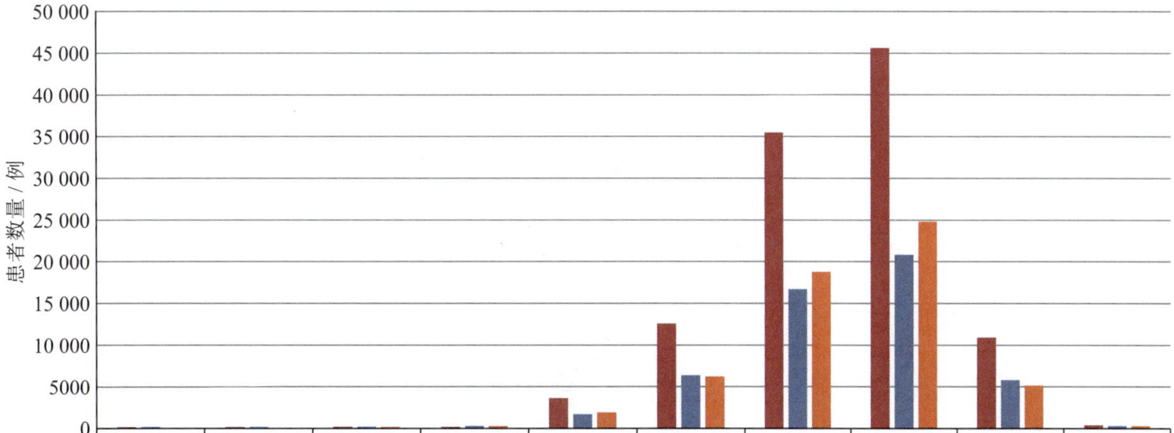

	＜20岁	20～29岁	30～39岁	40～49岁	50～59岁	60～69岁	70～79岁	80～89岁	90～99岁	≥100岁
合计	2	3	33	217	3651	12 596	35 473	45 637	10 931	193
男性	2	3	23	105	1713	6371	16 697	20 814	5781	95
女性	0	0	10	112	1938	6225	18 776	24 823	5150	98

图 1-5-3　2022 年 HQMS 数据库 AD 患者的年龄和性别分布

三、阿尔茨海默病患者住院负担、住院科室及入院方式情况

2022 年 HQMS 数据库中 AD 出院患者的人均住院总费用为（21 330.2 ± 35 930.4）元，人均一般医疗服务费为（1556.4 ± 4211.8）元，人均一般治疗操作费为（2076.2 ± 5658.5）元，人均护理费为（1141.1 ± 2770.0）元，平均住院时长为（17.3 ± 26.8）d（表 1-5-1）。

表 1-5-1 2022 年 HQMS 数据库 AD 患者住院负担

指标	数据
人均住院总费用 / 元	21 330.2 ± 35 930.4
人均一般医疗服务费 / 元	1556.4 ± 4211.8
人均一般治疗操作费 / 元	2076.2 ± 5658.5
人均护理费 / 元	1141.1 ± 2770.0
人均平均住院时长 / d	17.3 ± 26.8

2022 年 HQMS 数据库中 AD 出院患者的住院科室分布情况见图 1-5-4，主要住院科室为神经内科和老年病科。2022 年 HQMS 数据库中 AD 出院患者的入院方式见图 1-5-5，多数 AD 患者通过门诊途径入院（占比 65.8%），其次是急诊途径入院（占比 33.7%）。

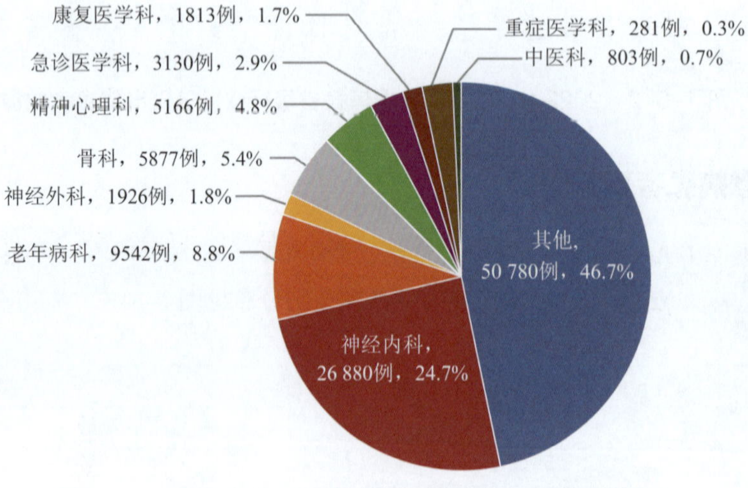

图 1-5-4 2022 年 HQMS 数据库 AD 患者住院科室分布

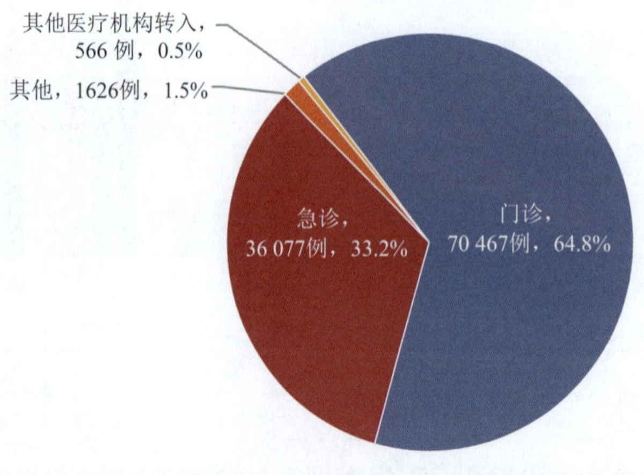

图 1-5-5 2022 年 HQMS 数据库 AD 患者入院方式分布

四、阿尔茨海默病患者共患病情况

2022 年，HQMS 数据库中 AD 出院患者共患病前 10 位为原发性高血压、脑梗死、非胰岛素依赖型糖尿病、电解质及酸碱平衡的其他紊乱、慢性缺血性心脏病、动脉粥样硬化、心力衰竭、脑血管病后遗症、糖蛋白代谢紊乱、其他贫血，其中以原发性高血压最为常见（图 1-5-6）。

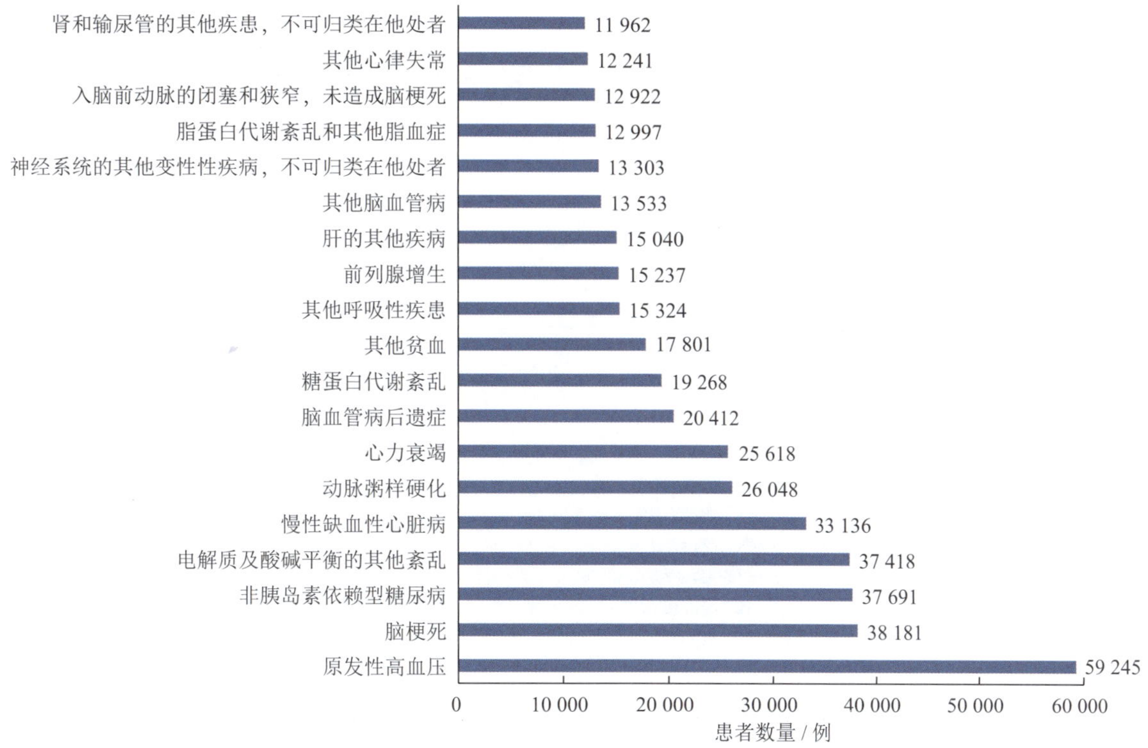

图 1-5-6　2022 年 HQMS 数据库 AD 患者共患病情况

五、阿尔茨海默病死亡患者情况

2022 年 HQMS 数据库 AD 患者住院死亡 4110 例，死亡率为 37.8‰，平均死亡年龄为（84.3 ± 7.3）岁，其中男性 2254 例，占比 54.8%（表 1-5-2）。2022 年 AD 死亡患者的主要诊断见图 1-5-7，其中排名第 1 位的主要诊断是肺炎，病原体未特指；第 2 位的主要诊断是细菌性肺炎，不可归类在他处者；第 3 位的主要诊断是其他脓毒血症。

表 1-5-2　2022 年 HQMS 数据库 AD 住院死亡患者基本信息

指标	数值
人数 / 例	4110
死亡率 / ‰	37.8
年龄 / 岁	84.3 ± 7.3
年龄段 / 例（%）	
50～59 岁	19（0.5）
60～69 岁	166（4.0）
70～79 岁	684（16.6）
80～89 岁	2258（54.9）
90～99 岁	961（23.4）
≥100 岁	22（0.5）
男性 / 例（%）	2254（54.8）
入院途径 / 例（%）	
急诊	2116（51.5）
门诊	1885（45.9）
其他医疗机构转入	31（0.8）
其他	78（1.9）

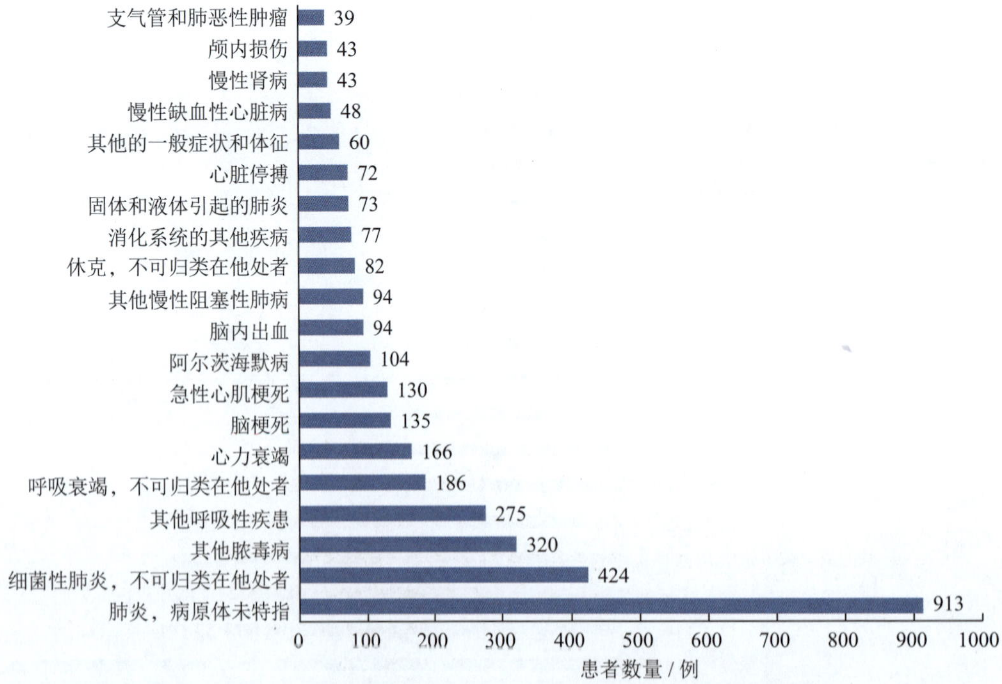

图 1-5-7 2022 年 HQMS 数据库 AD 住院死亡患者主要诊断

第二节 血管性痴呆医疗质量数据分析

一、血管性痴呆患者地区分布

2022 年 HQMS 数据库中全国各省级行政区（不含港、澳、台地区）VaD 出院患者总计 62 239 例。各省级行政区出院患者数量情况见图 1-5-8，出院患者数量排名前 3 位的省级行政区依次为广东省、河南省和湖南省。

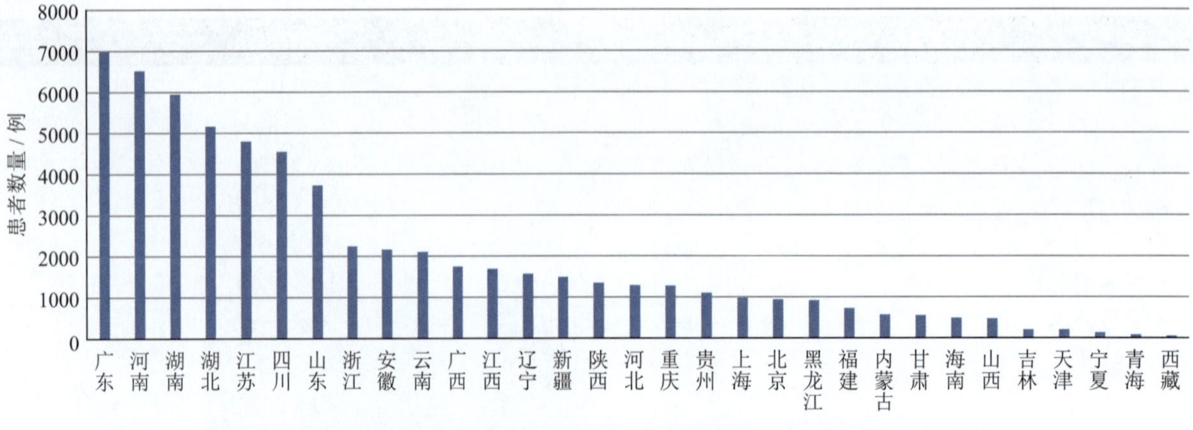

图 1-5-8 2022 年 HQMS 数据库各省级行政区 VaD 出院患者数量

二、血管性痴呆患者基本情况

2022 年 HQMS 数据库中的 VaD 出院患者共 62 239 例，平均年龄（74.7 ± 10.9）岁，男性患者 37 877 例，数量多于女性患者。2022 年 VaD 出院患者以 70～79 岁为高发年龄段（图 1-5-9）。与 2021 年相比，2022 年 HQMS 数据库中 VaD 出院患者的数量增多，平均年龄增高，男性比例降低，患者高发年龄段呈延后趋势。

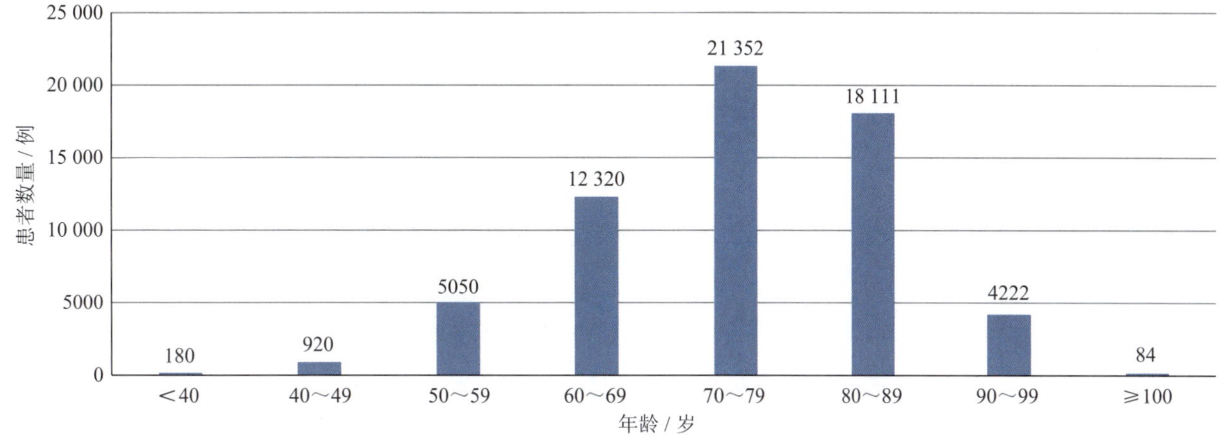

图 1-5-9　2022 年 HQMS 数据库 VaD 患者的年龄分布

三、血管性痴呆患者住院负担、住院科室及入院方式情况

2022 年 HQMS 数据库中 VaD 出院患者的人均住院总费用为（19 102.5 ± 32 047.0）元，人均一般医疗服务费为（1320.3 ± 2968.3）元，人均一般治疗操作费为（1848.1 ± 5458.8）元，人均护理费为（1114.2 ± 2956.4）元，平均住院时长为（17.0 ± 24.9）d（表 1-5-3）。2021 年 VaD 患者的人均住院总费用为（18 577.3 ± 22 956.0）元，平均住院时长为（22.2 ± 26.2）d 。与 2021 年相比，2022 年 VaD 出院患者的人均住院总费用呈上升趋势，平均住院时长缩短。

表 1-5-3　2022 年 HQMS 数据库 VaD 患者住院负担

指标	数值
人均住院总费用 / 元	19 102.5 ± 32 047.0
人均一般医疗服务费 / 元	1320.3 ± 2968.3
人均一般治疗操作费 / 元	1848.1 ± 5458.8
人均护理费 / 元	1114.2 ± 2956.4
人均住院时长 / d	17.0 ± 24.9

2022 年 HQMS 数据库中 VaD 出院患者的住院科室分布见图 1-5-10，主要住院科室为神经内科和老年病科。2022 年 HQMS 数据库中 VaD 出院患者的入院方式情况见图 1-5-11，多数 VaD 患者通过门诊途径入院，比例为 64.3%，其次为急诊途径入院，比例为 33.2%。

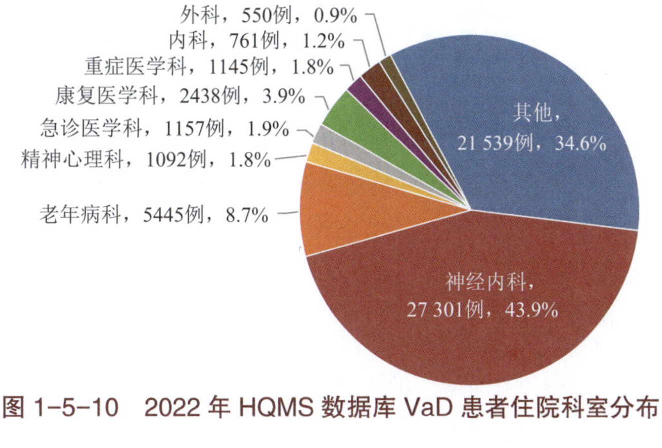

图 1-5-10　2022 年 HQMS 数据库 VaD 患者住院科室分布

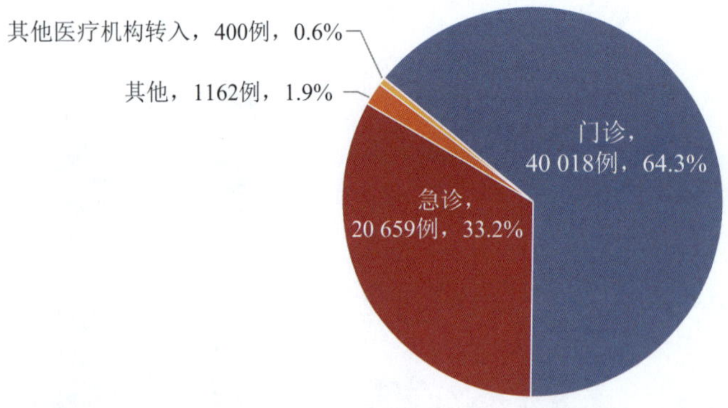

图 1-5-11 202 年 HQMS 数据库 VaD 患者入院方式分布

四、血管性痴呆患者共患病情况

2022 年 HQMS 数据库中 VaD 患者共患病前 10 位为原发性高血压、脑梗死、脑血管病后遗症、非胰岛素依赖型糖尿病、慢性缺血性心脏病、电解质及酸碱平衡的其他紊乱、动脉粥样硬化、心力衰竭、入脑前动脉的闭塞和狭窄（未造成梗死），大脑动脉的闭塞和狭窄（未造成梗死），其中以原发性高血压最常见（图 1-5-12）。

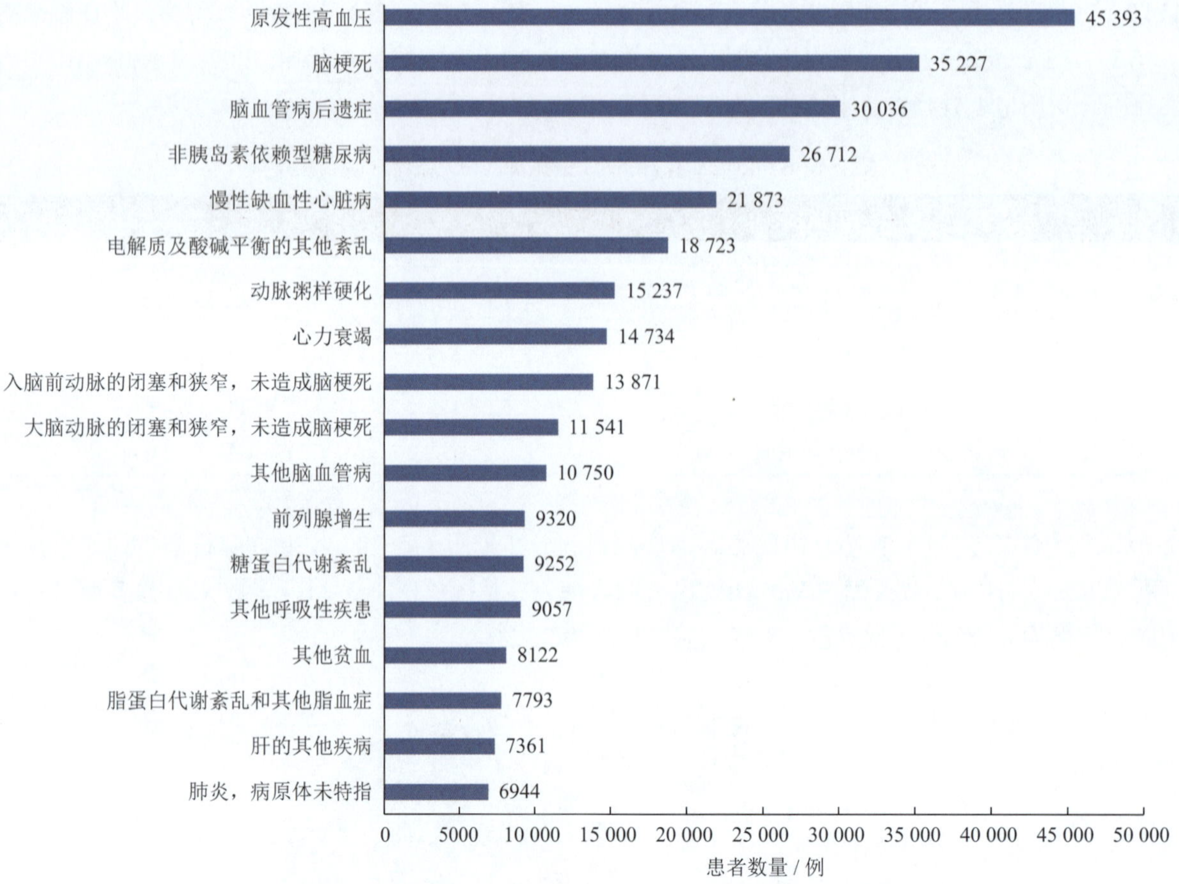

图 1-5-12 2022 年 HQMS 数据库 VaD 出院患者共患病情况

五、血管性痴呆死亡患者情况

2022 年 HQMS 数据库中 VaD 住院死亡患者共 1379 例，死亡患者的主要诊断见图 1-5-13，排名前 3 位的诊断分别为肺炎、细菌性肺炎和脑梗死。

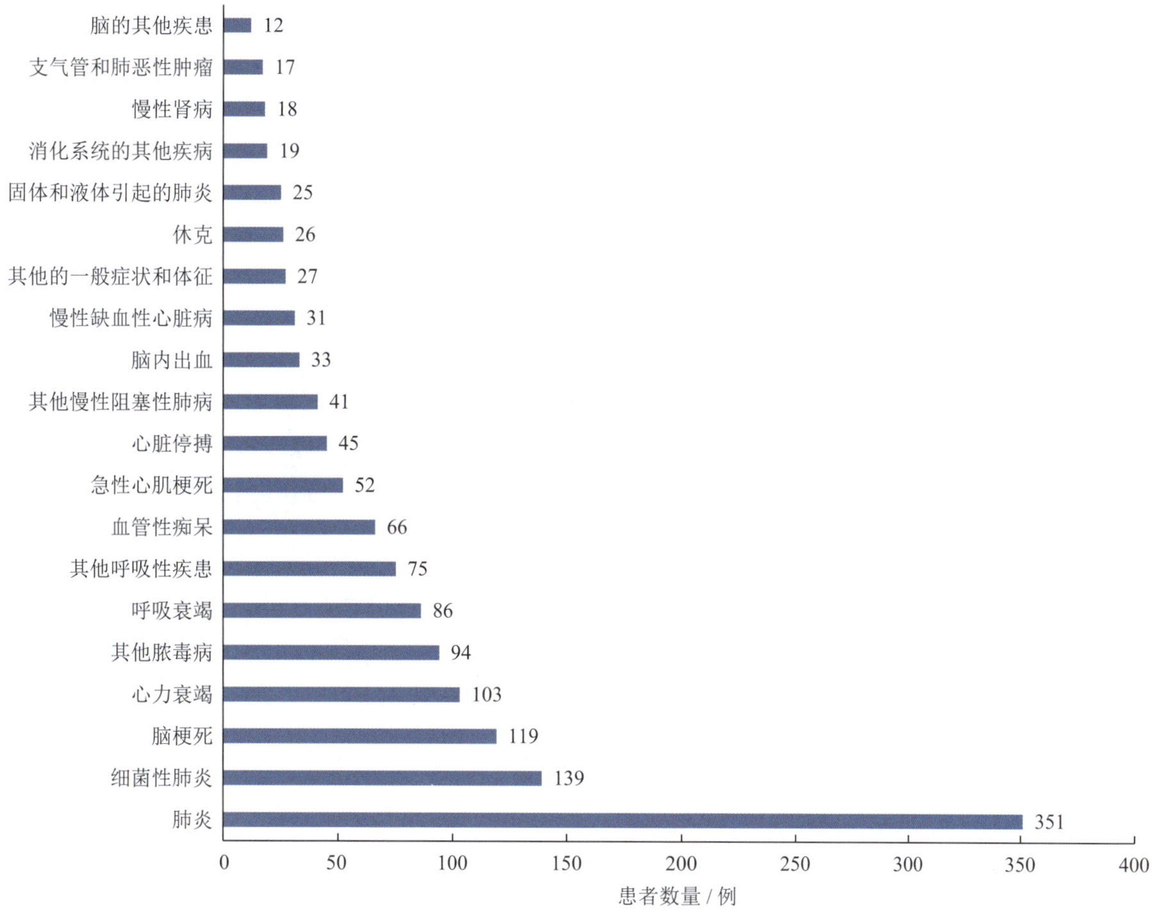

图 1-5-13 2022 年 HQMS 数据库 VaD 住院死亡患者主要诊断

第三节 路易体痴呆医疗质量数据分析

一、路易体痴呆患者地区分布

2022 年，HQMS 数据库中全国各省级行政区（不含港、澳、台地区）DLB 出院患者共 9786 例。各省级行政区 DLB 出院患者的数量见图 1-5-14，出院患者数量排名前 3 位的省级行政区依次为山东省、广东省和北京市。

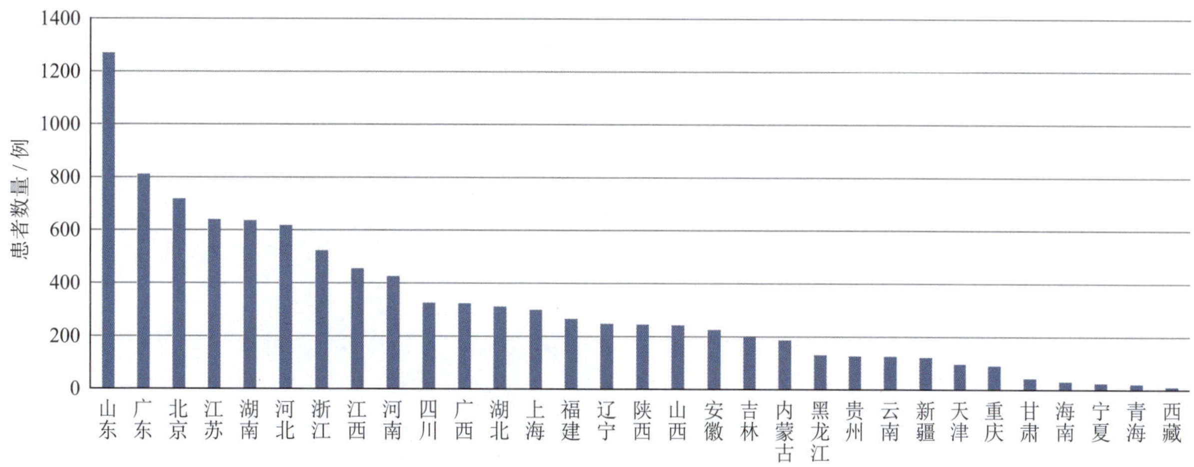

图 1-5-14 2022 年 HQMS 数据库各省级行政区 DLB 出院患者数量

二、路易体痴呆患者基本情况

2022 年 HQMS 数据库中 DLB 出院患者共 9786 例，平均年龄（60.8 ± 16.3）岁，其中男性 6233 例，占比 63.7%。2022 年 DLB 患者的年龄分布见图 1-5-15，以 60～69 岁为高发年龄段。

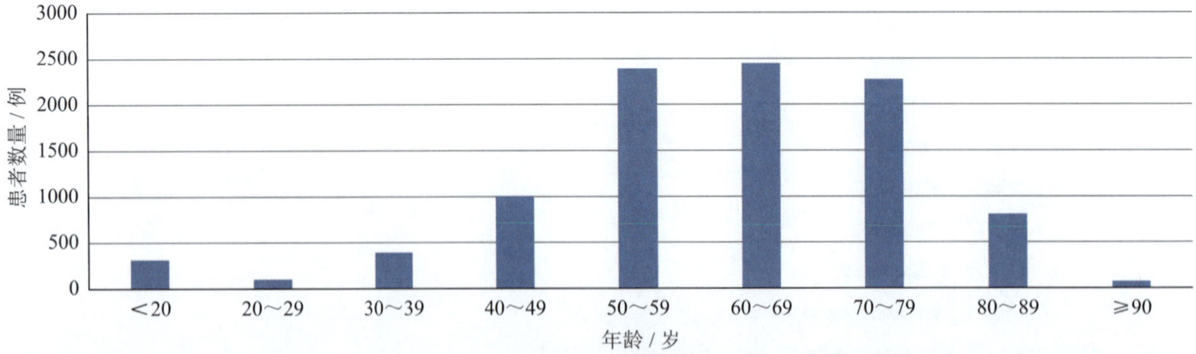

图 1-5-15 2022 年 HQMS 数据库 DLB 患者的年龄分布

三、路易体痴呆患者住院负担、住院科室及入院方式情况

2022 年 HQMS 数据库中 DLB 出院患者的人均住院总费用为（35 869.42 ± 41 050.97）元，平均住院时长为（11.9 ± 14.2）d。2022 年 DLB 出院患者的住院科室分布情况见图 1-5-16，主要住院科室为骨科。2022 年 HQMS 数据库中 DLB 患者的入院方式见图 1-5-17，多数 DLB 患者通过门诊途径住院，其占比为 78.9%，其次为急诊途径入院，占比 19.0%。

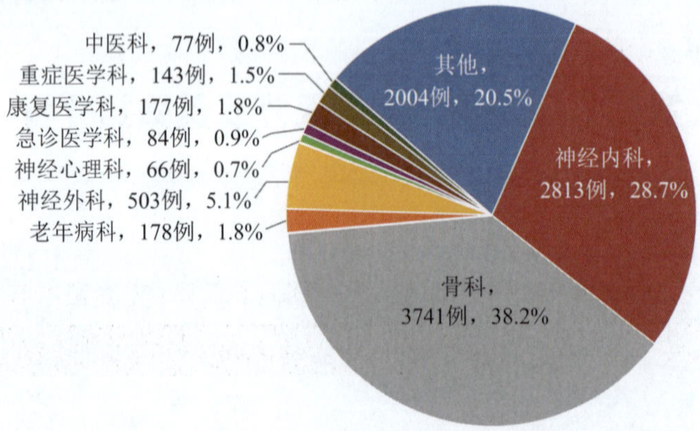

图 1-5-16 2022 年 HQMS 数据库 DLB 患者住院科室分布

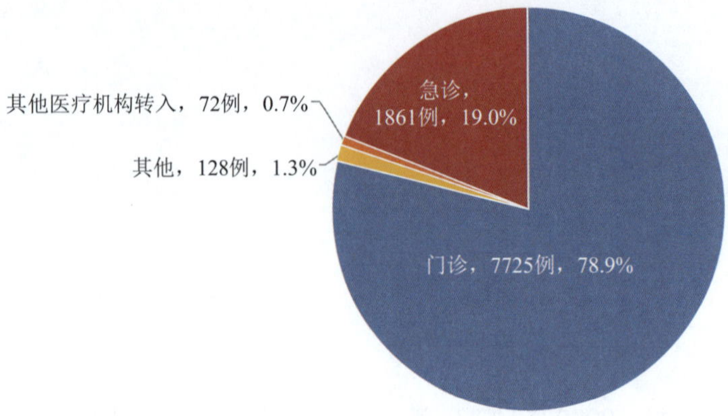

图 1-5-17 2022 年 HQMS 数据库 DLB 患者入院方式分布

四、路易体痴呆患者共患病情况

2022年HQMS数据库中DLB出院患者共患病前10位为局限性脑萎缩、椎管狭窄、颈椎间盘疾患伴有脊髓病、原发性高血压、脊髓前动脉和椎动脉压迫综合征、椎间盘脱出伴脊髓病、基底动脉血栓形成脑梗死、2型糖尿病伴昏迷、主动脉的动脉粥样硬化、高渗透性和高钠血症，其中以局限性脑萎缩最为常见（图1-5-18）。

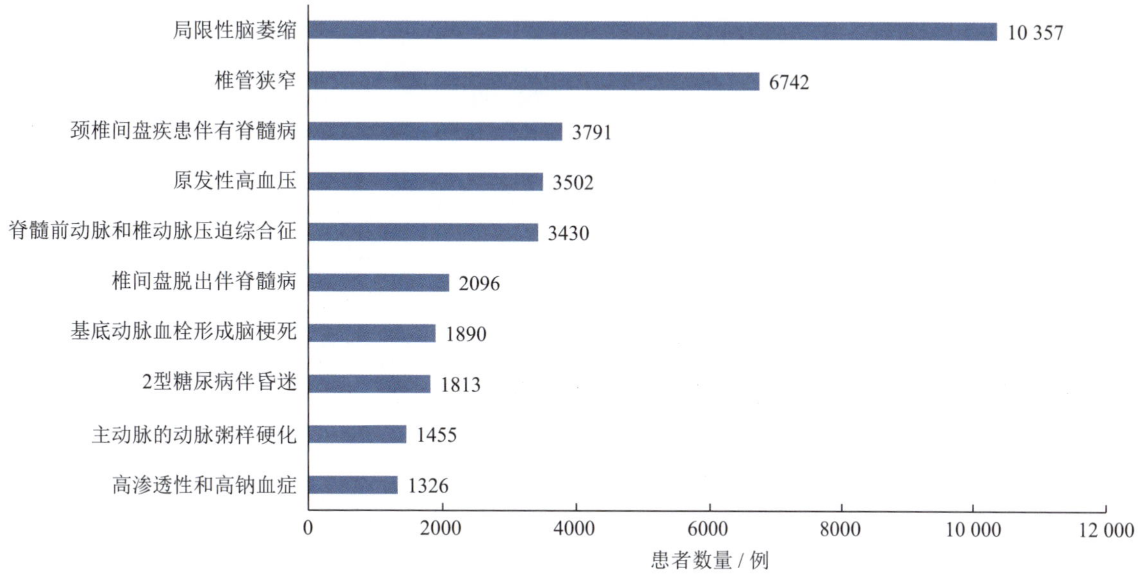

图1-5-18　2022年HQMS数据库DLB患者共患病情况

五、路易体痴呆死亡患者情况

2022年HQMS数据库中DLB住院死亡患者共59例，死亡率为6.0‰，平均死亡年龄为（48.6±35.0）岁，其中男性43例，占比72.9%。2022年DLB住院死亡患者中排名前2位的主要诊断为DLB和支气管肺炎（表1-5-4）。

表1-5-4　2022年HQMS数据库DLB住院死亡患者基本信息

指标	数值
人数/例	59
死亡率/‰	6.0
年龄/岁	48.6±35.0
男性/例（%）	43（72.9）
入院途径/例（%）	
急诊	27（45.8）
门诊	26（44.1）
其他医疗机构转入	4（6.8）
其他	2（3.4）
主要诊断/例（%）	
DLB	15（25.4）
支气管肺炎	5（8.5）

第四节 额颞叶痴呆医疗质量数据分析

一、额颞叶痴呆患者地区分布

2022 年 HQMS 数据库分析显示，FTD 出院患者为 35 例，各省级行政区出院患者的分布情况见图 1-5-19，出院患者数量排名前 3 位的省级行政区分别为湖南省、河南省和四川省。

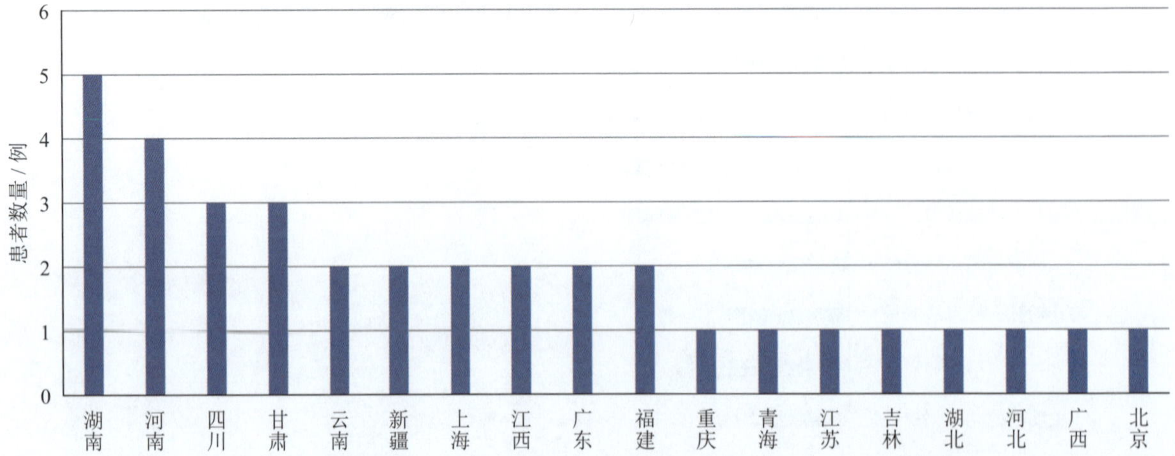

图 1-5-19 2022 年 HQMS 数据库各省级行政区 FTD 出院患者数量

二、额颞叶痴呆患者基本情况

2022 年 HQMS 数据库中 FTD 出院患者的平均年龄为（54.3 ± 19.2）岁，男性略多于女性（男性 18 例，占比 51.4%）。2022 年 HQMS 数据库中 FTD 出院患者的年龄及性别分布见图 1-5-20。

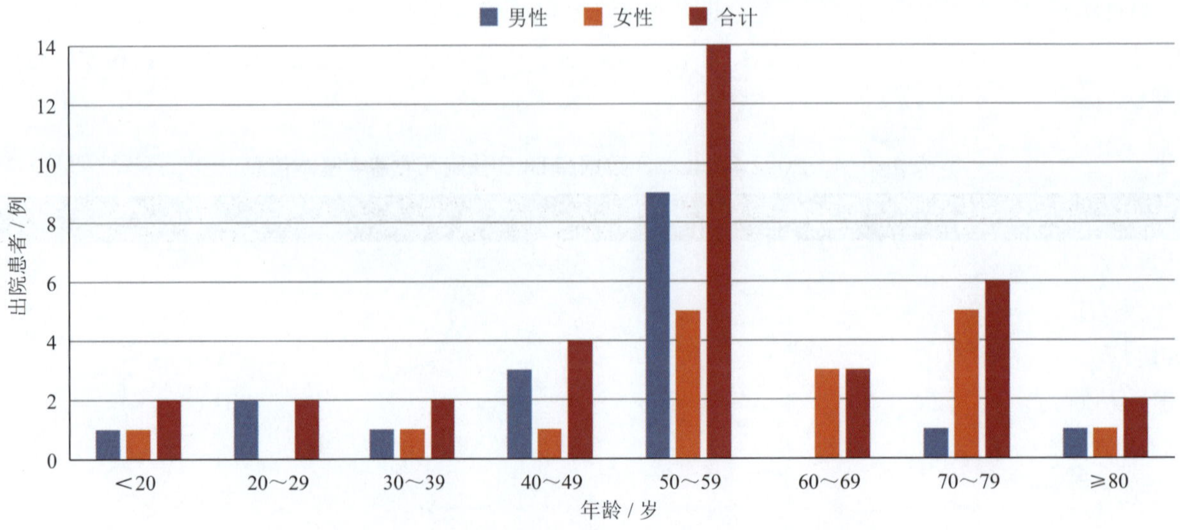

图 1-5-20 2022 年 HQMS 数据库 FTD 患者的年龄和性别分布

三、额颞叶痴呆患者住院负担、住院科室及入院方式情况

2022 年 HQMS 数据库中 FTD 出院患者的人均住院总费用为（19 326.3 ± 53 784.5）元，平均住院时长为（12.0 ± 14.3）d（表 1-5-5）。

表 1-5-5　2022 年 HQMS 数据库 FTD 患者住院负担

指标	$\bar{x} \pm s$	M（P_{25} ～ P_{75}）
人均住院总费用 / 元	19 326.3 ± 53 784.5	8982.7（5432.4～12 739.9）
人均一般医疗服务费 / 元	911.8 ± 1181.9	510.0（246.0～1127.0）
人均一般治疗操作费 / 元	983.7 ± 2936.9	237.6（86.0～667.0）
人均护理费 / 元	863.9 ± 2266.7	225.0（125.0～465.0）
平均住院时长 / d	12.0 ± 14.3	8.0（6.0～14.0）

2022 年 HQMS 数据库中 FTD 出院患者的住院科室分布情况见图 1-5-21，其中神经内科为主要的住院科室。2022 年 HQMS 数据库中 FTD 出院患者的入院途径见图 1-5-22，其中门诊为主要入院方式，有 30 例（85.7%）患者自门诊入院。

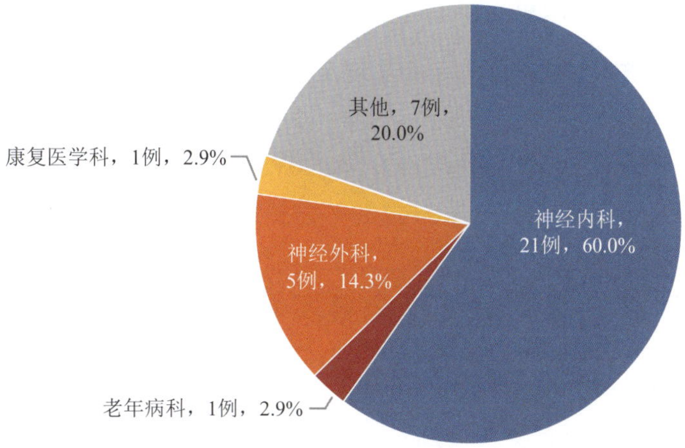

图 1-5-21　2022 年 HQMS 数据库 FTD 患者住院科室分布

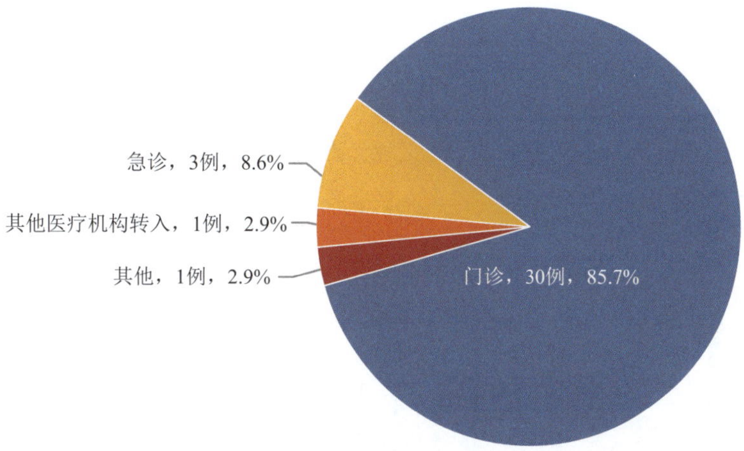

图 1-5-22　2022 年 HQMS 数据库 FTD 患者入院方式分布

四、额颞叶痴呆患者共患病情况

2022 年 HQMS 数据库 FTD 出院患者共患病前 5 位依次为脑血管病、消化系统疾病、心血管疾病、原发性高血压及情绪和睡眠障碍（图 1-5-23）。

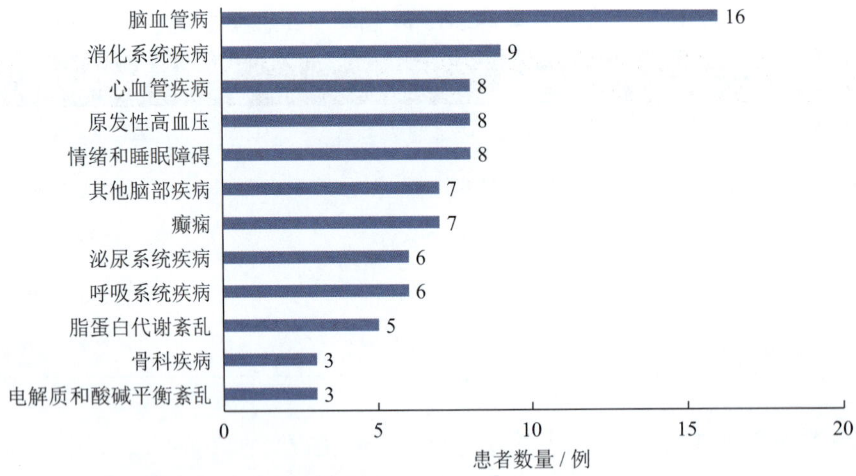

图 1-5-23　2022 年 HQMS 数据库 FTD 患者共患病情况

五、额颞叶痴呆死亡患者情况

2022 年 HQMS 数据库 FTD 出院患者中死亡 1 例，死亡率为 2.9%。死亡患者为女性，门诊入院，住院科室为老年病科，死亡年龄为 70 岁，住院总费用为 12 739.9 元，其中一般医疗服务费 2380.0 元，一般治疗操作费 483.1 元，护理费 8839.0 元，住院时长为 85.0 d。

第五节　混合性痴呆医疗质量数据分析

一、混合性痴呆患者地区分布

基于 HQMS 数据库，对 2022 年参与 MixD 调查的 28 个省级行政区共 338 家公立医院上报的 MixD 患者数据进行分析。参与调查的公立医院数量排名前 3 位的省级行政区分别是浙江省、广东省和四川省（图 1-5-24）。

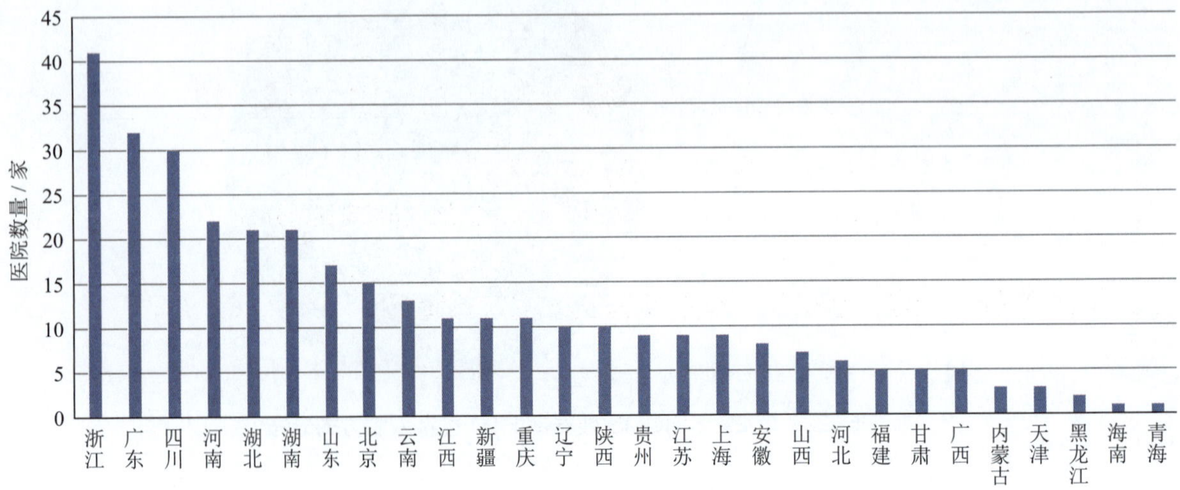

图 1-5-24　2022 年 HQMS 数据库各省级行政区参与 MixD 医疗质量分析的公立医院数量

2022 年，HQMS 数据库中 MixD 出院患者共 885 例，各省级行政区出院患者数量情况见图 1-5-25，出院患者数量排名前 3 位的省级行政区为四川省、浙江省和广东省。

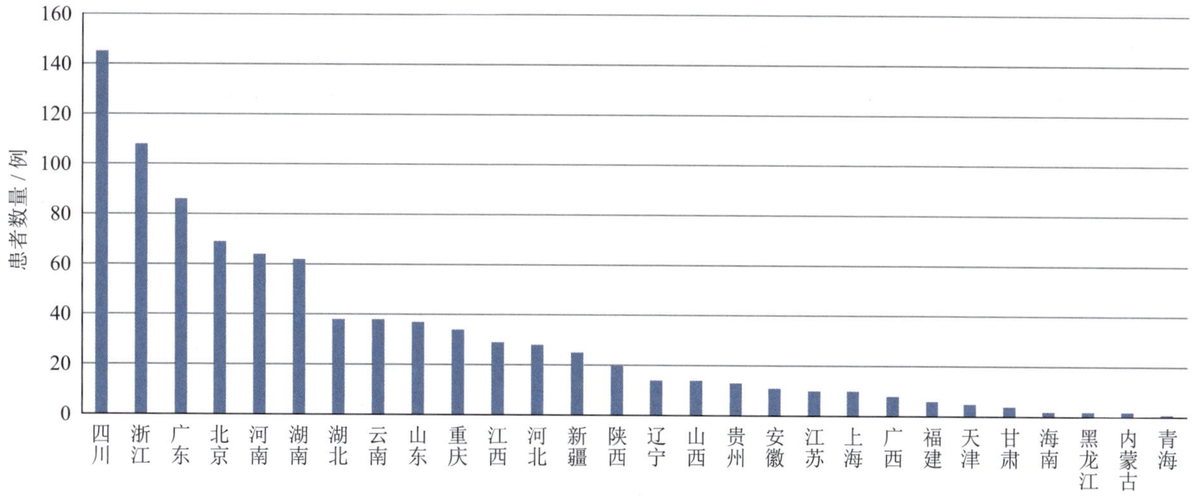

图 1-5-25　2022 年 HQMS 数据库各省级行政区 MixD 出院患者数量

二、混合性痴呆患者基本情况

2022 年 HQMS 数据库中 MixD 出院患者的平均年龄为（77.7 ± 9.3）岁，男性多于女性（男性 459 例，占 51.9%），以 70～79 岁为高发年龄段（图 1-5-26）。2021 年 HQMS 数据库中 MixD 出院患者共 1432 例，平均年龄为（81.5 ± 8.8）岁，男性少于女性（男性 686 例，占 47.9%），以 80～89 岁为高发年龄段。与 2021 年相比，2022 年 MixD 患者的数量减少，平均年龄降低，男性比例升高，高发年龄段呈降低趋势。

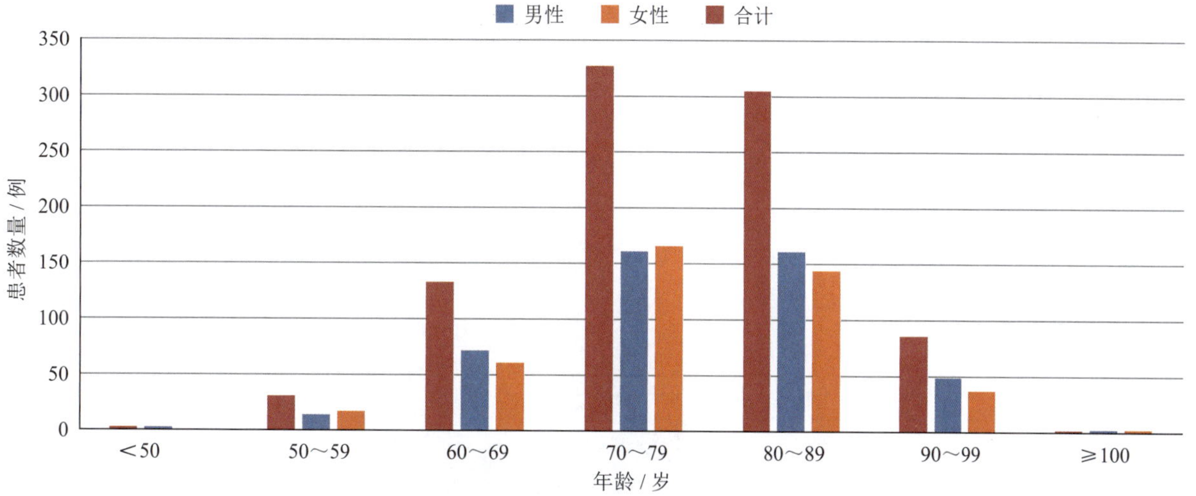

图 1-5-26　2022 年 HQMS 数据库 MixD 患者的年龄和性别分布

三、混合性痴呆患者住院负担、住院科室及入院方式情况

2022 年 HQMS 数据库 MixD 患者的人均住院总费用为（16 835.6 ± 16 144.1）元，人均一般医疗服务费为（1760.6 ± 2745.0）元，人均一般治疗操作费为（1690.2 ± 4302.2）元，人均护理费为（1017.5 ± 1628.5）元，平均住院时长为（22.5 ± 35.7）d（表 1-5-6）。2021 年 HQMS 数据库 MixD 出院患者的人均住院总费用为（22 493.5 ± 18 928.3）元，人均一般医疗服务费为（2382.6 ± 2735.3）元，人均一般治疗操作费为（3330.6 ± 5736.1）元，人均护理费为（1649.5 ± 1792.2）元，平均住院时长为（28.6 ± 27.2）d。与 2021 年相比，2022 年 MixD 出院患者的人均住院总费用、人均一般医疗服务费、人均一般治疗操作费、人均护理费均呈下降趋势，平均住院时长缩短。

表 1-5-6 2022 年 HQMS 数据库 MixD 患者住院负担

指标	数值
人均住院总费用 / 元	16 835.6 ± 16 144.1
人均一般医疗服务费 / 元	1760.6 ± 2745.0
人均一般治疗操作费 / 元	1690.2 ± 4302.2
人均护理费 / 元	1017.5 ± 1628.5
平均住院时长 / d	22.5 ± 35.7

2022 年 HQMS 数据库中 MixD 出院患者的住院科室分布见图 1-5-27，主要住院科室为神经内科和老年病科。2022 年 HQMS 数据库中 MixD 出院患者的入院方式见图 1-5-28。多数 MixD 患者通过门诊途径入院，占比 85.2%，其次是急诊途径，占比 11.9%。与 2021 年相比，2022 年 MixD 出院患者通过门诊途径入院的比例降低。

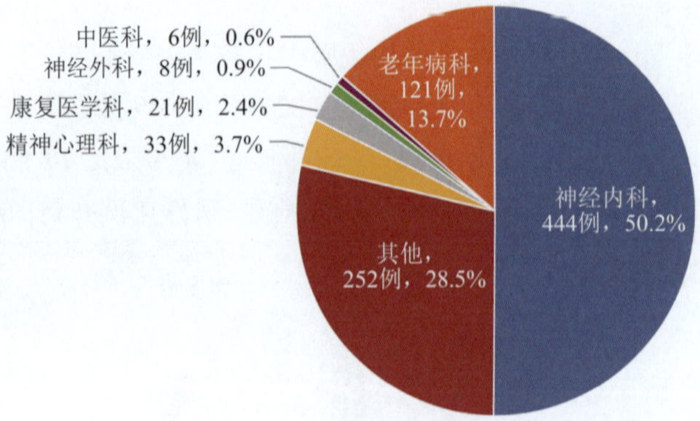

图 1-5-27 2022 年 HQMS 数据库 MixD 患者住院科室分布

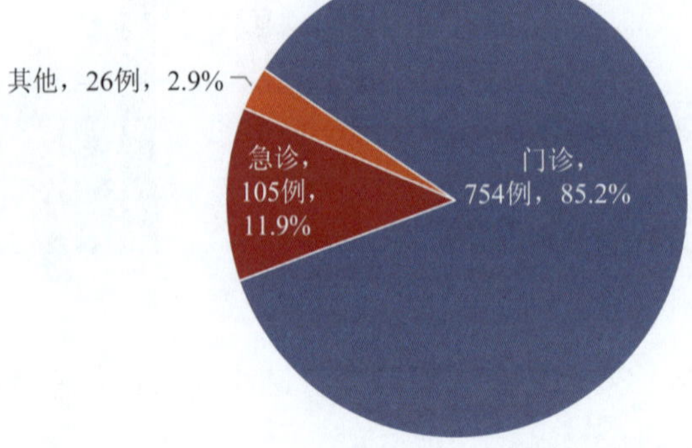

图 1-5-28 2022 年 HQMS 数据库 MixD 患者入院方式分布

四、混合性痴呆患者共患病情况

2022 年 HQMS 数据库中 MixD 出院患者共患病前 10 位为原发性高血压、脑梗死、2 型糖尿病、脑血管病后遗症、动脉粥样硬化、慢性缺血性心脏病、其他脑血管病、电解质及酸碱平衡紊乱、入脑前动脉的闭塞和狭窄（未造成脑梗死）和脂蛋白代谢紊乱，其中以原发性高血压最为常见（图 1-5-29）。

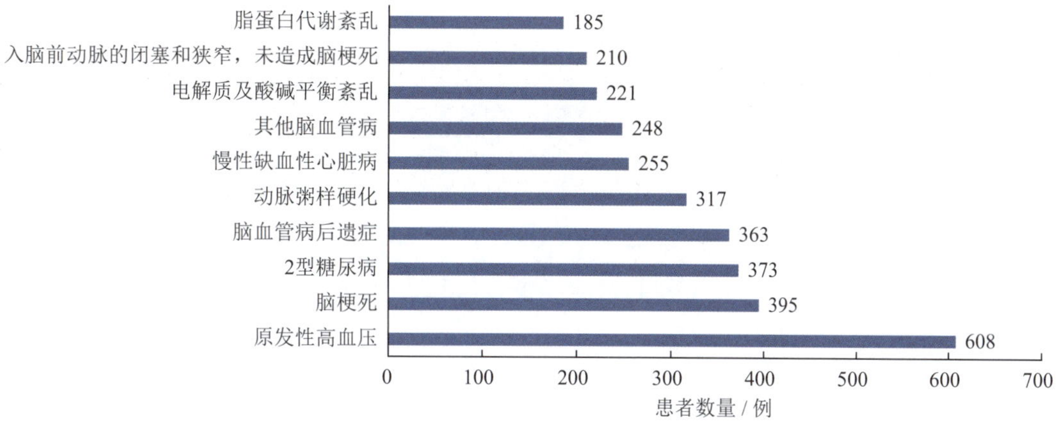

图 1-5-29　2022 年 HQMS 数据库 MixD 患者共患病情况

五、混合性痴呆住院死亡患者情况

2022 年 HQMS 数据库 MixD 住院死亡患者共 4 例，死亡率为 4.5‰，平均死亡年龄为（82.3 ± 11.4）岁，门诊和急诊入院各 2 例，其中男性 3 例（75.0%）。MixD 住院死亡患者的人均住院总费用为（55 715.3 ± 47 155.3）元，人均一般医疗服务费为（15 252.9 ± 16 390.7）元，人均一般治疗操作为（9233.2 ± 10 056.8）元，人均护理费为（3563.6 ± 2986.5）元，平均住院时长为（91.5 ± 85.6）d（表 1-5-7）。

表 1-5-7　2022 年 HQMS 数据库 MixD 住院死亡患者基本信息

指标	数值
人数 / 例	4
死亡率 / ‰	4.5
年龄 / 岁	82.3 ± 11.4
年龄分布 / 例（%）	
70～79 岁	2（50.0）
90～99 岁	2（50.0）
男性 / 例（%）	3（75.0）
入院方式 / 例（%）	
门诊	2（50.0）
急诊	2（50.0）
住院科室 / 例（%）	
神经内科	1（25.0）
老年病科	1（25.0）
神经外科	1（25.0）
其他	1（25.0）
人均住院总费用 / 元	55 715.3 ± 47 155.3
人均一般医疗服务费 / 元	15 252.9 ± 16 390.7
人均一般治疗操作费 / 元	9233.2 ± 10 056.8
人均护理费 / 元	3563.6 ± 2986.5
平均住院时长 / d	91.5 ± 85.6
主要诊断 / 例（%）	
AD	2（50.0）
VaD	2（50.0）

（连腾宏，左丽君，张贵丽，余舒扬，邹昕颖）

第六章

中枢神经系统感染性疾病医疗质量数据分析

第一节 脑炎医疗质量数据分析

脑炎是脑实质炎性反应所致的神经功能障碍性疾病，是一种严重但可治疗的中枢神经系统炎症性疾病，是神经系统常见的急危重症之一。脑炎的年发病率为（5～8）例/10万人，目前主要分为感染性脑炎和自身免疫性脑炎两大类，还有一部分病因无法明确的脑炎被定义为不明原因脑炎。感染性脑炎相关的病原体种类繁多，包括细菌、病毒、真菌、寄生虫、支原体、衣原体、立克次体等，且随着二代测序技术的发展，新的脑炎病原体还在被不断发现。自身免疫性脑炎由自身免疫反应介导，主要是由于人体产生了“攻击”自身脑组织的特异性抗体。目前已知的自身免疫性脑炎危险因素包括单纯疱疹脑炎和其他形式的传染性脑炎。自身免疫性脑炎中抗甲基-D-天冬氨酸受体脑炎最为常见，其临床表现主要为记忆力减退，精神行为异常（幻觉、妄想、胡言乱语）和癫痫发作等。目前自身免疫性脑炎约占脑炎病例的10%～20%，估算年发病率约为1例/10万人。

目前，脑炎的诊治还存在很多问题，主要有：①缺乏各类型脑炎的全国性流行病学数据；②目前仍有10%～20%的自身免疫性脑炎患者治疗效果欠佳或治疗后复发，且由于住院时间长，患者合并肺部感染、下肢静脉血栓、应激性溃疡等并发症以及长期受认知和精神症状困扰，需要专人护理照料等问题，在很大程度上增加了患者的经济负担，亟需更加精准化的免疫治疗策略。

一、数据来源及范围

本节通过国家HQMS数据库登记的病案首页信息，汇总分析感染性脑炎、自身免疫性脑炎和不明原因脑炎的诊疗现状，为规范这3类脑炎的诊疗提供参考。本次分析只纳入了HQMS数据库中三级公立医院首次住院的脑炎患者资料。

本次分析先统计了2016—2022年感染性脑炎、自身免疫性脑炎和不明原因脑炎住院患者的基本情况，之后分析了患者的年龄分布、共患病和死亡等情况，为临床关心的问题提供全国性的数据支持。

二、脑炎住院患者一般情况

（一）2016—2022年医院质量监测系统数据库脑炎患者数量变化情况

HQMS数据库全国（不含港、澳、台地区）三级公立医院住院病案首页的数据显示，2016—2019年感染性脑炎住院患者的数量逐年增加，从44 447例增加至59 792例，2020年下降至36 395例，2021年增加至 68 232 例，2022 年又下降至 48 927 例；2016—2021 年自身免疫性脑炎的住院患者数量逐年增加，波动于 1560～13 169 例，2022 年下降至 10 288 例；2016—2019 年不明原因脑炎的住院患者数量逐年增加，从 7993 例增加至 12 988 例，2020 年下降至 7692 例，2021 年增加至 14 452 例，2022 年又下降至 11 794 例（图 1-6-1）。

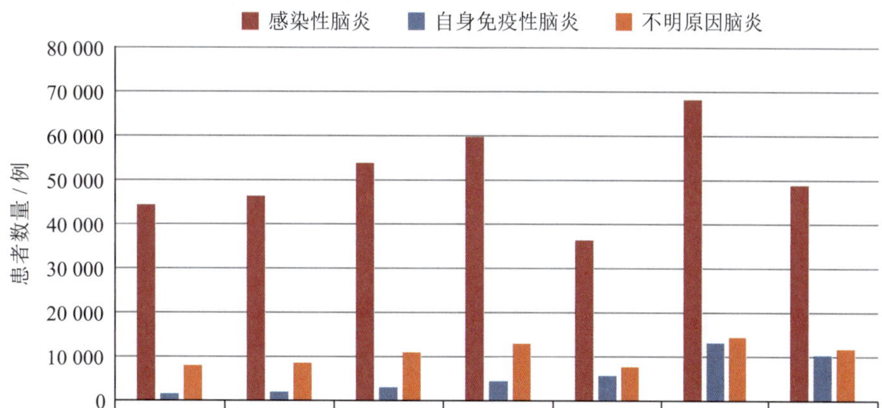

	2016年	2017年	2018年	2019年	2020年	2021年	2022年
感染性脑炎	44 447	46 444	53 895	59 792	36 395	68 232	48 927
自身免疫性脑炎	1560	1995	3023	4415	5677	13 169	10 288
不明原因脑炎	7993	8558	11 016	12 988	7692	14 452	11 794

图 1-6-1　2016—2022 年 HQMS 数据库三级公立医院不同类型脑炎患者数量

HQMS 数据库脑炎患者中，感染性脑炎是最常见的脑炎类型。以 2022 年为例，感染性脑炎比例最高，为 68.90%，其次为不明原因脑炎（16.61%），而自身免疫性脑炎的比例（14.49%）最低（图 1-6-2）。

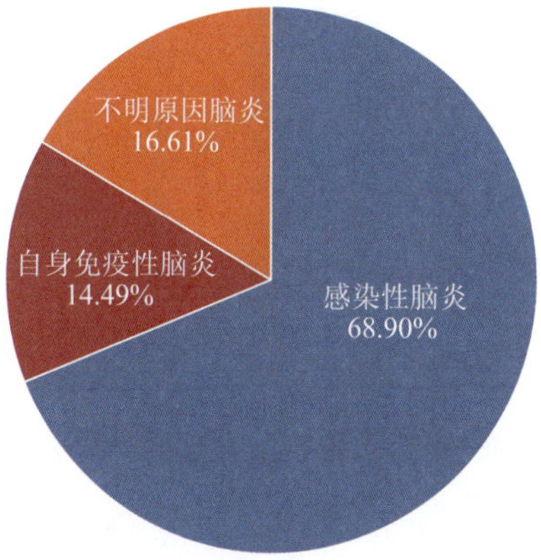

图 1-6-2　2022 年 HQMS 数据库三级公立医院不同类型脑炎患者比例

2016—2021 年，HQMS 数据库中三级公立医院感染性脑炎住院患者数量以山东省、江苏省最多，2022 年以河南省、江苏省最多（图 1-6-3）；自身免疫性脑炎住院患者数量以广东省、山东省最多（图 1-6-4）；不明原因脑炎住院患者数量以山东省、河南省最多（图 1-6-5）。这可能与上述地区参与质量控制调查的医院数量、人口数量以及发病率等因素有关。2016—2019 年，多数省级行政区的感染性脑炎、不明原因脑炎住院患者数量呈上升趋势，这种趋势可能与就医条件改善有关。2020 年，多数省级行政区的感染性脑炎和不明原因脑炎住院患者数量较 2019 年明显下降，考虑可能与新型冠状病毒感染疫情期间人口流动限制，导致部分患者的就医数据未纳入 HQMS 数据库有关。2021 年，感染性脑炎和不明原因脑炎的住院患者数量均较往年大幅度提升，应考虑新型冠状病毒感染后可侵犯中枢神经系统，以及可能诱发机体自身免疫反应等原因。2022 年，感染性脑炎和不明原因脑炎的住院患者数量基本回落至往年平均水平。2016—2021 年，除北京市外，其他省级行政区的自身免疫性脑炎住院患者数量均逐年增加，考虑与就医条件改善、公众对该病认知度增加以及各地区三级医院诊治水平的提高有关；北京市 2020 年自身免疫性脑炎住院患者数量降低，考虑可能与新型冠状病毒感染疫情管控有关；2021—2022 年，大多数省级行政区自身免疫性脑炎的住院患者数量较往年大幅度提升，应考虑新型冠状病毒感染后侵犯中枢神经系统，以及可能诱发机体自身免疫反应等原因。

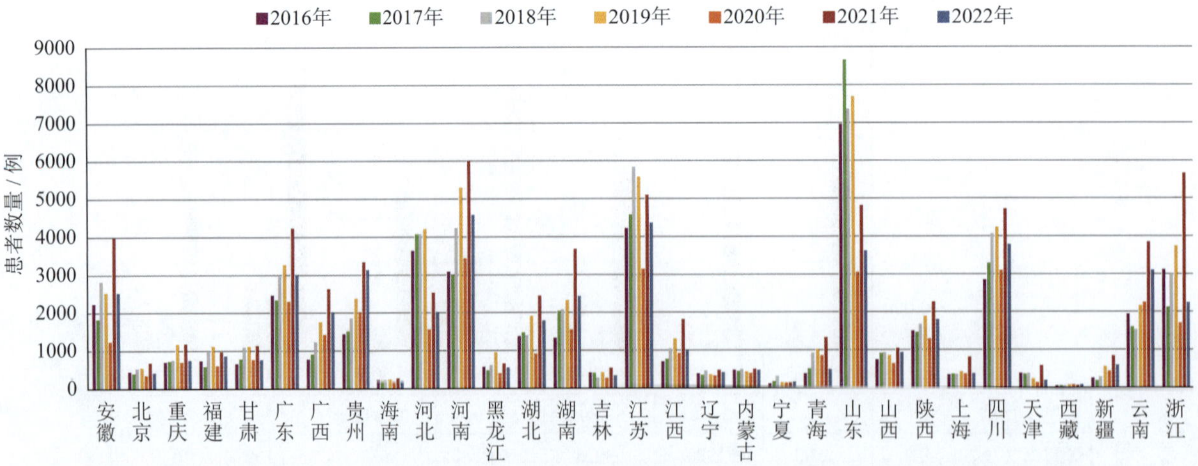

图 1-6-3 2016—2022 年 HQMS 数据库各省级行政区三级公立医院感染性脑炎患者数量

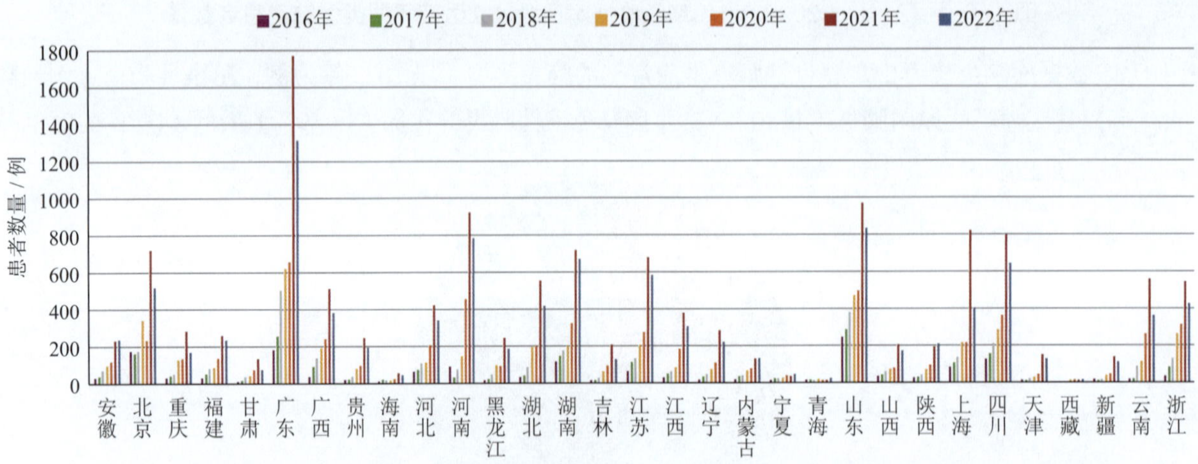

图 1-6-4 2016—2022 年 HQMS 数据库各省级行政区三级公立医院自身免疫性脑炎患者数量

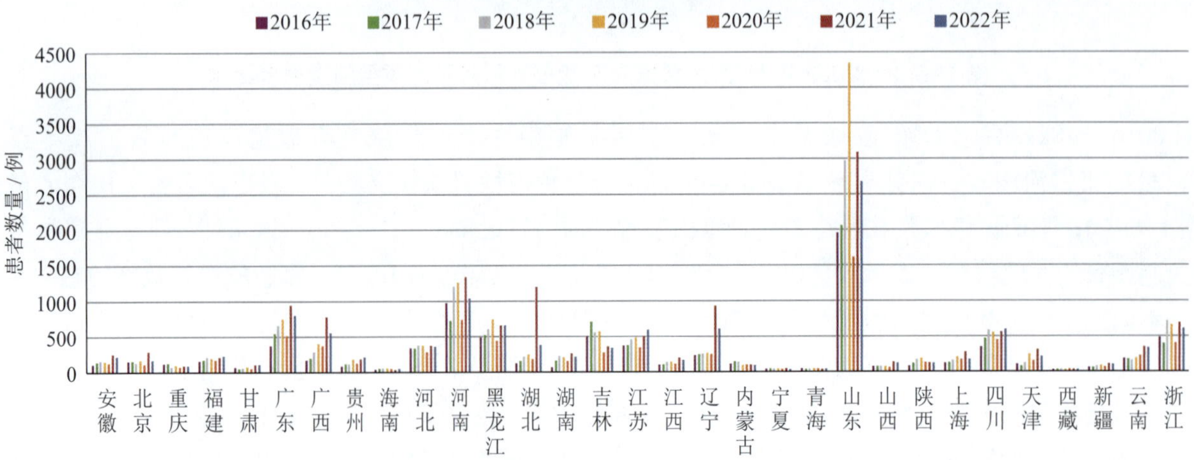

图 1-6-5 2016—2022 年 HQMS 数据库各省级行政区三级公立医院不明原因脑炎患者数量

（二）2016—2022 年医院质量监测系统数据库脑炎患者平均住院时长变化情况

2016—2019 年，HQMS 数据库中三级公立医院感染性脑炎患者的平均住院时长变化不大，波动于 11 d 左右，2020 年略增长至 13.0 d，2021—2022 年又减少至 11.5 d 左右，与 2020 年以前基本持平。2016—2020 年自身免疫性脑炎患者的平均住院时长变化不大，波动于 17 d 左右，2021—2022 年减少至 14.5 d 左右。这可能与患者对该病的认知度增加、三级医院诊断和治疗水平提高有关。2016—2022 年，不明原因脑炎患者的平均住院时长变化不大，波动于 9.8～11.5 d（图 1-6-6）。

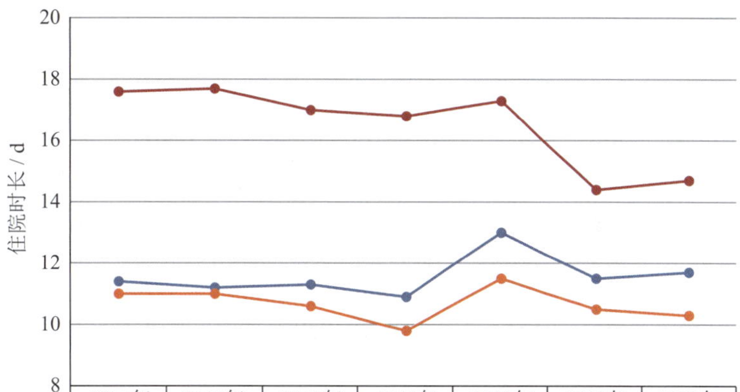

	2016年	2017年	2018年	2019年	2020年	2021年	2022年
感染性脑炎	11.4	11.2	11.3	10.9	13.0	11.5	11.7
自身免疫性脑炎	17.6	17.7	17.0	16.8	17.3	14.4	14.7
不明原因脑炎	11.0	11.0	10.6	9.8	11.5	10.5	10.3

图 1-6-6　2016—2022 年 HQMS 数据库三级公立医院不同类型脑炎患者平均住院时长

（三）2016—2022 年医院质量监测系统数据库脑炎患者性别分布情况

1. 感染性脑炎患者性别分布

2016—2022 年 HQMS 数据库中三级公立医院感染性脑炎住院患者的性别分布见图 1-6-7，男性 / 女性波动于 1.45 左右。

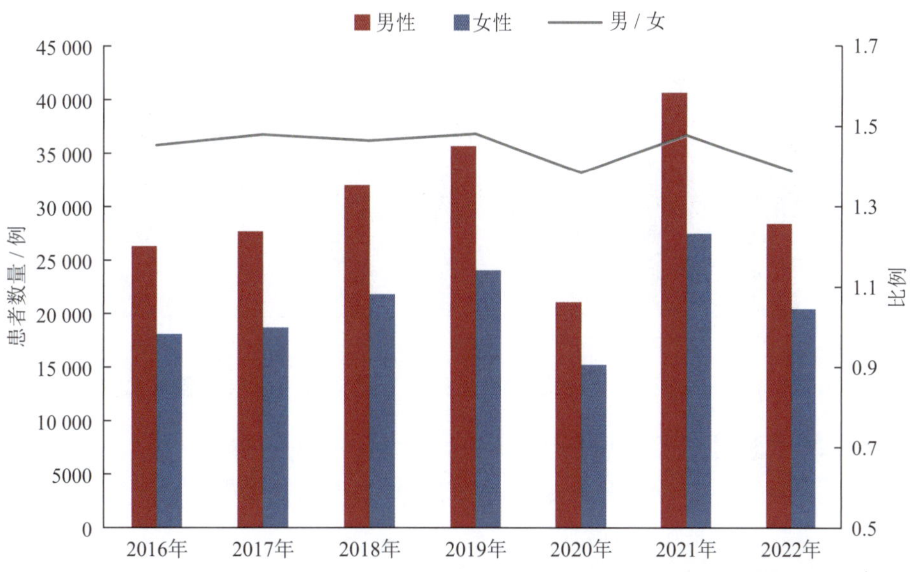

图 1-6-7　2016—2022 年 HQMS 数据库三级公立医院感染性脑炎患者性别分布

2. 自身免疫性脑炎患者性别分布

2016—2022 年，HQMS 数据库中自身免疫性脑炎住院患者的性别分布情况见图 1-6-8，男性患者多于女性患者，男性 / 女性波动于 1.10 左右。

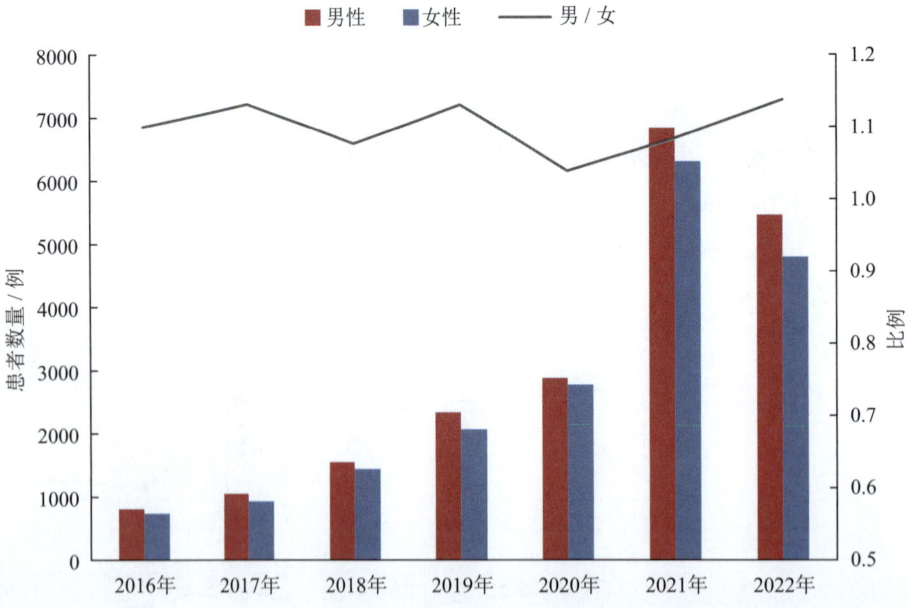

图 1-6-8 2016—2022 年 HQMS 数据库三级公立医院自身免疫性脑炎患者性别分布

3. 不明原因脑炎患者性别分布

2016—2022 年，HQMS 数据库中不明原因脑炎住院患者的性别分布情况见图 1-6-9，男性患者多于女性患者，男性 / 女性比例波动于 1.35 左右。

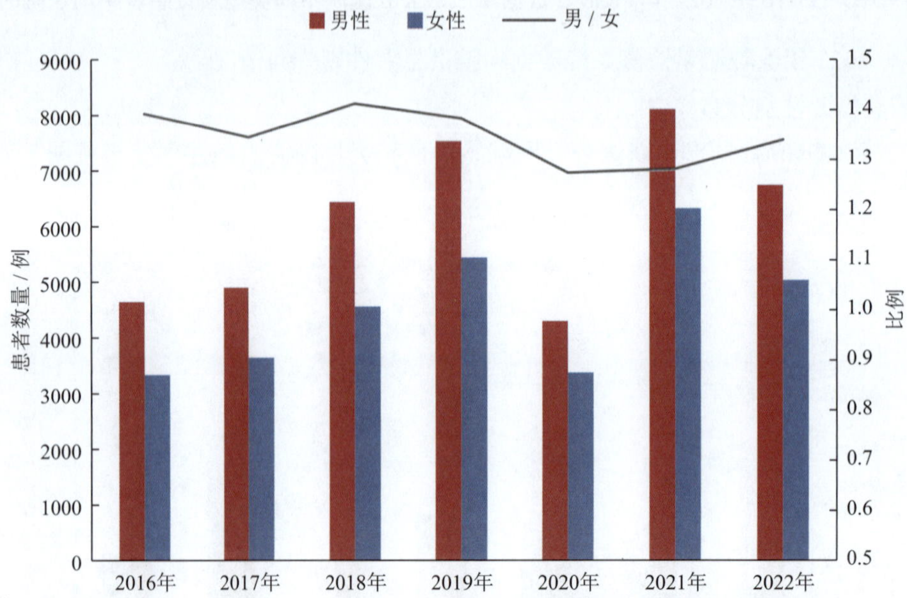

图 1-6-9 2016—2022 年 HQMS 数据库三级公立医院不明原因脑炎患者性别分布

（四）2016—2022 年医院质量监测系统数据库脑炎患者住院总费用情况

2016—2019 年，HQMS 数据库中感染性脑炎患者的人均住院总费用变化不大，波动于 12 000 元左右；2020 年人均住院总费用为 18 181.4 元，较前明显增加；2021—2022 年又降低至 15 500 元左右。2016—2020 年，HQMS 数据库中自身免疫性脑炎患者的人均住院总费用变化不大，波动于 35 000 元左右；2021—2022 年减少至 32 000 元左右。2016—2019 年，HQMS 数据库中不明原因脑炎患者的人均住院总费用变化不大，波动于 14 000 元左右；2020 年人均住院总费用较前明显增加，为 19 221.9 元；2021—2022 年降低至 16 500 元左右（图 1-6-10）。

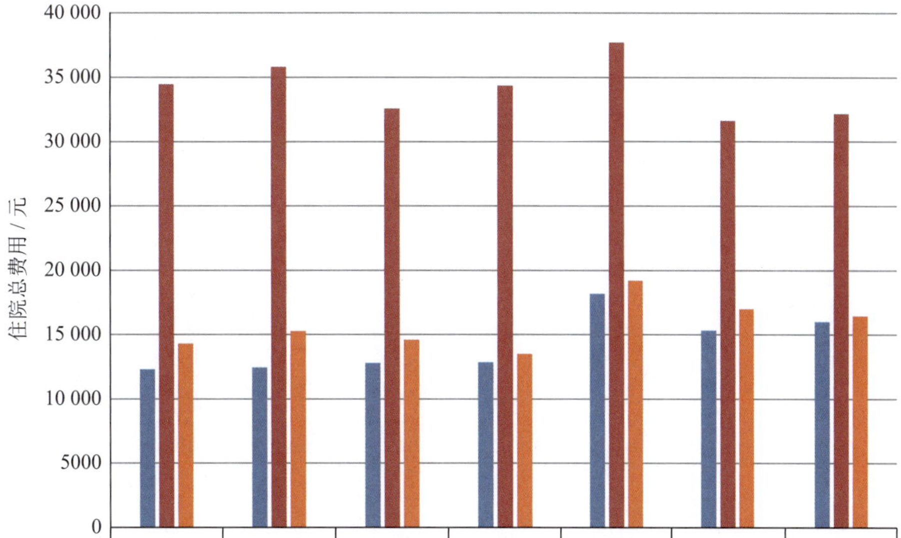

	2016年	2017年	2018年	2019年	2020年	2021年	2022年
感染性脑炎	12 311.7	12 451.5	12 801.6	12 863.5	18 181.4	15 332.3	16 014.4
自身免疫性脑炎	34 484.5	35 844.2	32 606.3	34 386.0	37 747.7	31 673.6	32 223.2
不明原因脑炎	14 319.9	15 295.5	14 616.6	13 532.9	19 221.9	17 026.3	16 486.9

图 1-6-10　2016—2022 年 HQMS 数据库三级公立医院不同类型脑炎患者住院总费用

（五）2016—2022 年医院质量监测系统数据库脑炎患者入院方式情况

对 HQMS 数据库中脑炎患者的入院方式分析显示，感染性脑炎（图 1-6-11）、自身免疫性脑炎（图 1-6-12）和不明原因脑炎（图 1-6-13）患者均主要通过门诊途径入院，其次通过急诊途径入院。2016—2022 年，通过急诊途径入院的患者比例呈升高趋势。

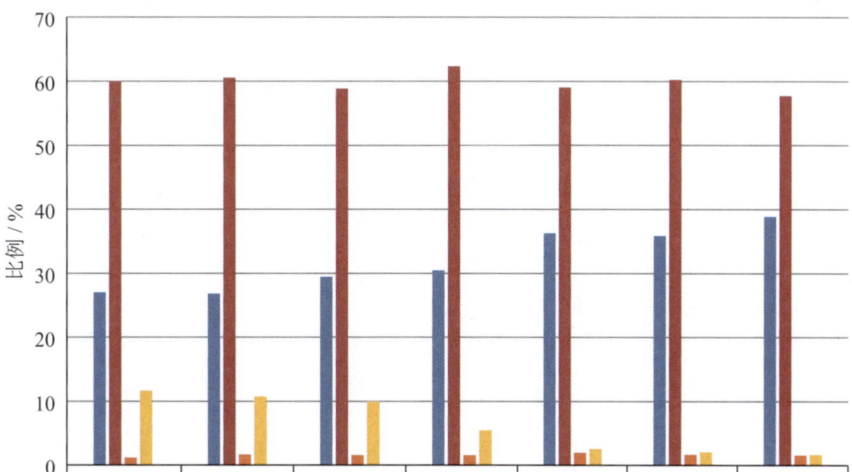

	2016年	2017年	2018年	2019年	2020年	2021年	2022年
急诊	27.0	26.8	29.5	30.5	36.3	35.9	38.9
门诊	60.1	60.6	58.9	62.4	59.1	60.3	57.8
其他医疗机构转入	1.2	1.7	1.6	1.6	2.0	1.7	1.6
其他	11.7	10.8	10.0	5.5	2.6	2.1	1.7

图 1-6-11　2016—2022 年 HQMS 数据库三级公立医院感染性脑炎患者入院方式

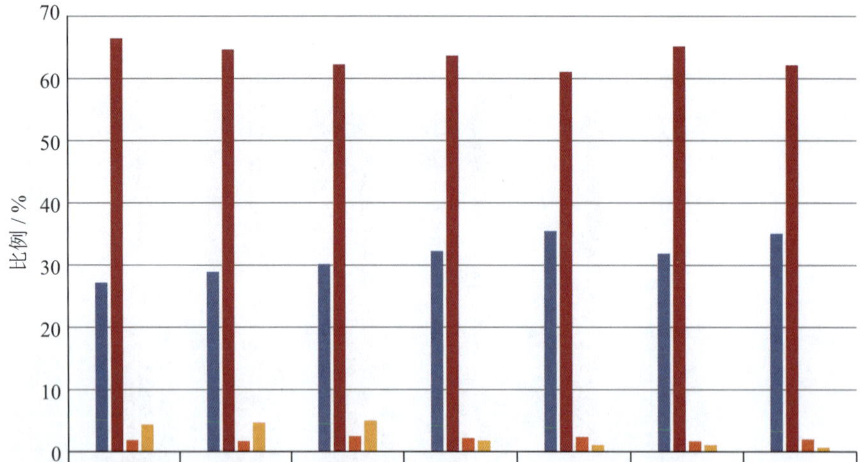

	2016年	2017年	2018年	2019年	2020年	2021年	2022年
急诊	27.2	28.9	30.2	32.3	35.5	31.9	35.1
门诊	66.5	64.7	62.3	63.7	61.1	65.2	62.2
其他医疗机构转入	1.9	1.7	2.5	2.2	2.4	1.7	2.0
其他	4.4	4.7	5.0	1.8	1.1	1.1	0.7

图 1-6-12 2016—2022 年 HQMS 数据库三级公立医院自身免疫性脑炎患者入院方式

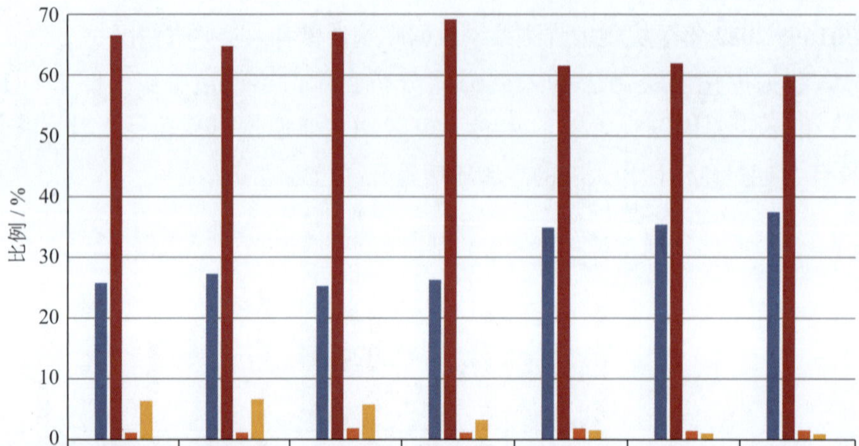

	2016年	2017年	2018年	2019年	2020年	2021年	2022年
急诊	25.8	27.3	25.3	26.3	34.9	35.4	37.5
门诊	66.6	64.8	67.1	69.2	61.6	62.0	59.9
其他医疗机构转入	1.2	1.2	1.9	1.2	1.9	1.5	1.6
其他	6.4	6.7	5.8	3.3	1.6	1.1	1.0

图 1-6-13 2016—2022 年 HQMS 数据库三级公立医院不明原因脑炎患者入院方式

（六）2016—2022 年医院质量监测系统数据库脑炎患者出院方式情况

对 HQMS 数据库中脑炎患者的出院方式分析显示，大部分感染性脑炎（图 1-6-14）、自身免疫性脑炎（图 1-6-15）和不明原因脑炎（图 1-6-16）患者的出院方式为医嘱出院。2016—2022 年，感染性脑炎、自身免疫性脑炎和不明原因脑炎患者的转院比例呈逐年升高趋势，这种趋势可能与就医条件改善、大众对该病的认知度增加以及各地区三级医院诊治水平的提高有关。上述 3 种脑炎中，不明原因脑炎患者的死亡率最高（表 1-6-1）。

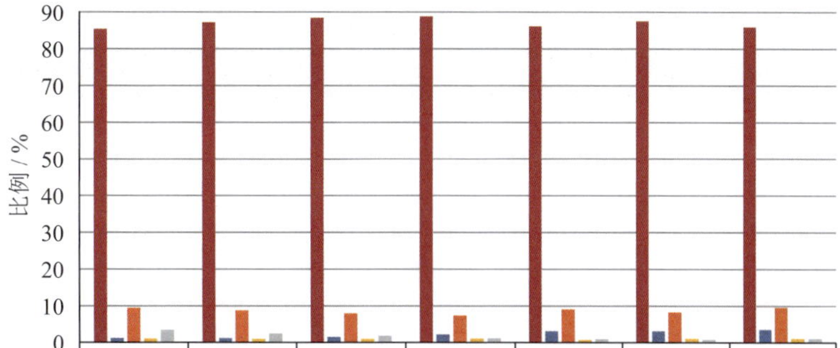

	2016年	2017年	2018年	2019年	2020年	2021年	2022年
医嘱离院	85.4	87.2	88.4	88.8	86.1	87.5	85.9
转院	1.2	1.2	1.5	2.2	3.1	3.1	3.5
非医嘱离院	9.5	8.8	7.9	7.3	9.1	8.2	9.5
死亡	0.5	0.4	0.4	0.5	0.7	0.5	0.5
不详	3.4	2.4	1.8	1.1	0.9	0.8	0.5

图 1-6-14　2016—2022 年 HQMS 数据库三级公立医院感染性脑炎患者出院方式

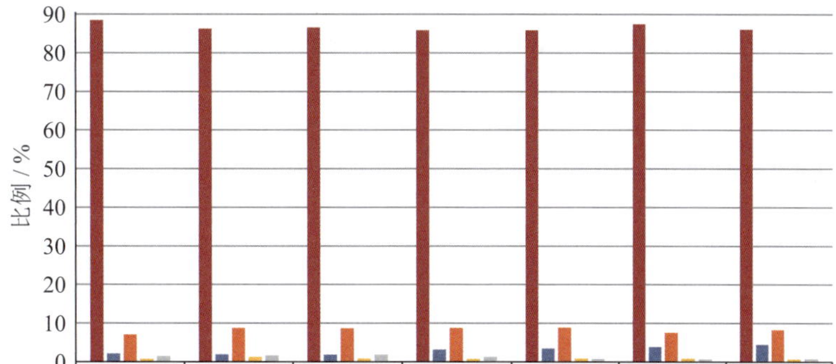

	2016年	2017年	2018年	2019年	2020年	2021年	2022年
医嘱离院	88.5	86.3	86.6	85.9	85.9	87.5	86.1
转院	2.2	2.0	1.9	3.2	3.5	3.9	4.5
非医嘱离院	7.1	8.8	8.7	8.8	8.9	7.6	8.3
死亡	0.8	1.3	0.9	0.8	0.9	0.4	0.7
不详	1.5	1.7	1.9	1.3	0.8	0.7	0.3

图 1-6-15　2016—2022 年 HQMS 数据库三级公立医院自身免疫性脑炎患者出院方式

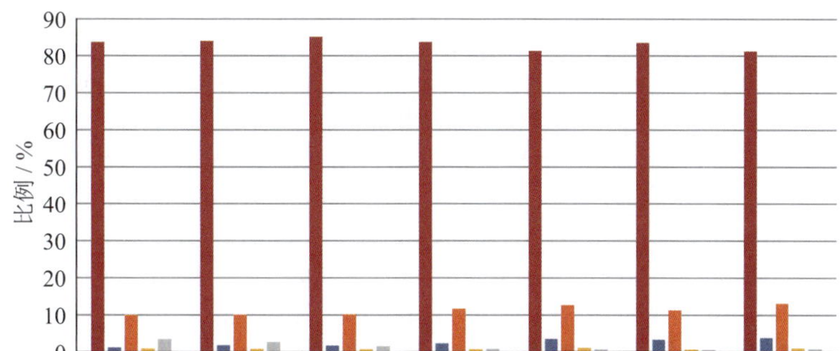

	2016年	2017年	2018年	2019年	2020年	2021年	2022年
医嘱离院	83.9	84.2	85.3	83.9	81.4	83.6	81.3
转院	1.4	2.0	1.9	2.5	3.7	3.5	4.0
非医嘱离院	10.1	10.2	10.3	11.8	12.8	11.4	13.2
死亡	1.1	1.0	0.9	0.9	1.3	0.8	1.1
不详	3.5	2.7	1.6	0.9	0.8	0.6	0.3

图 1-6-16　2016—2022 年 HQMS 数据库三级公立医院不明原因脑炎患者出院方式

表 1-6-1 2022 年 HQMS 数据库三级公立医院不同类型脑炎患者出院方式

出院方式 / 例（%）	感染性脑炎	自身免疫性脑炎	不明原因脑炎
医嘱出院	42 030（85.9）	8858（86.1）	9585（81.3）
转院	1706（3.5）	468（4.5）	477（4.0）
非医嘱出院	4672（9.5）	855（8.3）	1560（13.2）
死亡	266（0.5）	74（0.7）	131（1.1）
不详	253（0.5）	33（0.3）	41（0.3）

三、脑炎住院患者年龄分布、共患病及死亡情况

（一）2016—2021 年医院质量监测系统数据库脑炎患者年龄分布情况

2022 年，HQMS 数据库三级公立医院中感染性脑炎、自身免疫性脑炎、不明原因脑炎首次住院患者的年龄分布见图 1-6-17。感染性脑炎、自身免疫性脑炎、不明原因脑炎的首次住院高峰年龄均为 0～19 岁，分别占当年全部病例的 50.2%、30.9% 和 53.8%。2016—2022 年脑炎患者平均年龄的变化见图 1-6-18。2022 年感染性脑炎、自身免疫性脑炎和不明原因脑炎患者的平均年龄分别由 2021 年的 24.5 岁、34.4 岁和 27.3 岁上升至 29.2 岁、38.6 岁和 28.3 岁，更加接近 2020 年的水平，这可能与新型冠状病毒感染疫情政策逐步放开，高龄人群就医比例增加有关。

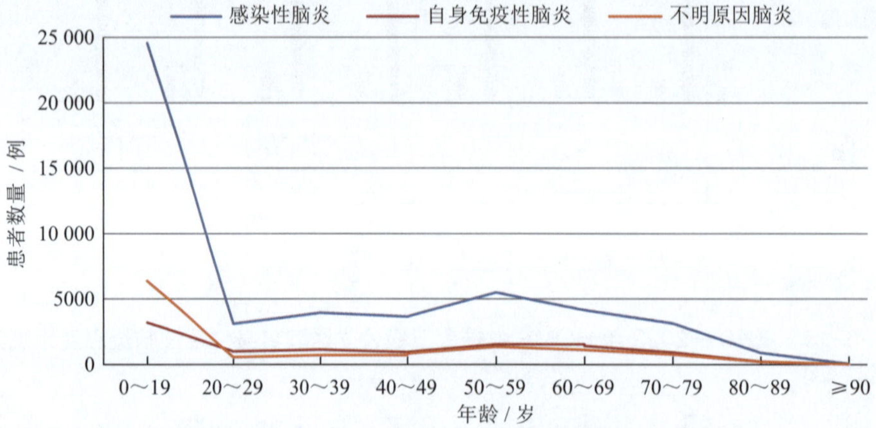

图 1-6-17 2022 年 HQMS 数据库三级公立医院不同类型脑炎患者年龄分布

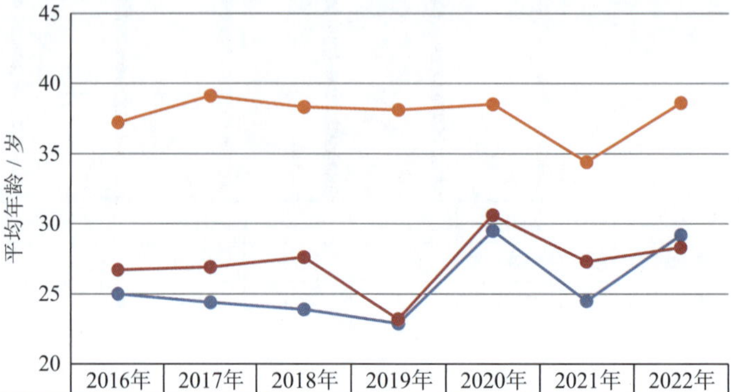

	2016年	2017年	2018年	2019年	2020年	2021年	2022年
感染性脑炎	25.0	24.4	23.9	22.9	29.5	24.5	29.2
自身免疫性脑炎	37.2	39.1	38.3	38.1	38.5	34.4	38.6
不明原因脑炎	26.7	26.9	27.6	23.2	30.6	27.3	28.3

图 1-6-18 2016—2022 年 HQMS 数据库三级公立医院不同类型脑炎患者平均年龄

（二）2022 年医院质量监测系统数据库脑炎患者共患病情况

2022 年，HQMS 数据库三级公立医院中感染性脑炎、自身免疫性脑炎、不明原因脑炎患者的共患病情况见图 1–6–19～图 1–6–21。感染性脑炎共患病前 4 位为代谢紊乱、肺部感染、高血压和上呼吸道感染；自身免疫性脑炎共患病前 4 位为癫痫、代谢紊乱、缺血缺氧性脑病 / 脑白质病和肺部感染；不明原因脑炎患者前 4 位共患病为自身免疫性脑炎、代谢紊乱、肺部感染和高血压，其中，共患自身免疫性脑炎的比例为 100%，提示自身免疫性原因是发病原因未明脑炎的主要疑诊方向。这一方面表明临床对自身免疫性脑炎认识的提高，认识到了抗体阴性自身免疫性脑炎的存在；另一方面体现了自身免疫性脑炎的鉴别诊断仍存在困难。

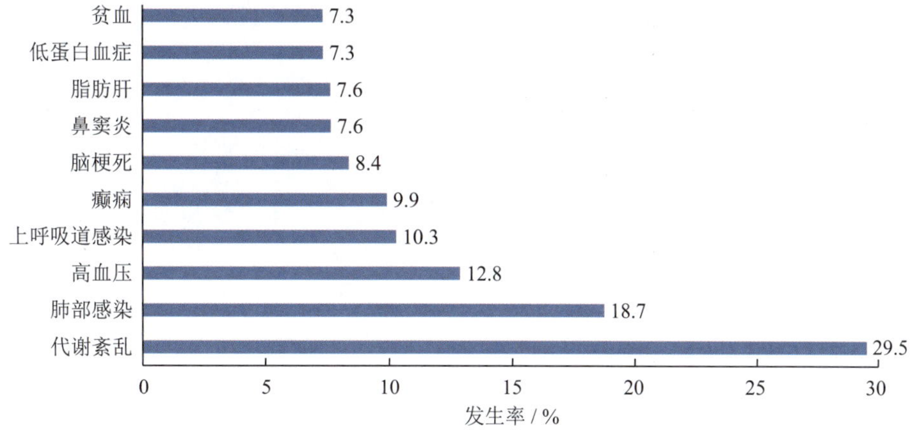

图 1–6–19　2022 年 HQMS 数据库三级公立医院感染性脑炎共患病情况

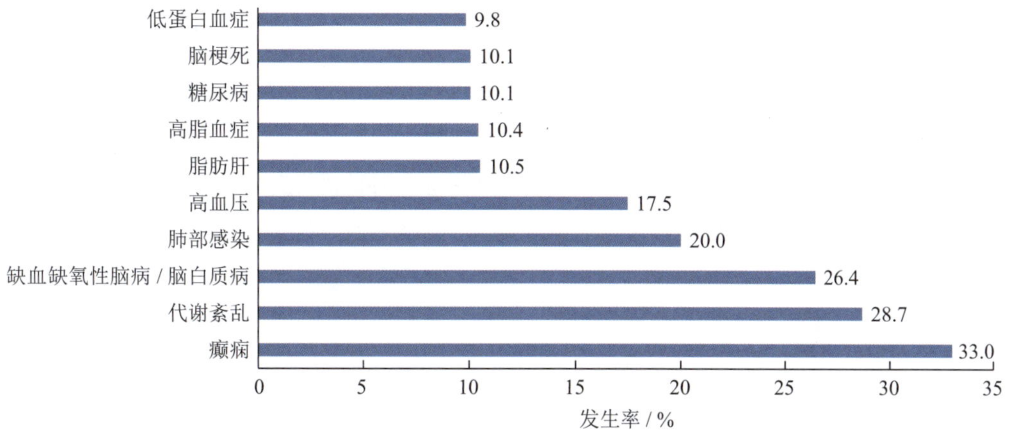

图 1–6–20　2022 年 HQMS 数据库三级公立医院自身免疫性脑炎共患病情况

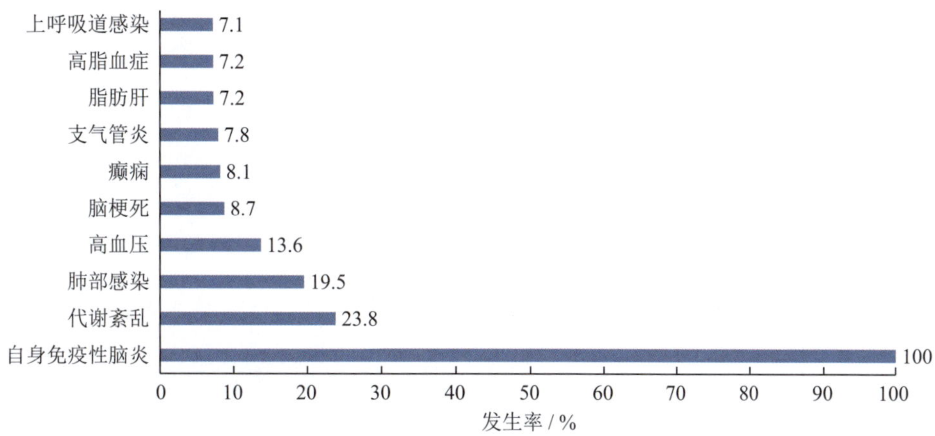

图 1–6–21　2022 年 HQMS 数据库三级公立医院不明原因脑炎共患病情况

（三）2016—2022 年医院质量监测系统数据库脑炎患者死亡情况及死亡患者共患病情况

2016—2022 年 HQMS 数据库三级公立医院脑炎住院患者的死亡率变化见图 1–6–22。2022 年感染性脑炎、自身免疫性脑炎和不明原因脑炎的死亡率较 2021 年均有所上升。死亡率的上升可能与 2022 年脑炎住院患者平均年龄的提高有关。2022 年脑炎死亡患者的年龄构成见图 1–6–23。感染性脑炎、自身免疫性脑炎和不明原因脑炎的死亡高峰年龄段分别为＜20 岁（20.3%）、70～79 岁（24.3%）和＜20 岁（47.3%）。

2016—2022 年脑炎住院死亡患者共患病情况见图 1–6–24～图 1–6–26。感染性脑炎死亡患者排名前 4 位的共患病为代谢紊乱、缺血缺氧性脑病 / 脑白质病、呼吸衰竭、低蛋白血症；自身免疫性脑炎和不明原因脑炎死亡患者排名前 4 位的共患病均为代谢紊乱、肺部感染、缺血缺氧性脑病 / 脑白质病和呼吸衰竭。

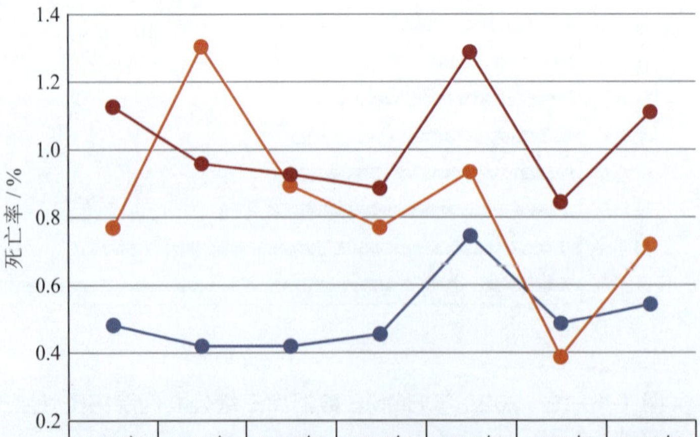

	2016年	2017年	2018年	2019年	2020年	2021年	2022年
感染性脑炎	0.5	0.4	0.4	0.5	0.7	0.5	0.5
自身免疫性脑炎	0.8	1.3	0.9	0.8	0.9	0.4	0.7
不明原因脑炎	1.1	1.0	0.9	0.9	1.3	0.8	1.1

图 1–6–22　2016—2022 年 HQMS 数据库三级公立医院不同类型脑炎住院患者死亡率

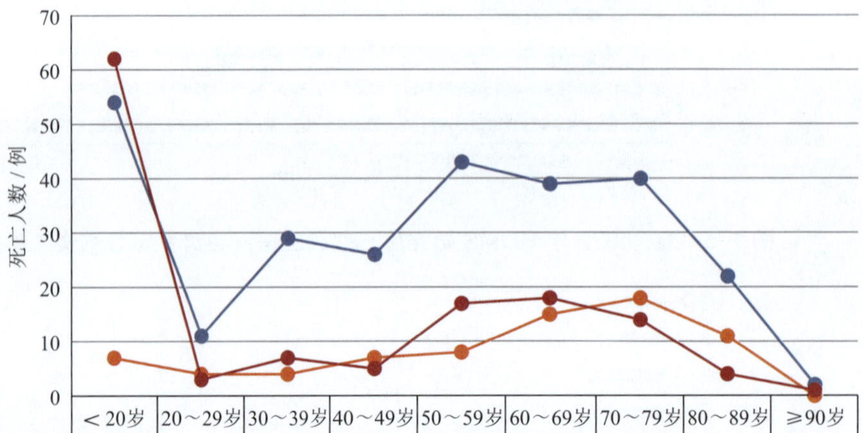

	＜20岁	20～29岁	30～39岁	40～49岁	50～59岁	60～69岁	70～79岁	80～89岁	≥90岁
感染性脑炎	54	11	29	26	43	39	40	22	2
自身免疫性脑炎	7	4	4	7	8	15	18	11	0
不明原因脑炎	62	3	7	5	17	18	14	4	1

图 1–6–23　2022 年 HQMS 数据库三级公立医院不同类型脑炎死亡患者的年龄分布

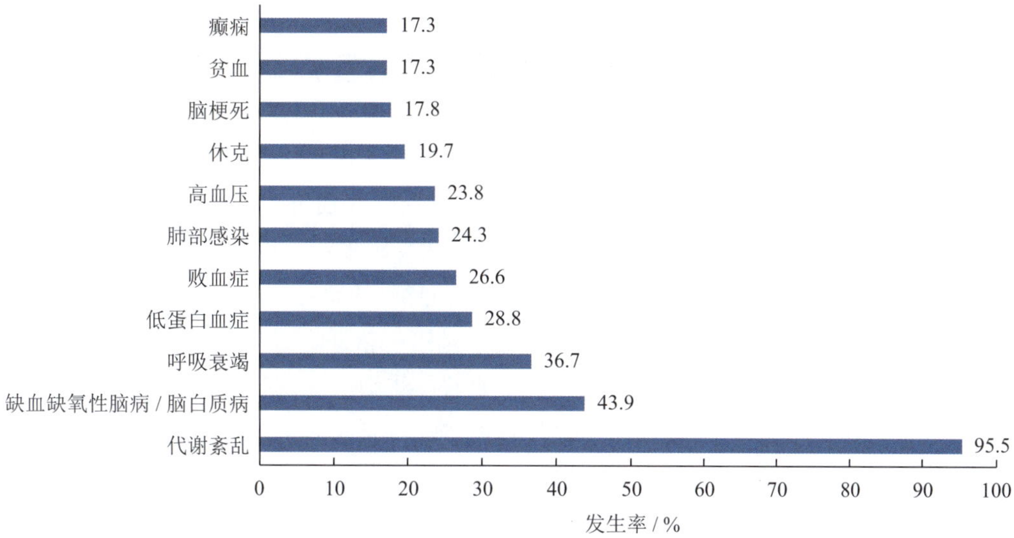

图 1-6-24　2016—2022 年 HQMS 数据库三级公立医院感染性脑炎死亡患者共患病情况

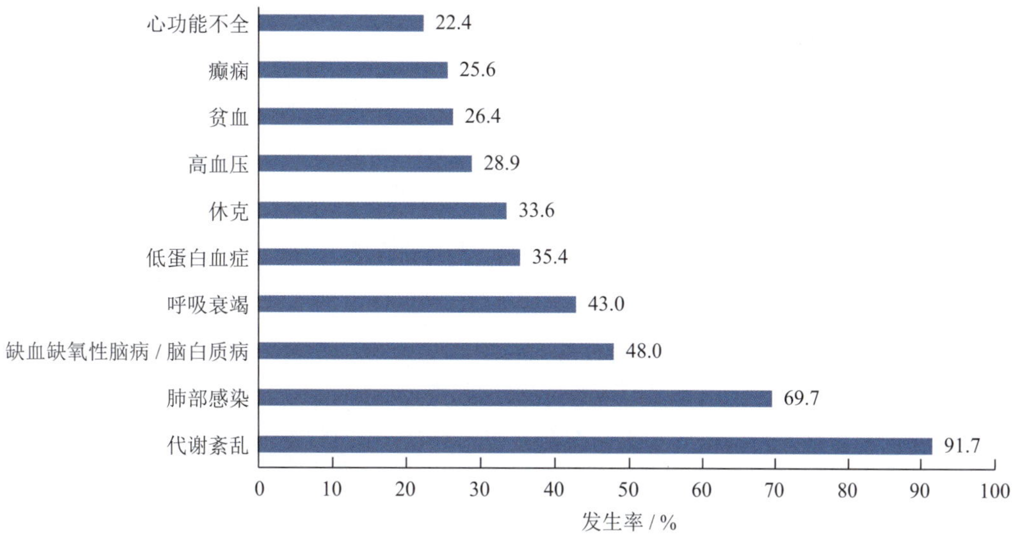

图 1-6-25　2016—2022 年 HQMS 数据库三级公立医院自身免疫性脑炎死亡患者共患病情况

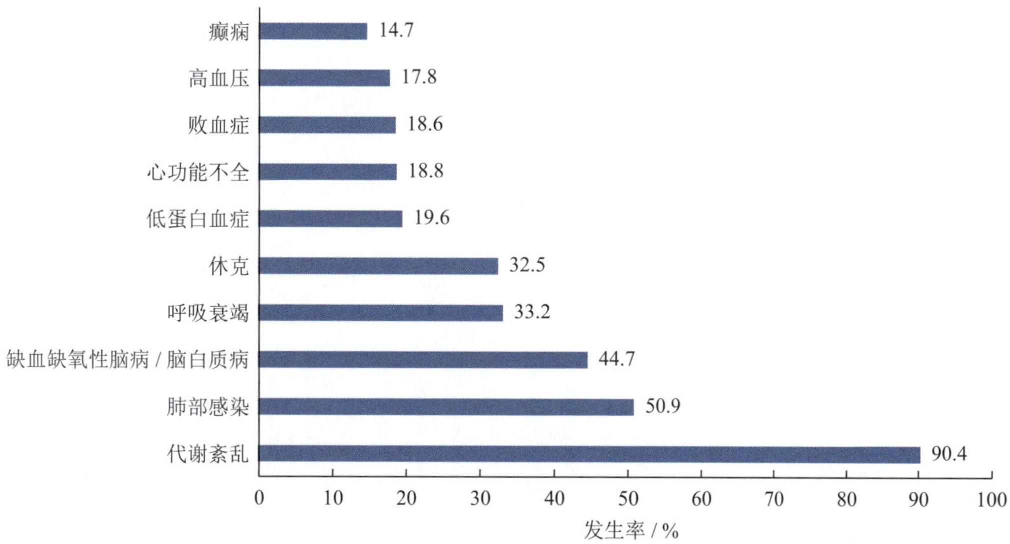

图 1-6-26　2016—2022 年 HQMS 数据库三级公立医院不明原因脑炎死亡患者共患病情况

第二节 隐球菌脑膜炎医疗质量数据分析

隐球菌脑膜炎是隐球菌感染导致的亚急性或慢性中枢神经系统感染性疾病。隐球菌脑膜炎未经治疗死亡率为100%，治疗后死亡率为10%～40%，每年在全世界造成超过18万人死亡。隐球菌是环境中普遍存在的真菌，常存在于土壤或鸟类排泄物中，尤其在广东、广西、福建等中国南方地区多见，可能与南方地区气候湿润有关。2022年10月，为促进全球对真菌感染的研究，世界卫生组织首次发布了《病原真菌优先性清单》，其中导致隐球菌脑膜炎最常见的致病菌——新型隐球菌被列为关键优先级的首位。

目前，隐球菌脑膜炎的诊治还存在很多问题，主要有：①缺乏全国性的流行病学数据；②抗真菌药物常有肾功能损伤、顽固性低钾等不良反应，且价格昂贵，加重患者的经济负担；③病情容易反复，且需要较长的治疗时间（往往长达数月），期间不规范的诊治会进一步加重患者的经济负担。通过国家HQMS数据库登记的病案首页信息，可以了解我国隐球菌脑膜炎的诊治现状，为规范该病的诊治提供依据和改进的方向。

一、数据来源及范围

本节通过国家HQMS数据库登记的30个省级行政区（不含港、澳、台地区，西藏自治区无上报数据），共706家三级公立医院的病案首页信息，提取2022年新发隐球菌脑膜炎患者的资料，分析2022年隐球菌脑膜炎的诊疗现状，以期为规范隐球菌脑膜炎的诊治提供依据。本次统计2022年隐球菌脑膜炎住院患者人数、年龄分布、疾病负担、死亡及共患病等情况，为临床关心的问题提供全国性的数据支撑。

二、结构评价

（一）收治隐球菌脑膜炎医院的总体情况

隐球菌脑膜炎往往病情危重且治疗复杂，需要具备一定条件和技术水平的医疗机构才能诊治。2022年HQMS数据库纳入隐球菌脑膜炎医疗质量控制分析的三级公立医院共706家，其中广东省、四川省的医院数量最多，宁夏回族自治区、青海省的最少。不同省级行政区纳入的医院数量与其人口数量趋势基本一致（图1-6-27）。

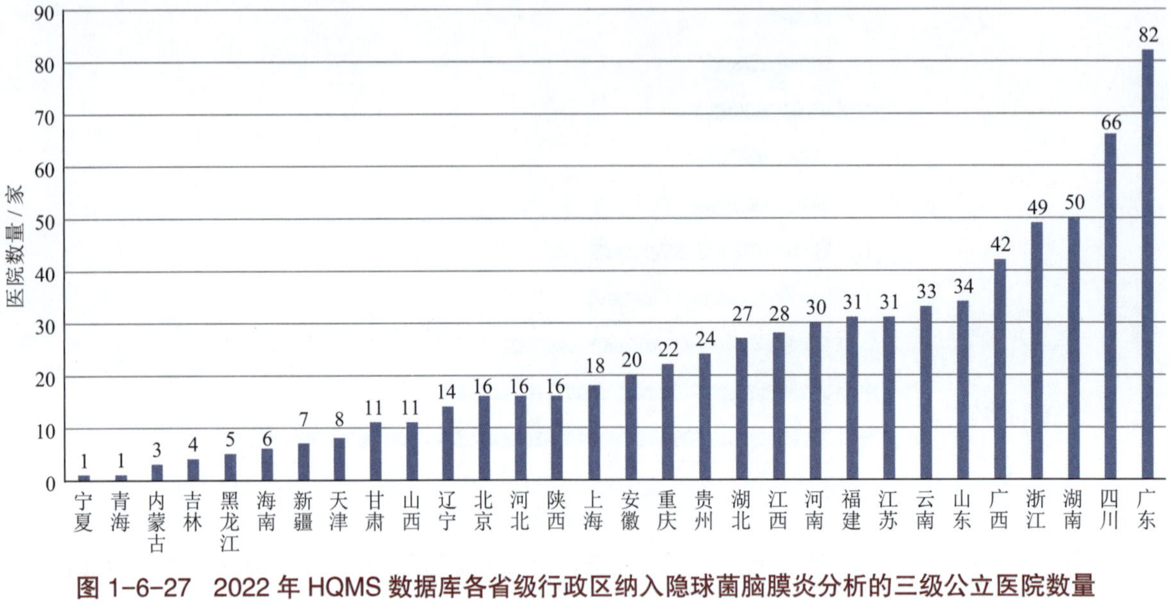

图1-6-27 2022年HQMS数据库各省级行政区纳入隐球菌脑膜炎分析的三级公立医院数量

（二）2022年医院质量监测系统数据库隐球菌脑膜炎住院患者数量

对HQMS数据库中三级公立医院的住院病案首页数据分析显示，2022年隐球菌脑膜炎住院患者共2157例。2022年多数省级行政区的隐球菌脑膜炎住院患者数量较2016—2021年明显下降，考虑与新型冠状病毒感染疫情期间人口流动限制，导致部分患者未就医有关（图1-6-28）。2022年，隐球菌脑膜炎住院患者数量以广东省、广西壮族自治区、浙江省、湖南省、四川省、福建省等省级行政区较多（图1-6-29）。这可能与上述地区位于中国东南部，气候潮湿，且参与医疗质量控制调查的医院数量较多及诊治水平较高，以及人口数量较多等因素有关。

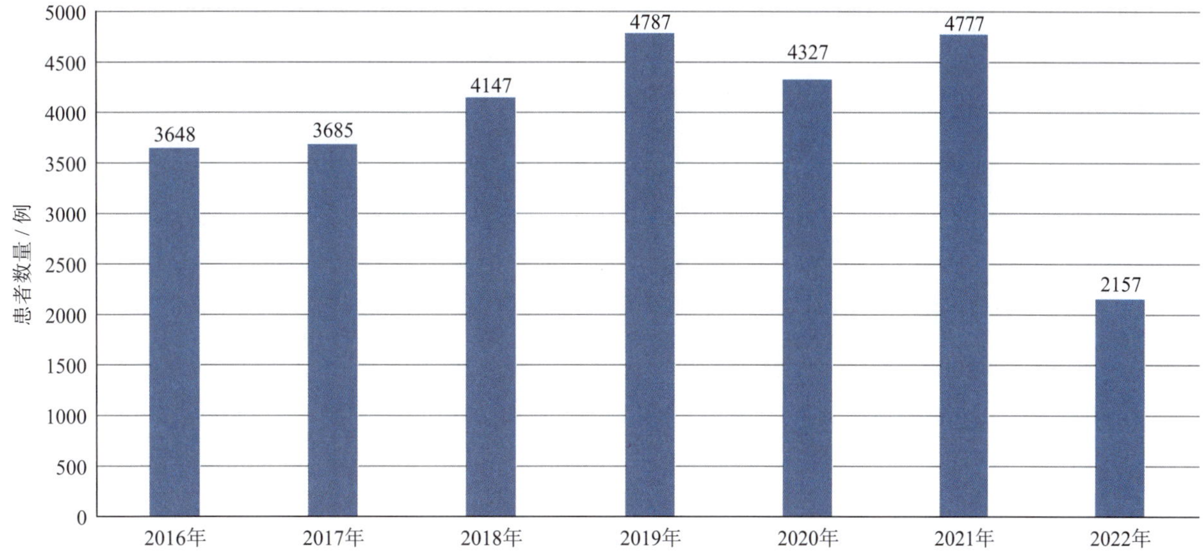

图1-6-28　2016—2022年HQMS数据库三级公立医院隐球菌脑膜炎住院患者数量

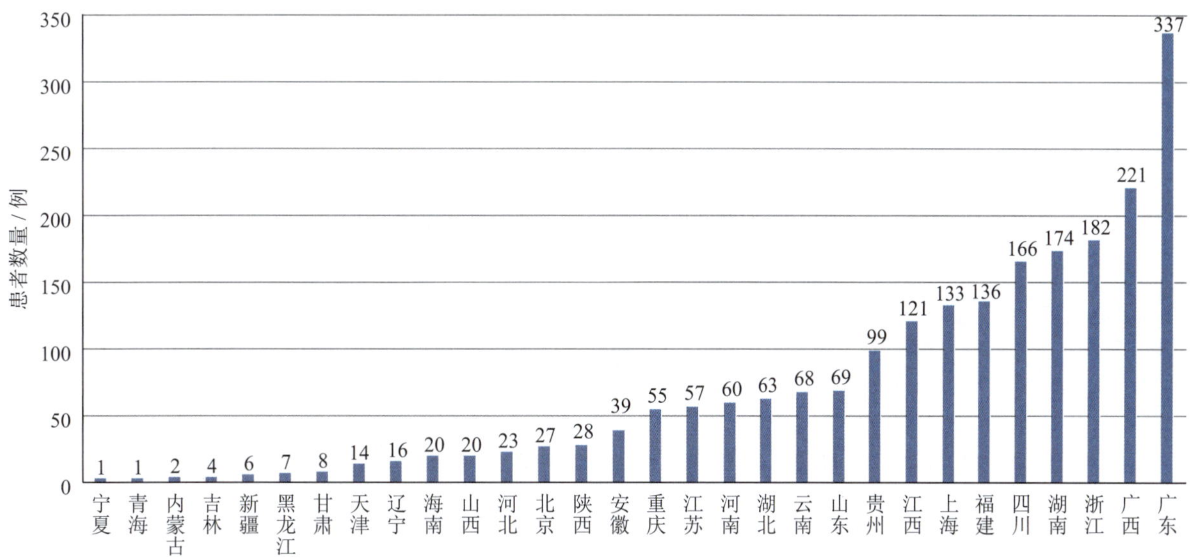

图1-6-29　2022年HQMS数据库各省级行政区三级公立医院隐球菌脑膜炎住院患者数量

三、过程评价

（一）2022年医院质量监测系统数据库隐球菌脑膜炎住院患者人口学特征

2022年，HQMS数据库中三级公立医院隐球菌脑膜炎住院患者数量为2157例，其中男性1367例（63.4%），女性790例（36.6%），男女比例为1.73。各年龄段的患者数量分布见图1-6-30。隐球菌脑膜炎患者的首次住院高峰年龄段为50～59岁，占全部病例的25.6%（553例）。

2022年HQMS数据库中三级公立医院隐球菌脑膜炎住院患者院内死亡54例，其中男性35例，女性19例，平均死亡年龄为（59.0±16.1）岁，死亡年龄的分布基本与发病年龄分布一致。各年龄段死亡患者数量见图1-6-31。

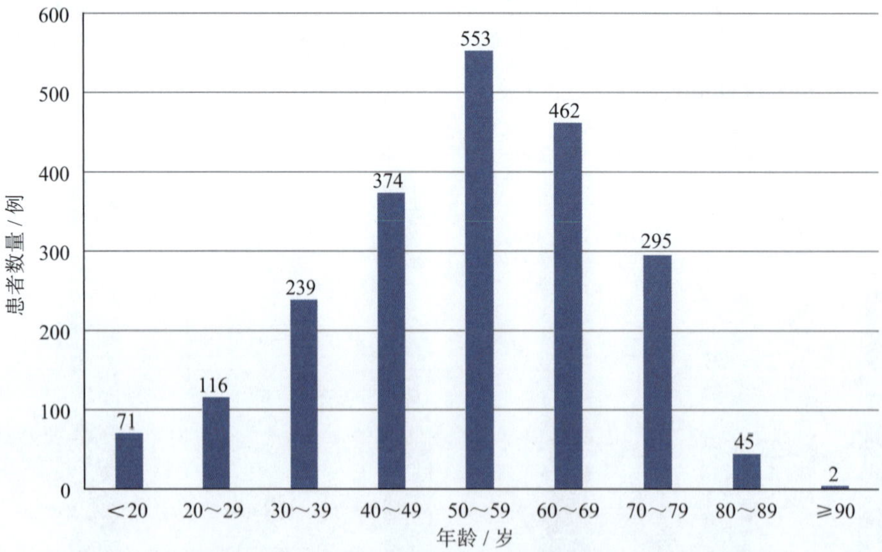

图1-6-30　2022年HQMS数据库三级公立医院隐球菌脑膜炎患者首次住院年龄分布

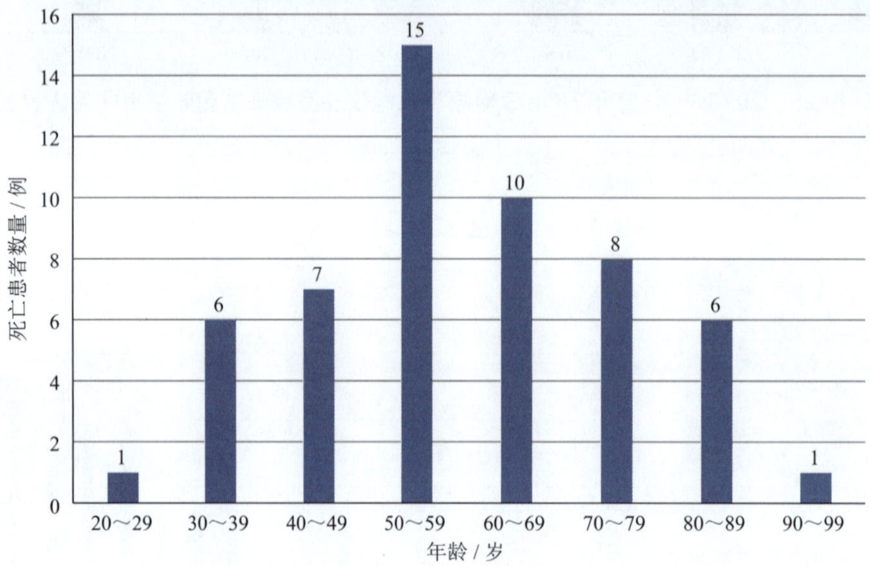

图1-6-31　2022年HQMS数据库三级公立医院隐球菌脑膜炎住院死亡患者年龄分布

（二）2022年医院质量监测系统数据库隐球菌脑膜炎住院患者疾病负担指标

2022年，HQMS数据库中三级公立医院隐球菌脑膜炎住院患者的人均住院总费用为（34 179.2±52 484.7）元，整体人均住院总费用较2021年［（29 926.2±45 173.6）元］升高14.2%（图1-6-32）。2016—2019年，隐球菌脑膜炎患者的住院费用变化不大，人均住院总费用波动于25 500元左右。2020年、2021年及2022年的人均住院总费用较2019年增加，波动于31 600元左右。2022年隐球菌性脑膜炎患者的住院费用中，占比最高的前3项为西药费［（24 168.8±44 805.6）元］、实验室诊断费［（11 796.1±16 144.6）元］和一般治疗操作费［（7820.8±13 840.4）元］。2022年隐球菌脑膜炎患者的住院费用分布情况见图1-6-33。

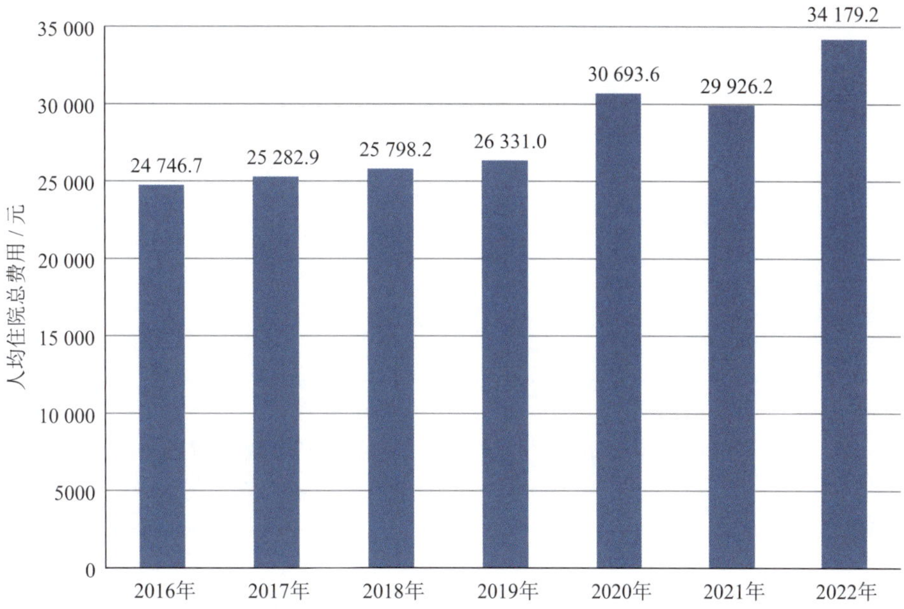

图 1-6-32　2016—2022 年 HQMS 数据库三级公立医院隐球菌脑膜炎患者人均住院总费用

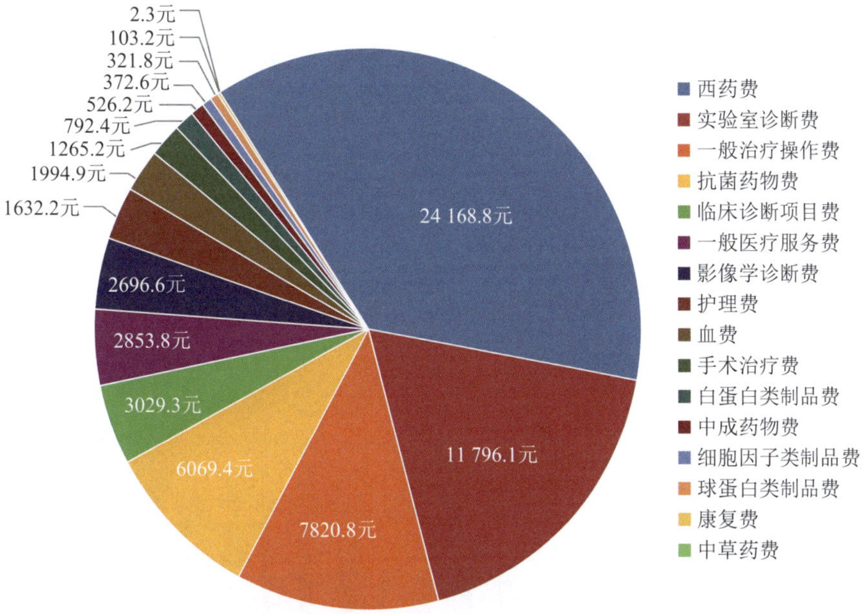

图 1-6-33　2022 年 HQMS 数据库三级公立医院隐球菌脑膜炎患者住院费用分布

（三）2022 年医院质量监测系统数据库隐球菌脑膜炎住院患者管理运行类指标

对 HQMS 数据库隐球菌脑膜炎患者的管理运行类指标的分析显示，2022 年三级公立医院隐球菌脑膜炎患者的平均住院时长为（16.9 ± 19.9）d。2016—2019 年平均住院时长变化不大，波动于 15 d 左右，2020—2022 年的平均住院时长略增加（图 1-6-34）。出院方式方面，2022 年有 72.0%（1553 例）的隐球菌脑膜炎患者医嘱离院，6.1%（131 例）的患者转院，18.7%（403 例）的患者非医嘱离院，2.5%（54 例）的患者院内死亡，0.7%（16 例）的患者离院方式不详。

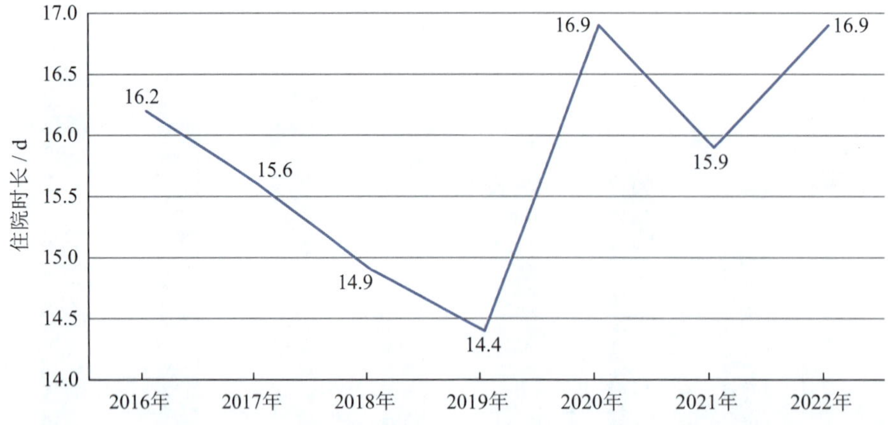

图 1-6-34 2016—2022 年 HQMS 数据库三级公立医院隐球菌脑膜炎患者平均住院时长

四、结局评价

2022 年，HQMS 数据库中三级公立医院隐球菌脑膜炎患者院内死亡共 54 例，死亡率为 2.5%，其中广东省、广西壮族自治区、四川省的死亡率最高，分别为 16.7%（9 例）、14.8%（8 例）和 9.3%（5 例）（图 1-6-35），这与各省级行政区隐球菌脑膜炎患者数量的分布趋势一致，但患者数量最多的前 6 个省级行政区中，浙江省无院内死亡发生，福建省及湖南省的死亡率也较低，分别为 3.7%（2 例）和 1.9%（1 例）。总体来说，隐球菌脑膜炎患者的住院死亡率较低，但该病治疗周期长、治疗的不良反应较多，故患者可能多数在院外或三级以下医院内死亡。

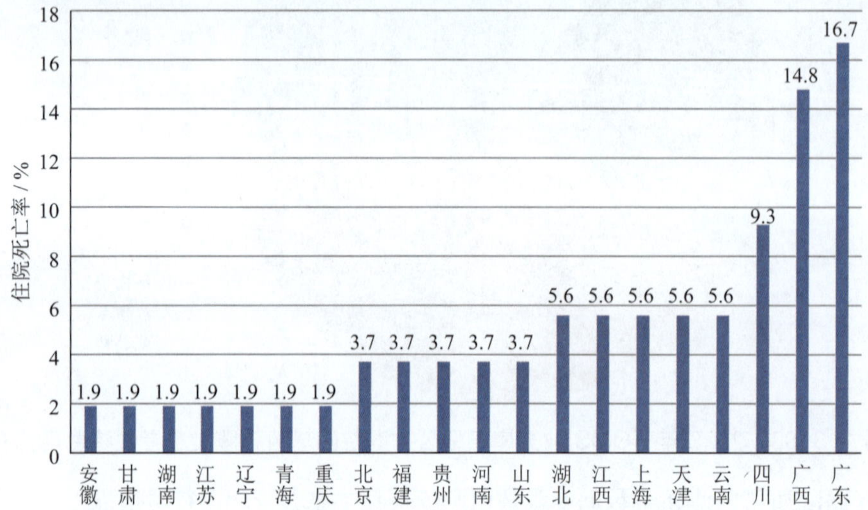

图 1-6-35 2022 年 HQMS 数据库各省级行政区三级公立医院隐球菌脑膜炎患者院内死亡率

2016—2022 年 HQMS 数据库中三级公立医院隐球菌脑膜炎住院患者的死亡率变化见图 1-6-36。2017 年（1.3%）及 2018 年（1.3%）隐球菌脑膜炎患者的死亡率较 2016 年（1.7%）明显下降，2019 年及 2020 年隐球菌脑膜炎患者的死亡率上升至 1.7% 和 1.8%，2022 年继续上升至 2.5%。2019—2022 年隐球菌脑膜炎患者死亡率明显上升可能与新型冠状病毒感染、患者平均年龄增加有关。

2016—2022 年 HQMS 数据库中三级公立医院隐球菌脑膜炎死亡患者的年龄构成见图 1-6-37。隐球菌脑膜炎患者死亡的高峰年龄段为 50～59 岁（86 例，占 19.0%）。

2016—2022 年 HQMS 数据库中三级公立医院隐球菌脑膜炎住院死亡患者的共患病情况见图 1-6-38，排名前 4 位的共患病为代谢紊乱、缺氧缺血性脑病、肺部感染和呼吸衰竭。

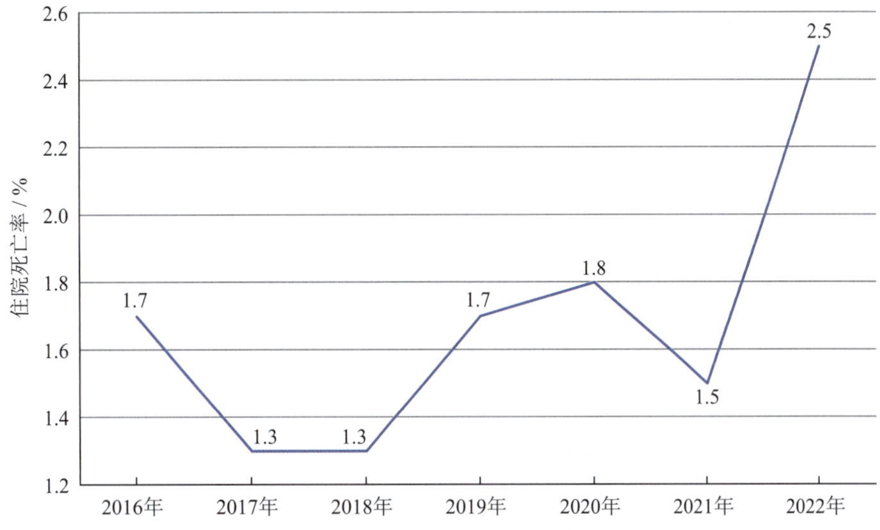

图 1-6-36 2016—2022 年 HQMS 数据库三级公立医院隐球菌脑膜炎患者住院死亡率

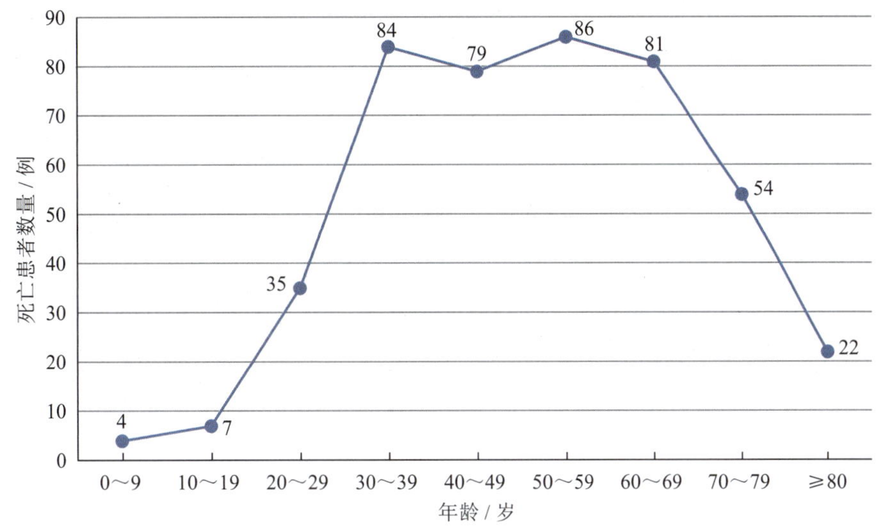

图 1-6-37 2016—2022 年 HQMS 数据库三级公立医院隐球菌脑膜炎死亡患者年龄分布

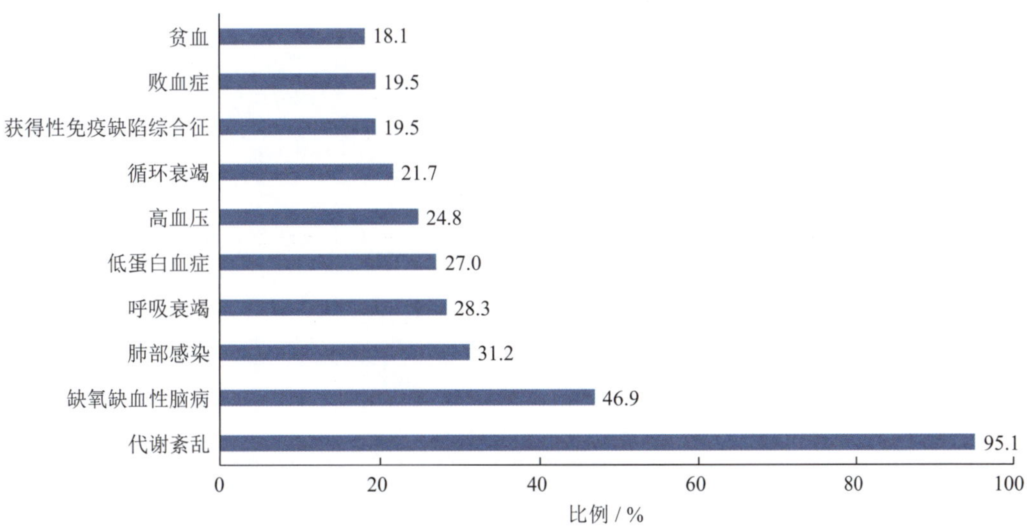

图 1-6-38 2016—2022 年 HQMS 数据库三级公立医院隐球菌脑膜炎死亡患者共患病情况

（第一节：彭玉晶，魏玉桢，张星虎，王佳伟；第二节：姚香平，陈万金）

第二部分

神经外科专业医疗质量数据分析

第一章 颅脑肿瘤医疗质量数据分析

颅脑肿瘤具有高致残率、高复发率和高死亡率等特点，严重威胁我国人民群众的身心健康。2017 年颅脑肿瘤跃升至我国肿瘤死亡原因的第 8 位。既往神经外科疾病医疗质量控制分散在不同专业的质量控制工作中，未建立整体的质量控制体系。以神经外科疾病为中心，涉及疾病医疗服务多节点、多环节、多学科的国家神经外科医疗质量控制体系亟待建立。2018 年，随着国家神经系统疾病医疗质量控制中心的成立，神经外科专业医疗质量控制进入正规、高速的发展阶段。

2022 年，伴随着新型冠状病毒感染疫情的反复波动，各地区各级医院的神经外科按照国家神经系统疾病医疗质量控制中心的要求，在严格遵守防疫制度的前提下，以患者为中心，总结了 2021 年度工作的得失，做出了针对性的努力与改革。2022 年神经外科颅脑肿瘤方面的工作较 2021 年取得了更为优异的成绩，且自 2019 年以来，呈持续良性发展的态势。

第一节 胶质瘤医疗质量数据分析

一、总体情况

针对胶质瘤单病种，根据国家卫生健康委员会发布的单病种质量控制指标内容，统计了 2022 年 HQMS 数据库中全国各省级行政区（不含港、澳、台地区）共计 2116 家二级医院和 1781 家三级医院收治的胶质瘤患者 181 943 例，以及完成的胶质瘤切除手术 35 917 台。2022 年 HQMS 数据库中胶质瘤患者数量较 2021 年显著增多。总结 2022 年 HQMS 数据库中各省级行政区的胶质瘤诊疗数据：患者数量排名前 5 位的省级行政区为山东省（18 700 例）、河南省（18 522 例）、广东省（15 001 例）、江苏省（13 002 例）和北京市（12 235 例）；以人口数量标准化后，相对诊疗数量（以北京相对诊疗数量为 1）排名前 5 位的省级行政区分别为北京市（1）、上海市（0.61）、天津市（0.44）、河南省（0.33）和山东省（0.33）；手术数量排名前 5 位的省级行政区分别为北京市（3794 例）、上海市（3433 例）、广东省（3354 例）、河南省（2381 例）和山东省（2322 例）；手术率排名前 5 位的省级行政区分别为西藏自治区（63%）、上海市（40%）、北京市（31%）、海南省（27%）和吉林省（26%），详细数据见表 2-1-1。

2022 年，HQMS 数据库中全国二、三级医院收治的胶质瘤患者数量为 181 943 例，较 2021 年增加了 214%，这种大幅提升无法用发病率上升进行解释，可能与 2022 年 HQMS 数据库中纳入的医院数量（3897 家）较 2021 年（1447 家）大幅增加有关。2022 年共完成胶质瘤手术 35 917 台，较 2021 年（35 266 台）有小幅度增加。

表 2-1-1 2022 年 HQMS 数据库各省级行政区收治的胶质瘤患者数量

省级行政区	患者数量 / 例	手术数量 / 台	总人口数 / 万人	相对诊疗数量	相对诊疗数量排名	手术率 / %	手术率排名
安徽	8579	913	6127	0.25	9	11	29
北京	12 235	3794	2184	1	1	31	3
重庆	3367	551	3213	0.19	14	16	21
福建	5170	974	4188	0.22	11	19	17
甘肃	1713	294	2492	0.12	28	17	19
广东	15 001	3354	12 656	0.21	13	22	10
广西	5154	1046	5047	0.18	15	20	14
贵州	2527	575	3586	0.13	26	23	8
海南	616	166	1027	0.11	30	27	4
河北	6459	1043	7420	0.16	21	16	22
河南	18 522	2381	9872	0.33	4	13	26
黑龙江	2784	590	3099	0.16	20	21	13
湖北	10 054	1616	5844	0.31	7	16	23
湖南	7886	1701	6604	0.21	12	22	12
吉林	2247	586	2348	0.17	18	26	5
江苏	13 002	2018	8515	0.27	8	16	24
江西	5970	684	4528	0.24	10	11	28
辽宁	3635	815	4197	0.15	22	22	9
内蒙古	1660	161	2402	0.12	27	10	30
宁夏	472	114	728	0.12	29	24	7
青海	428	39	595	0.13	24	9	31
山东	18 700	2322	10 162	0.33	5	12	27
山西	3436	523	3481	0.18	16	15	25
陕西	2806	482	3956	0.13	25	17	18
上海	8488	3433	2476	0.61	2	40	2
四川	6686	1700	8374	0.14	23	25	6
天津	3384	648	1363	0.44	3	19	16
西藏	19	12	364	0.01	31	63	1
新疆	2488	483	2587	0.17	17	19	15
云南	4256	931	4693	0.16	19	22	11
浙江	11 739	1968	6577	0.32	6	17	20

注：各省级行政区人口数据为《2023 年中国统计年鉴》报告中的 2022 年末人口数；相对诊疗数量为收治患者数量 / 人口总数，再以北京为 1 计算。

二、胶质瘤手术患者人口学特征

2022 年 HQMS 数据库中胶质瘤手术患者的人口学特征如下：手术患者总数为 35 917 例，平均年龄为 46.5 岁，其中男性占 56.6%，女性占 43.4%，男性患者多于女性患者。胶质瘤发病年龄呈“双峰”分布，发病高峰为 0～19 岁和 50～69 岁（图 2-1-1）。对各省级行政区的数据分析显示，不同地区胶质瘤患者的平均发病年龄均在46岁左右（图2-1-2），性别分布大致相同，多数地区男性患者多于女性患者（图2-1-3）。总体来看，2018—2022年近5年来全国胶质瘤手术患者的平均年龄逐年上升，性别比例相对稳定（表2-1-2）。

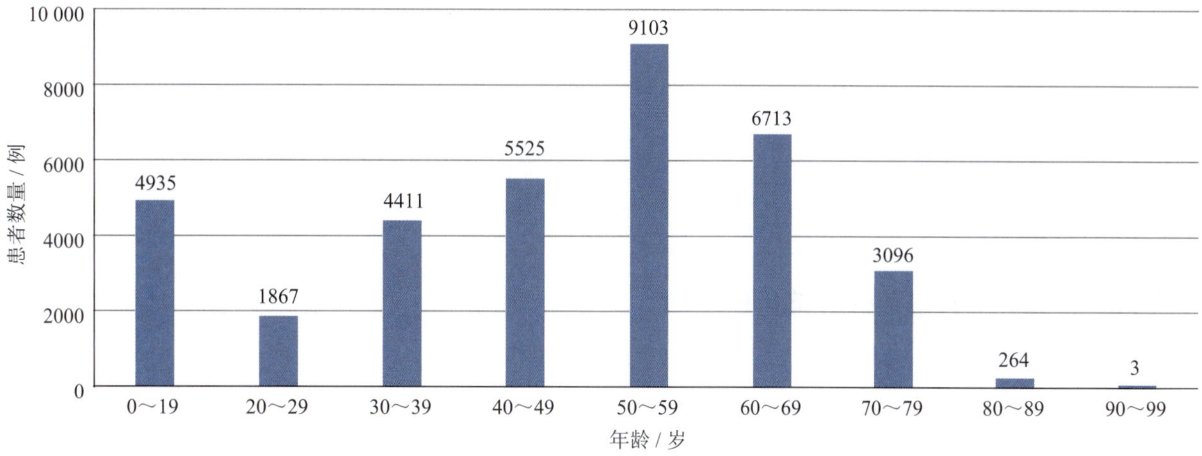

图2-1-1　2022年HQMS数据库胶质瘤手术患者年龄分布

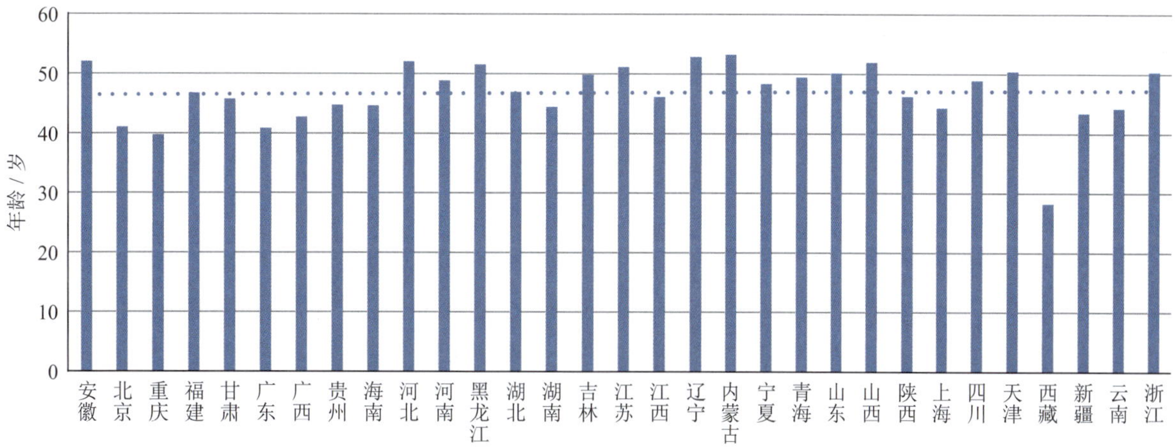

虚线提示各省级行政区胶质瘤手术患者的平均年龄在46岁左右。

图2-1-2　2022年HQMS数据库各省级行政区胶质瘤手术患者平均年龄

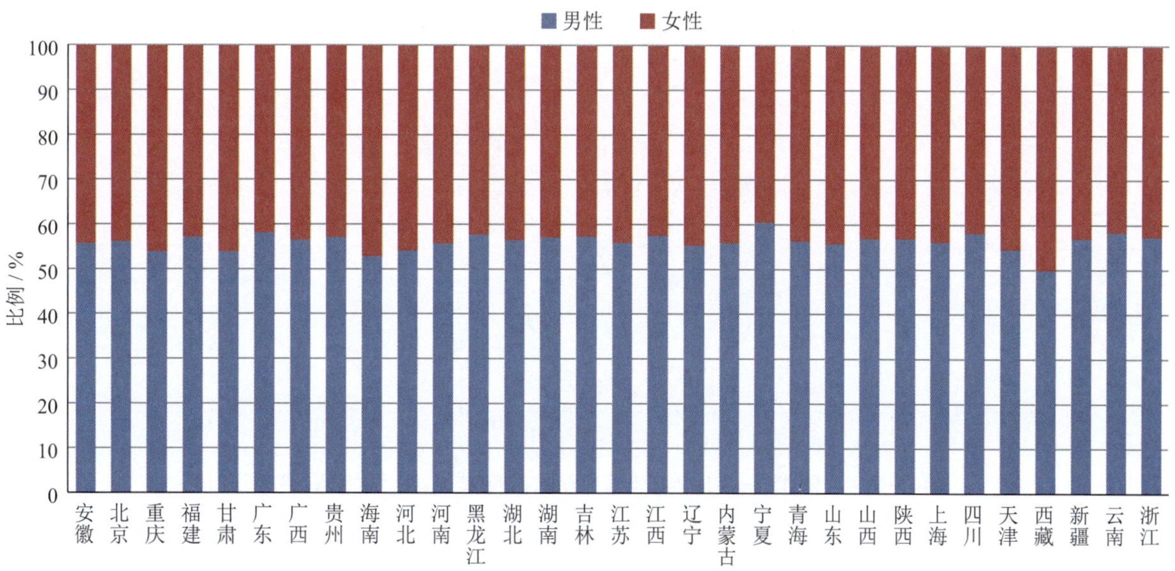

图2-1-3　2022年HQMS数据库各省级行政区胶质瘤手术患者性别分布

表 2-1-2 2018—2022 年 HQMS 数据库胶质瘤手术患者人口学特征

年份	平均年龄 / 岁	男性 / 例（%）	女性 / 例（%）
2018 年	42.0	3403（59.6）	2308（40.4）
2019 年	42.2	3008（58.6）	2127（41.4）
2020 年	45.3	17 416（56.8）	13 231（43.2）
2021 年	46.0	19 889（56.4）	15 377（43.6）
2022 年	46.5	20 323（56.6）	15 594（43.4）
合计	44.4	64 039（57.6）	48 637（42.4）

三、胶质瘤手术患者疗效总体评价

根据 HQMS 数据库数据统计，2020—2022 年胶质瘤手术患者的死亡率保持在较低的水平，2022 年为 0.8%（图 2-1-4）。自 2019 年国家神经系统疾病医疗质量中心神经外科亚专业开展颅脑肿瘤专项质量控制后，胶质瘤手术患者的死亡率大幅降低并维持在相对低位，反映了颅脑肿瘤专项质量控制工作成效卓著，以及我国胶质瘤治疗水平整体上的提高。

表 2-1-3 总结了 2022 年 HQMS 数据库中各省级行政区胶质瘤手术患者的死亡率。总体来看，内蒙古自治区（3.7%）、辽宁省（2.3%）、新疆维吾尔自治区（2.1%）及宁夏回族自治区（1.8%）等地区的胶质瘤手术患者死亡率在全国范围内相对较高，提示后续胶质瘤专项质量控制工作应重点关注上述地区。此外，西藏自治区和青海省尽管无手术患者死亡率的数据，但这两个地区手术患者的基数明显偏少，提示其医疗资源和医疗水平在全国相对落后，后续需要提升上述地区的胶质瘤诊疗水平。

2022 年，全国绝大多数接受手术治疗的胶质瘤患者的出院结局为医嘱离院，平均医嘱离院率为 92.6%（图 2-1-5），比 2021 年增长 0.7 个百分点。各省级行政区胶质瘤患者的医嘱离院率见图 2-1-6，除四川省外，其余省级行政区手术患者的医嘱离院率均在 80% 以上，有 21 个省级行政区达到了 90% 以上，且多数省级行政区的医嘱离院率较 2021 年有所提升。

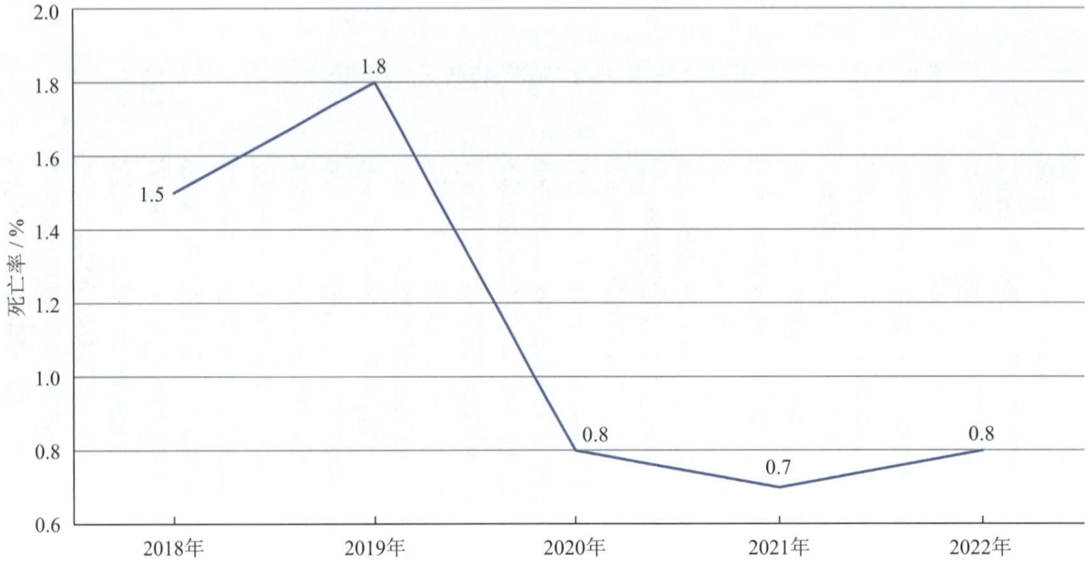

图 2-1-4 2018—2022 年 HQMS 数据库胶质瘤手术患者死亡率

表 2-1-3 2022 年 HQMS 数据库各省级行政区胶质瘤手术患者死亡率

省级行政区	患者数量 / 例	死亡患者 / 例	死亡率 / %
安徽	913	13	1.4
北京	3794	13	0.3
重庆	551	6	1.1
福建	974	5	0.5
甘肃	294	1	0.3
广东	3354	32	1.0
广西	1046	13	1.2
贵州	575	5	0.9
海南	166	1	0.6
河北	1043	8	0.8
河南	2381	13	0.5
黑龙江	590	7	1.2
湖北	1616	13	0.8
湖南	1701	4	0.2
吉林	586	6	1.0
江苏	2018	8	0.4
江西	684	6	0.9
辽宁	815	19	2.3
内蒙古	161	6	3.7
宁夏	114	2	1.8
青海	39	—	—
山东	2322	25	1.1
山西	523	3	0.6
陕西	482	5	1.0
上海	3433	17	0.5
四川	1700	23	1.4
天津	648	3	0.5
西藏	12	—	—
新疆	483	10	2.1
云南	931	11	1.2
浙江	1968	8	0.4

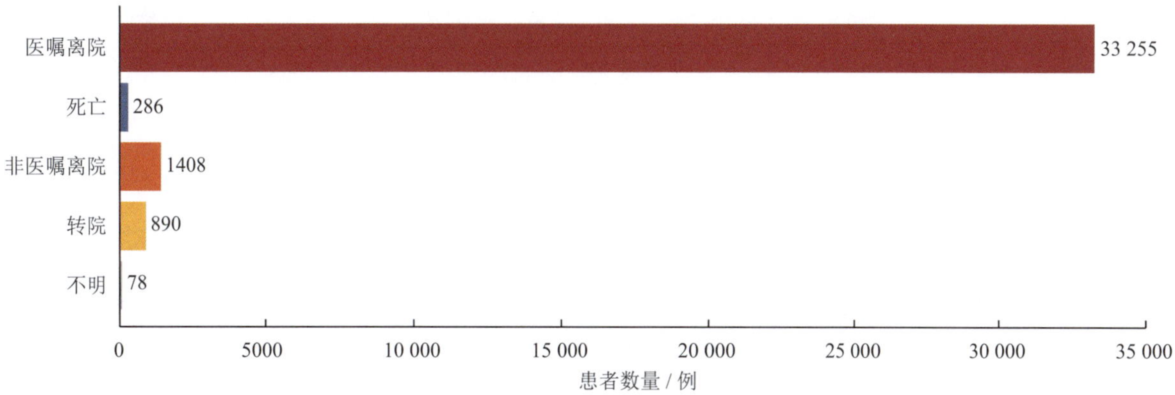

图 2-1-5 2022 年 HQMS 数据库胶质瘤手术患者出院结局分布

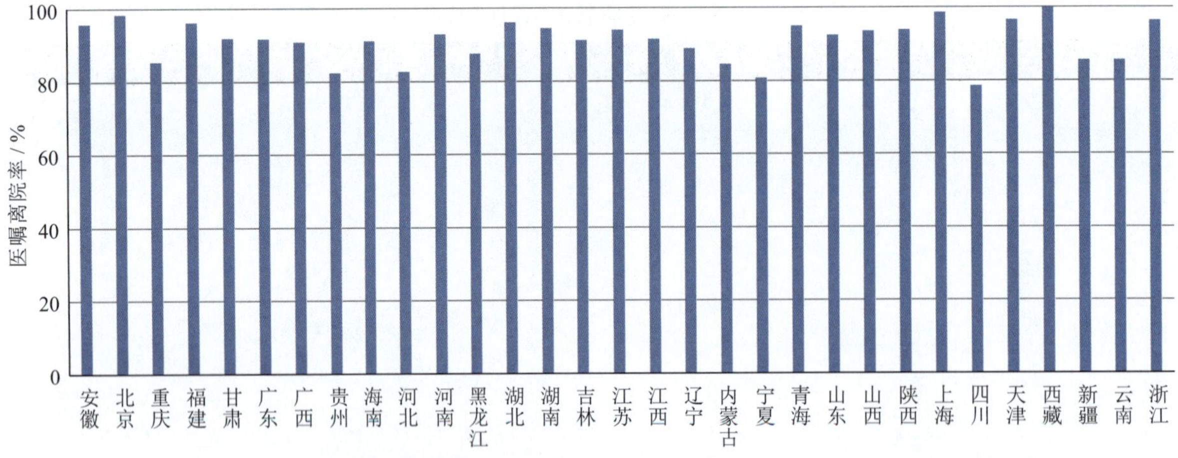

图 2-1-6 2022 年 HQMS 数据库各省级行政区胶质瘤手术患者医嘱离院率

四、胶质瘤手术患者医疗过程指标分析

2022 年 HQMS 数据库中胶质瘤手术患者的医疗过程指标情况如下：平均住院时长为 21.3 d，相比 2021 年（21.8 d）缩短了 0.5 d（图 2-1-7）；平均术前等待时间为 5.4 d，相比 2021 年（6.7 d）缩短了 1.3 d（图 2-1-8）；胶质瘤二次手术率为 6.0%，相比 2021 年（6.2%）下降了 0.2 个百分点（图 2-1-9）；平均输血率为 28.5%，相比 2021 年（31.9%）下降了 3.4 个百分点（图 2-1-10）。自 2019 年来，上述指标除平均术前等待时间外均呈现连续的改善，而 2022 年胶质瘤手术患者的术前等待时间也创新低，体现了颅脑肿瘤专项质量控制工作的成果以及各级医疗中心所做的努力。

2022 年，HQMS 数据库中胶质瘤手术患者的平均住院时长总体较 2021 年明显缩短，但各省级行政区之间的差异仍比较大（16.1～31.5 d），其中青海省（31.5 d）、内蒙古自治区（31 d）、西藏自治区（30.3 d）等地区的住院时长较长，山东省（18.5 d）、黑龙江省（18.1 d）、北京市（16.1 d）等地区的住院时长较短（图 2-1-11），且与 2021 年基本持平。2022 年各省级行政区胶质瘤手术患者的平均术前等待时间差别不大，均在 10 d 以内，其中北京市（3.6 d）、吉林省（3.9 d）及黑龙江省（4.4 d）等地区的等待时间较短（图 2-1-12）。胶质瘤手术患者二次手术率较高的省级行政区为西藏自治区（25.0%）、贵州省（12.2%）、广西壮族自治区（12.1%）等，但这些地区的二次手术率较 2021 年有所下降；二次手术率较低的省级行政区有天津市（2.5%）、北京市（2.2%）、青海省（2.6%）等（图 2-1-13）。2022 年胶质瘤手术输血率除西藏自治区（100%）和河南省（55.9%）外，其余省级行政区均下降至 50% 以下（图 2-1-14），较 2021 年明显改善。总体来说，2022 年我国各省级行政区胶质瘤手术的医疗过程指标较 2021 年均有所提升，但各地区之间水平仍有一定差距。

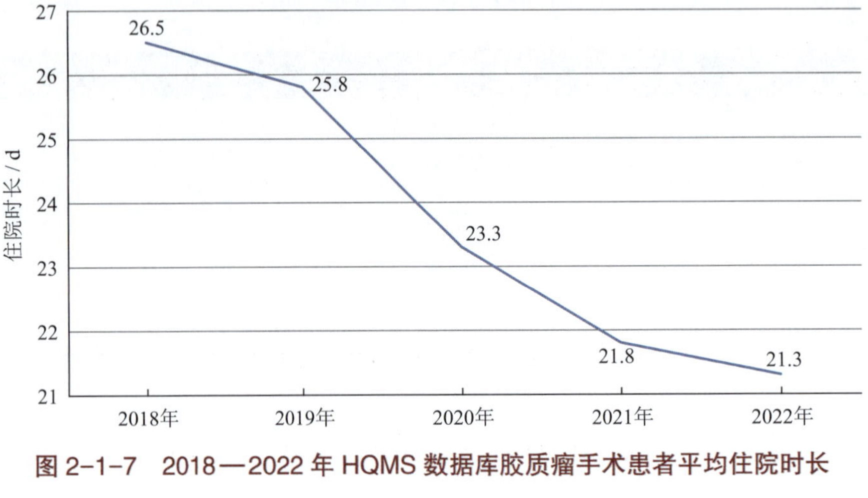

图 2-1-7 2018—2022 年 HQMS 数据库胶质瘤手术患者平均住院时长

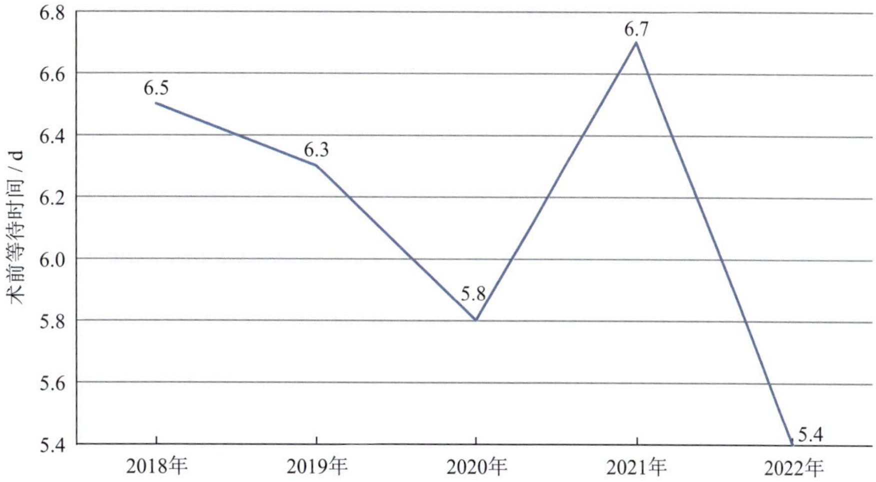

图 2-1-8　2018—2022 年 HQMS 数据库胶质瘤手术患者平均术前等待时间

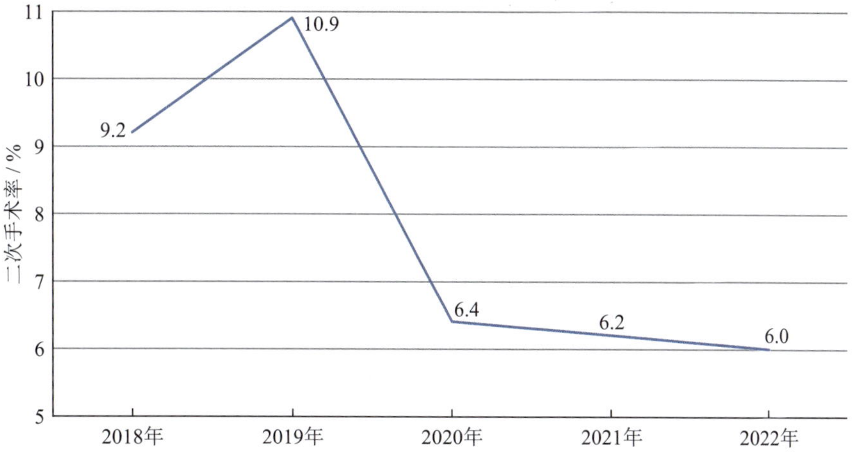

图 2-1-9　2018—2022 年 HQMS 数据库胶质瘤手术患者二次手术率

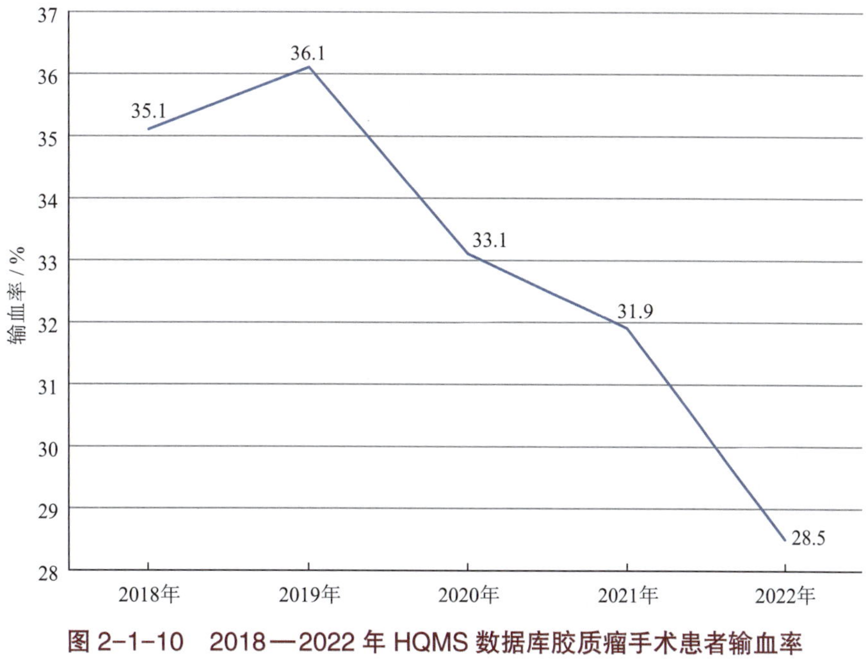

图 2-1-10　2018—2022 年 HQMS 数据库胶质瘤手术患者输血率

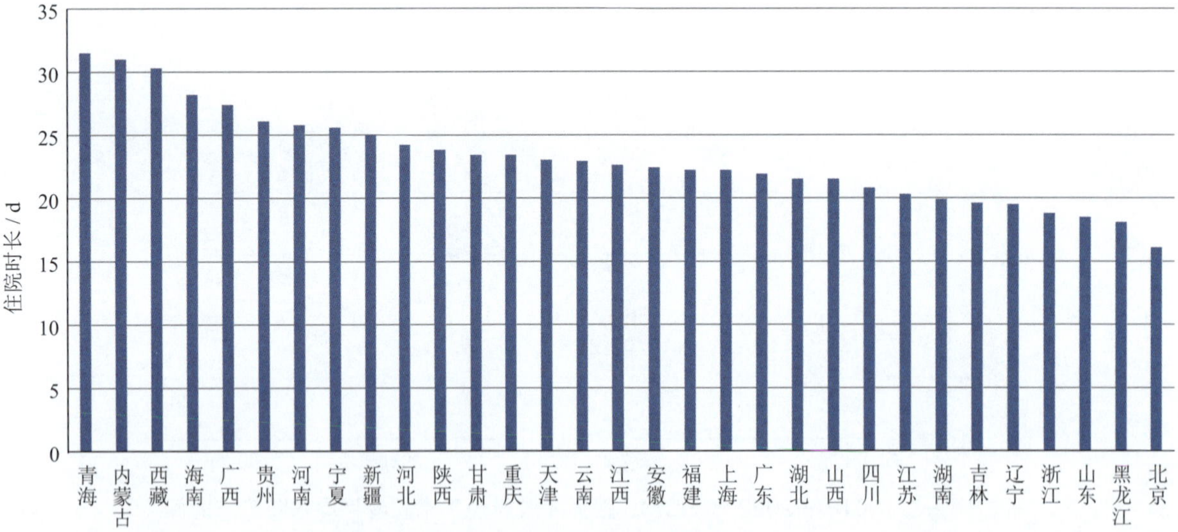

图 2-1-11　2022 年 HQMS 数据库各省级行政区胶质瘤手术患者平均住院时长

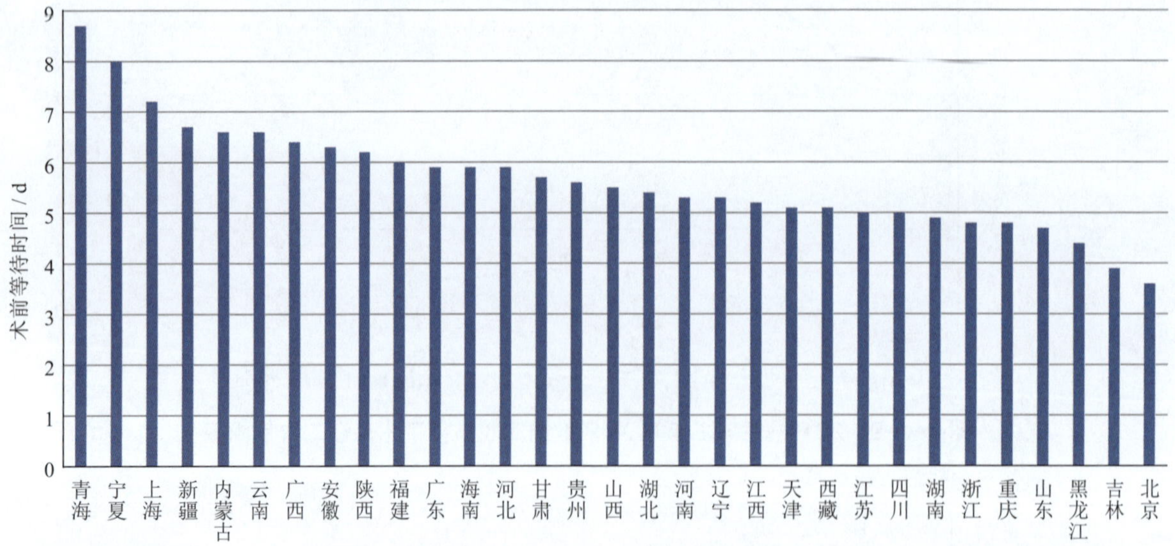

图 2-1-12　2022 年 HQMS 数据库各省级行政区胶质瘤手术患者平均术前等待时间

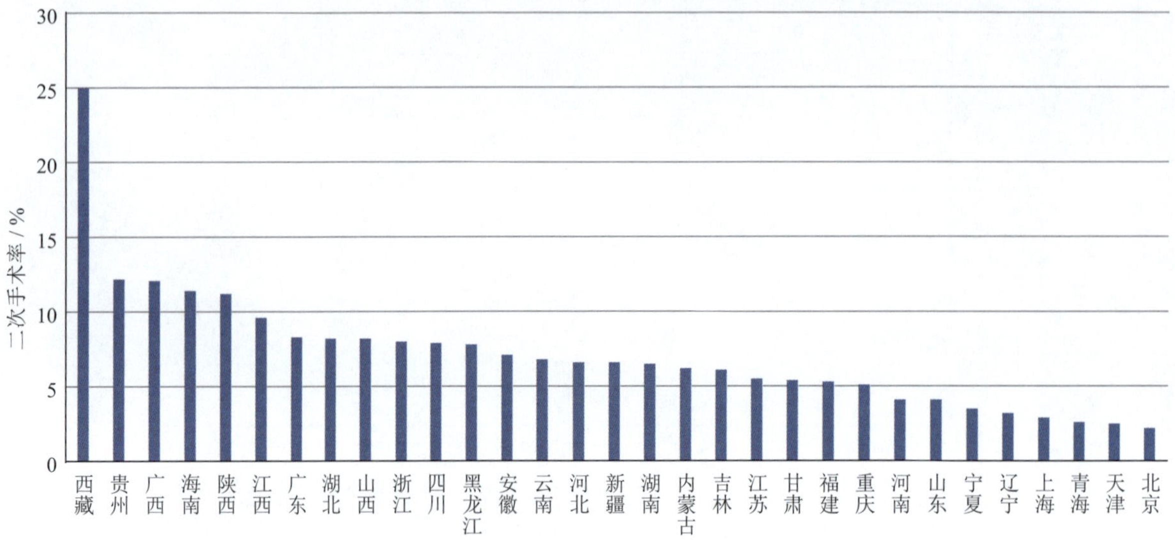

图 2-1-13　2022 年 HQMS 数据库各省级行政区胶质瘤手术患者二次手术率

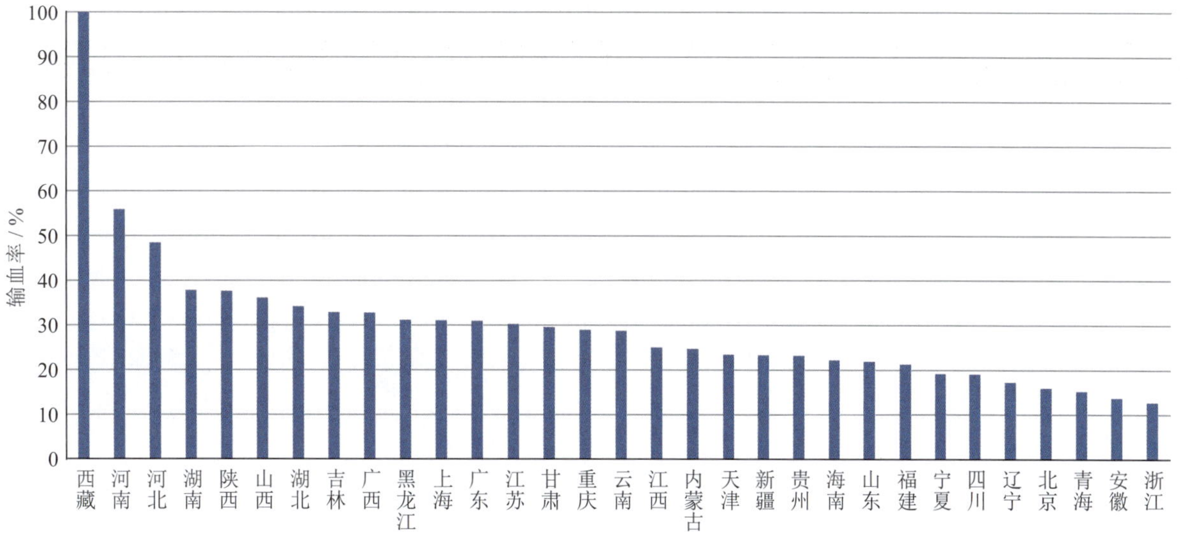

图 2-1-14　2022 年 HQMS 数据库各省级行政区胶质瘤手术患者输血率

五、胶质瘤手术患者住院期间感染发生率及抗菌药物使用情况

2022 年，HQMS 数据库中全国胶质瘤手术患者的术后平均感染率为 14.8%，相比 2021 年（14.4%）有轻微上升，但比 2018 年和 2019 年仍有明显下降（图 2-1-15）。总体来看，2020—2022 年全国胶质瘤手术患者的术后感染率仅有小幅波动，且相比 2019 年有大幅度改善。表 2-1-4 总结了各省级行政区胶质瘤手术患者的术后感染率，其中青海省的术后感染率相对较高（>40%）。全国范围内，2022 年和 2021 年感染率>40% 的省级行政区均只有 1 个，相比 2019 年减少了 2 个。上海市、北京市、黑龙江省、辽宁省及吉林省的胶质瘤术后感染率相对较低。

2022 年，HQMS 数据库中全国胶质瘤手术患者的抗菌药物平均费用为 2551.2 元，较 2021 年（2801.4 元）有较大幅度的下降（8.93%），也是 2019 年后胶质瘤手术患者术后抗菌药物费用连续下降的第 4 年（图 2-1-16）。具体到各省级行政区，抗菌药物费用仍存在较大差异，其中吉林省的胶质瘤术后抗菌药物平均费用为 7941.9 元（图 2-1-17），虽较本省 2021 年有所下降，但仍明显高于其他省级行政区，需要在后续的质量控制工作中重点关注。此外，部分省级行政区的抗菌药物使用情况与该地区的术后感染率趋势不一致。

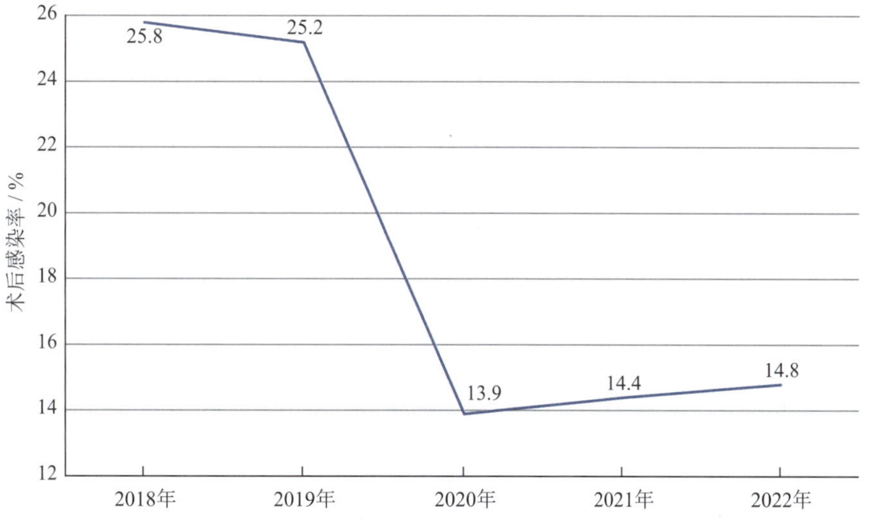

图 2-1-15　2018—2022 年 HQMS 数据库胶质瘤手术患者术后感染率

表 2-1-4 2022 年 HQMS 数据库各省级行政区胶质瘤手术患者术后感染率 单位：%

省级行政区	感染率	省级行政区	感染率
安徽	29.5	辽宁	9.6
北京	6.4	内蒙古	22.4
福建	21.6	宁夏	36.0
甘肃	20.1	青海	41.0
广东	12.4	山东	10.2
广西	22.8	山西	15.9
贵州	16.3	陕西	23.2
海南	37.3	上海	3.4
河北	19.4	四川	29.1
河南	12.9	天津	12.0
黑龙江	8.3	西藏	16.7
湖北	16.3	新疆	26.5
湖南	11.7	云南	30.9
吉林	10.1	浙江	15.8
江苏	12.3	重庆	31.4
江西	30.1		

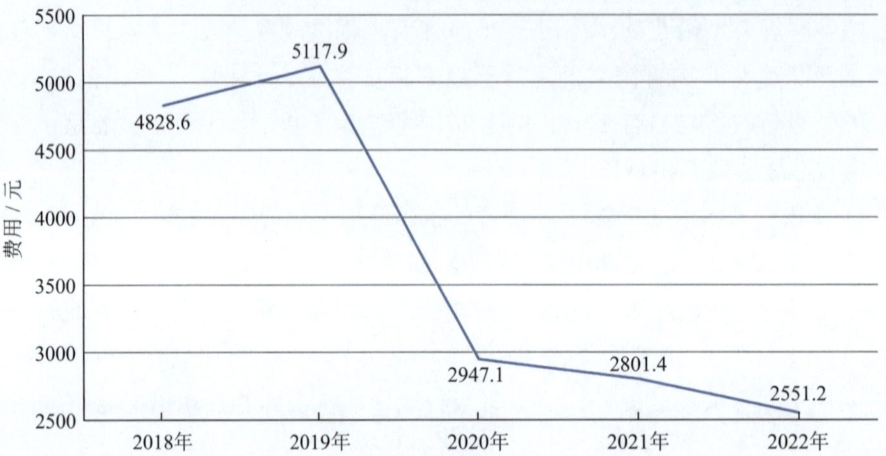

图 2-1-16 2018—2022 年 HQMS 数据库胶质瘤手术患者术后抗菌药物费用

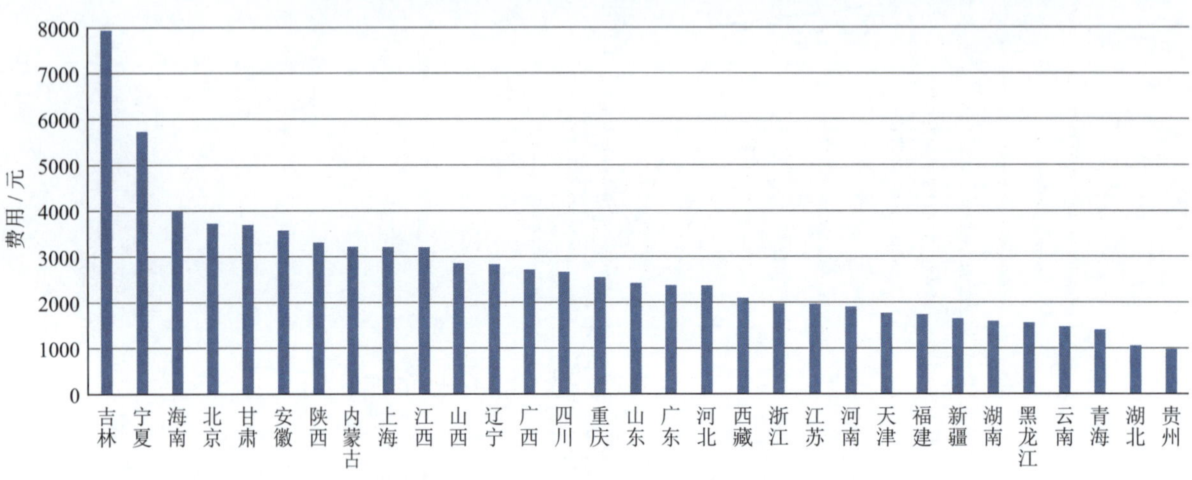

图 2-1-17 2022 年 HQMS 数据库各省级行政区胶质瘤手术患者术后抗菌药物费用

六、胶质瘤手术患者卫生经济学分析

2022 年 HQMS 数据库中全国胶质瘤手术患者的人均住院总费用为 85 417.9 元，人均住院总费用相比 2021 年（85 947.2 元）变化不大，但较 2019 年（92 983.9 元）明显下降（图 2-1-18）。提示自 2020 年起，胶质瘤单病种医药费控制已相对稳定。在胶质瘤住院费用支付方式方面，以城镇职工基本医疗保险、城镇居民基本医疗保险和新型农村合作医疗保险这 3 类支付形式为主。

2022 年各省级行政区胶质瘤手术患者住院花费存在较大差异，吉林省最高，为 113 811.0 元，安徽省最低，为 55 072.8 元，后续工作中应重视不同地区间胶质瘤患者的就医负担差异问题。在胶质瘤手术患者住院费用分布方面，各省级行政区之间的差异不大，主要费用为手术用一次性医用材料费、手术治疗费及西药费，以上 3 方面是后续减轻胶质瘤手术患者经济负担工作的重点（图 2-1-19）。

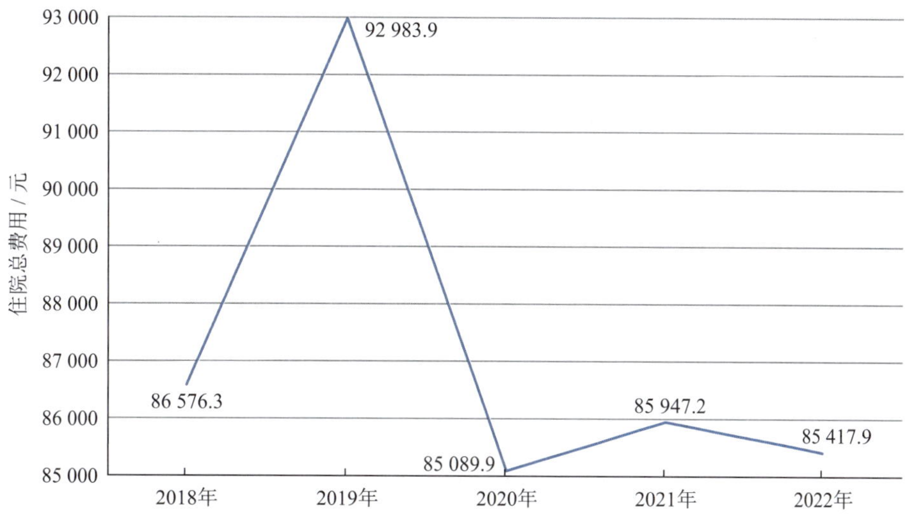

图 2-1-18　2018—2022 年 HQMS 数据库胶质瘤手术患者人均住院总费用

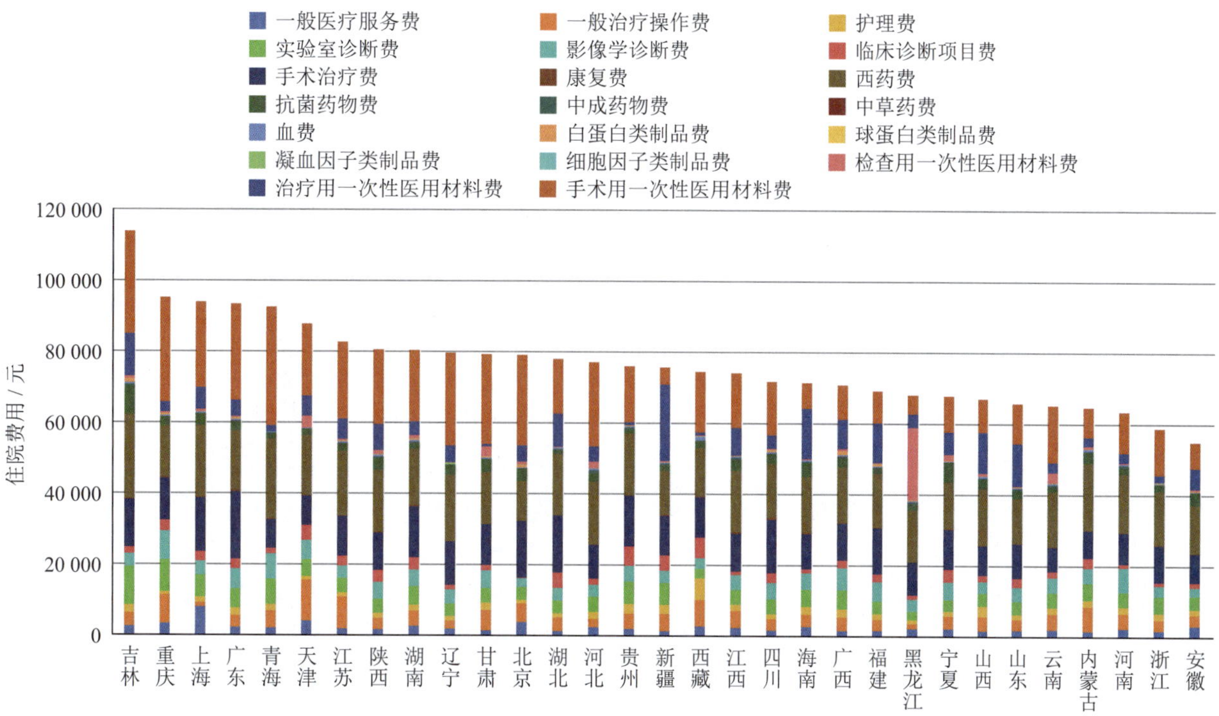

图 2-1-19　2022 年 HQMS 数据库各省级行政区胶质瘤手术患者住院费用分布

第二节 脑膜瘤医疗质量数据分析

一、总体情况

针对脑膜瘤单病种，根据国家卫生健康委发布的医疗质量控制指标，统计了 2022 年 HQMS 数据库全国各省级行政区（不含港、澳、台地区）共计 2764 所二级医院，1939 所三级医院收治的脑膜瘤患者 169 785 例，以及完成的脑膜瘤切除手术 42 190 台（表 2–1–5）。统计 2016—2022 年 HQMS 数据库中各年度收治的脑膜瘤患者数量和手术数量，可见 2022 年患者数量较 2021 年增加 74.1%（图 2–1–20），但手术数量减少了 3.5%（图 2–1–21）。对于脑膜瘤单病种诊疗数量的大幅提升，无法用发病率增加解释，应与 2021 年国家神经系统疾病医疗质量控制中心加强颅脑肿瘤国际疾病分类（International classification of diseases，ICD）编码专项培训后，各医院对病案首页 ICD 诊断的填报准确率上升有关。2022 年，HQMS 数据库中收治脑膜瘤患者数量前 5 位的省级行政区为山东省（16 367 例）、广东省（14 346 例）、浙江省（10 908 例）、河南省（10 570 例）和四川省（9140 例）。以人口数量标准化后，相对诊疗数量（以北京相对诊疗数量为 1）前 5 位的省级行政区分别为北京市（1）、上海市（0.84）、浙江省（0.60）、山东省（0.58）和陕西省（0.51）。手术数量排名前 5 位的省级行政区为广东省（3803 例）、北京市（3288 例）、山东省（2981 例）、浙江省（2961 例）和上海市（2926 例）。脑膜瘤手术率排名前 5 位的省级行政区为北京市（54.3%）、上海市（51.1%）、吉林省（43.5%）、天津市（40.6%）和黑龙江省（39.9%）（表 2–1–5）。

2020 年全国各省级行政区脑膜瘤患者异地就诊情况见图 2–1–22，其中上海市（2519 例）是异地就诊患者数量最多的城市，其次为北京市（1712 例），表明这两个城市成为了脑膜瘤患者外出就医的首选，接纳了大量外地患者。目前暂无 2021—2022 年脑膜瘤患者异地就诊的相关数据。

表 2–1–5 2022 年 HQMS 数据库各省级行政区收治的脑膜瘤患者数量

省级行政区	患者数量 / 例	手术数量 / 台	手术率 / %	总人口数 / 万人	相对诊疗数量	相对诊疗数量排名
安徽	5763	1401	24.3	6127	0.34	27
北京	6054	3288	54.3	2184	1	1
重庆	3444	544	15.8	3213	0.39	16
福建	5061	1382	27.3	4188	0.44	12
甘肃	2406	475	19.7	2492	0.35	23
广东	14 346	3803	26.5	12 657	0.41	14
广西	4834	1172	24.2	5047	0.35	24
贵州	3150	702	22.3	3856	0.30	29
海南	1052	227	21.6	1027	0.37	20
河北	7549	1124	14.9	7420	0.37	21
河南	10 570	2362	22.3	9872	0.39	17
黑龙江	2954	1180	39.9	3099	0.34	25
湖北	8058	2082	25.8	5844	0.50	7
湖南	8642	1890	21.9	6604	0.47	10
吉林	1910	831	43.5	2348	0.29	30
江苏	8802	2597	29.5	8515	0.37	19
江西	3963	786	19.8	4528	0.32	28
辽宁	3990	1243	31.2	4197	0.34	26
内蒙古	2380	274	11.5	2401	0.36	22

续表

省级行政区	患者数量 / 例	手术数量 / 台	手术率 / %	总人口数 / 万人	相对诊疗数量	相对诊疗数量排名
宁夏	976	167	17.1	728	0.48	8
青海	708	91	12.9	595	0.43	13
山东	16 367	2981	18.2	10 163	0.58	4
山西	3723	731	19.6	3481	0.39	18
陕西	5601	606	10.8	3956	0.51	5
上海	5728	2926	51.1	2476	0.84	2
四川	9140	2104	23.0	8374	0.39	15
天津	1804	733	40.6	1363	0.48	9
西藏	69	22	31.9	364	0.07	31
新疆	3218	435	13.5	2587	0.45	11
云南	6615	1070	16.2	4693	0.51	6
浙江	10 908	2961	27.1	6577	0.60	3

注：各省级行政区人口数据来自《2023 年中国统计年鉴》报告中 2022 年末人口数；相对诊疗数量为收治患者数量 / 人口总数，再以北京为 1 计算。

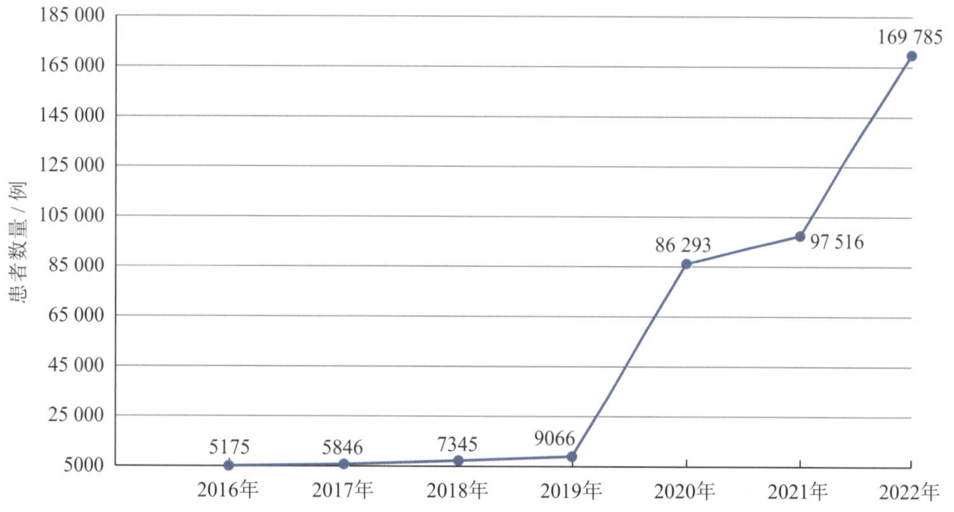

图 2-1-20　2016—2022 年 HQMS 数据库脑膜瘤患者数量

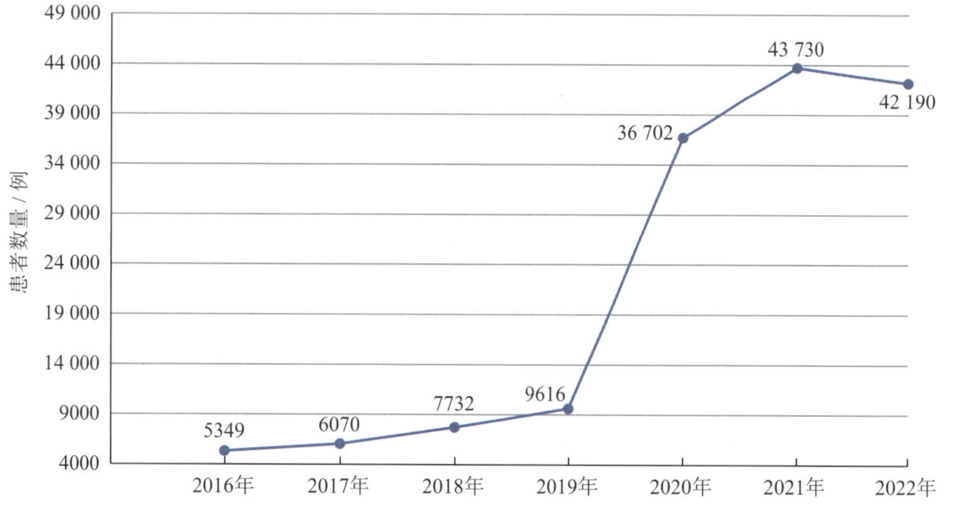

图 2-1-21　2016—2022 年 HQMS 数据库脑膜瘤手术患者数量

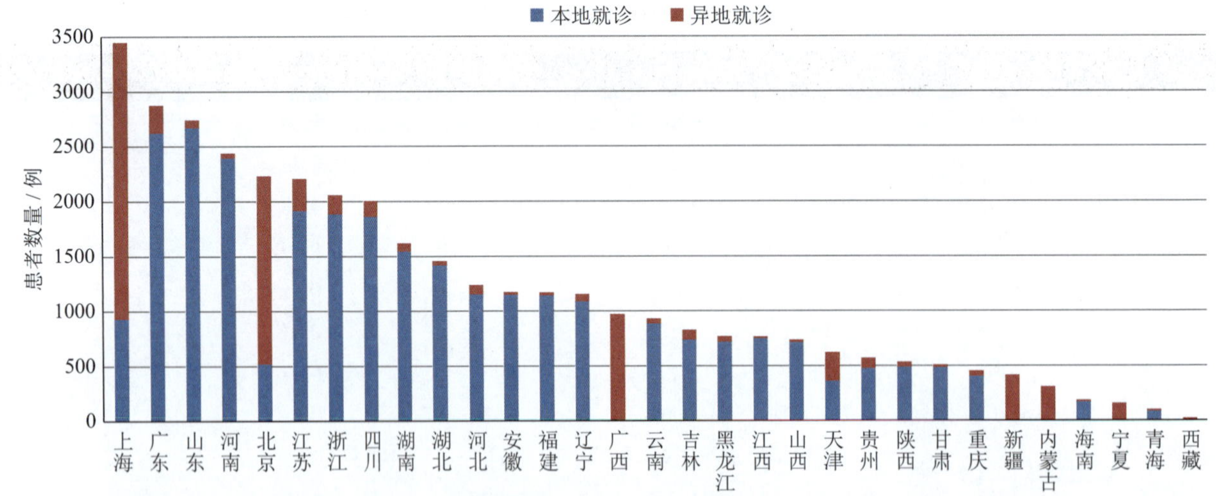

图 2-1-22 2020 年 HQMS 数据库各省级行政区脑膜瘤手术患者本地和异地就诊情况

二、脑膜瘤手术患者人口学特征

2022 年 HQMS 数据库脑膜瘤手术患者的人口学特征如下：患者平均年龄为 56.1 岁，发病年龄呈“单峰”分布，发病高峰为 50～59 岁（图 2-1-23），各省级行政区脑膜瘤患者的平均年龄在 52～58 岁之间（图 2-1-24）；男性患者比例为 27.3%，女性患者比例为 72.7%（表 2-1-6），各省级行政区的男女患者比例大致相同，均为女性患者比例高于男性 2 倍以上（图 2-1-25）。

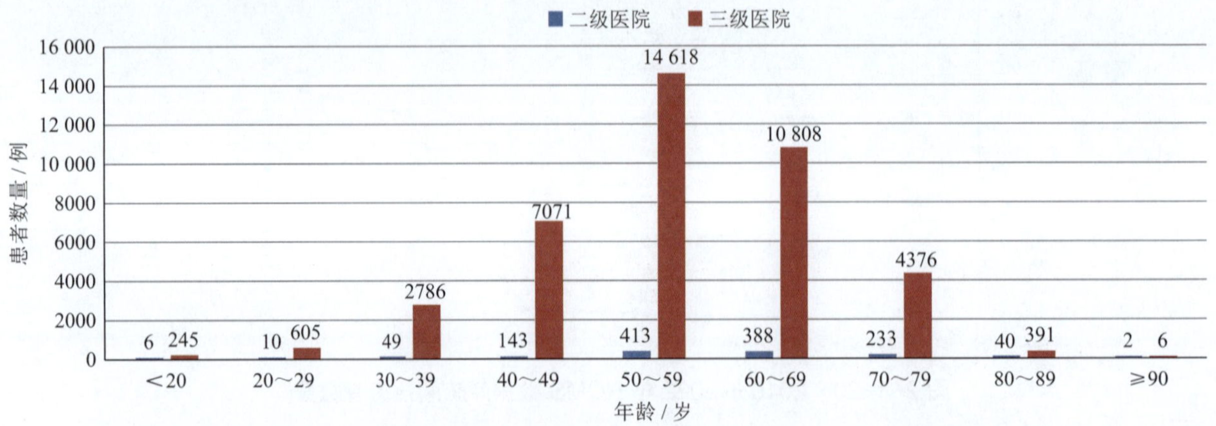

图 2-1-23 2022 年 HQMS 数据库不同级别医院脑膜瘤手术患者年龄分布

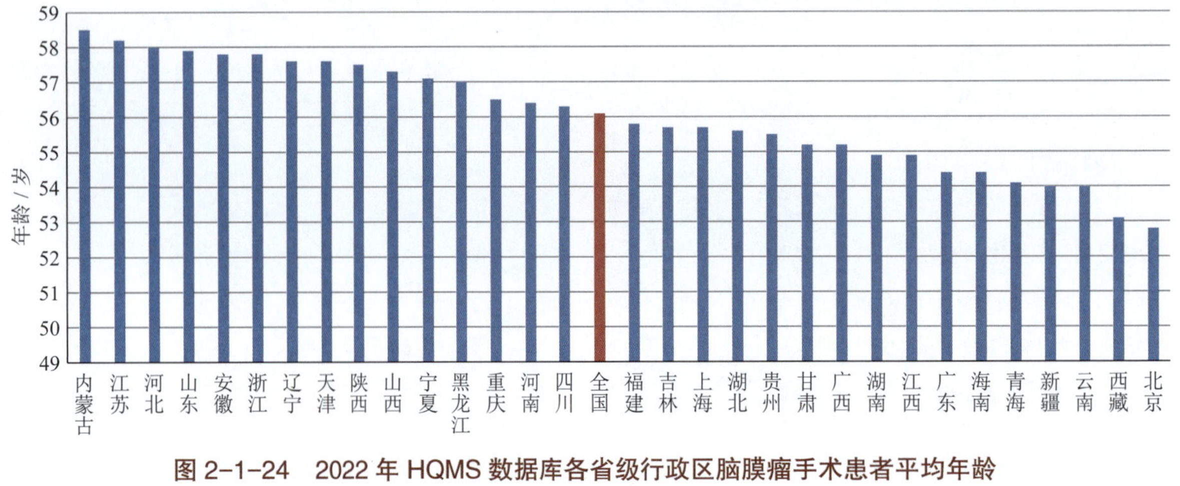

图 2-1-24 2022 年 HQMS 数据库各省级行政区脑膜瘤手术患者平均年龄

表 2-1-6 2016—2022 年 HQMS 数据库脑膜瘤手术患者人口学特征

年份	平均年龄 / 岁	男性 / 例（%）	女性 / 例（%）
2016 年	55.3	1665（32.2）	3510（67.8）
2017 年	56.0	1799（30.8）	4047（69.2）
2018 年	56.5	2297（31.3）	5048（68.7）
2019 年	56.9	2764（30.5）	6302（69.5）
2020 年	55.5	9993（27.2）	26 709（72.8）
2021 年	55.9	11 609（26.5）	32 121（73.5）
2022 年	56.1	11 510（27.3）	30 680（72.7）

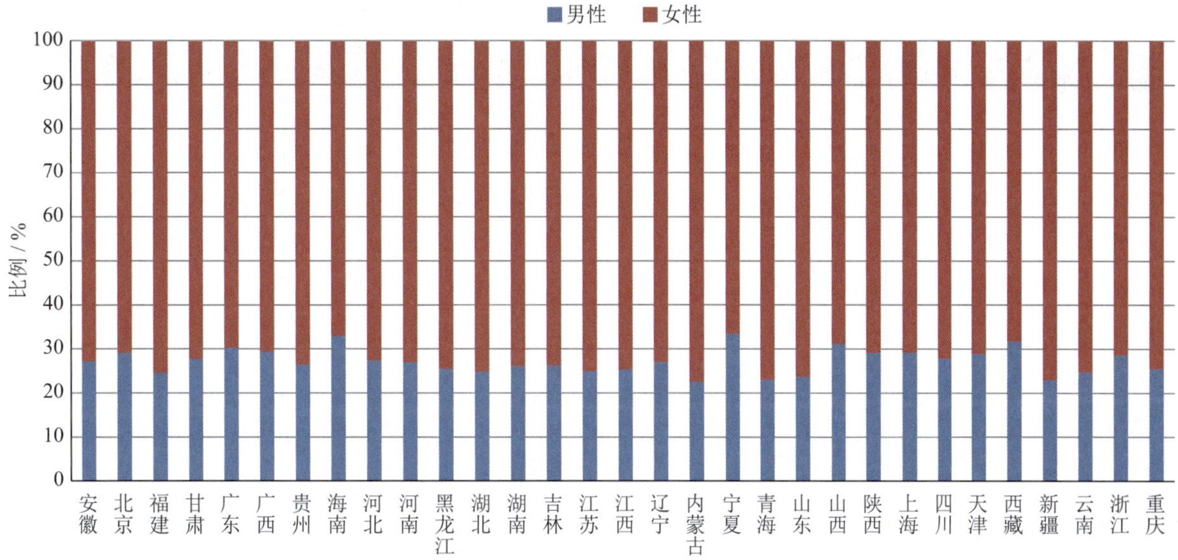

图 2-1-25 2022 年 HQMS 数据库各省级行政区脑膜瘤手术患者性别分布

三、脑膜瘤手术患者疗效总体评价

2022 年 HQMS 数据库中各省级行政区脑膜瘤手术患者的死亡率均较低，全国平均死亡率为 0.3%，与 2021 年（0.3%）和 2020 年（0.3%）持平，低于 2019 年（0.9%）（图 2-1-26），提示 2019 年国家神经系统疾病医疗质量控制中心神经外科亚专业开展颅脑肿瘤专项质量控制后，脑膜瘤手术患者的死亡率大幅度降低，反映了我国脑膜瘤整体治疗水平和医疗质量控制水平的稳步提高。从表 2-1-7 来看，西藏自治区（4.55%）、青海省（2.20%）、新疆维吾尔自治区（0.69%）、天津市（0.68%）和内蒙古自治区（0.73%）等省级行政区的脑膜瘤手术患者死亡率仍较高，提示这些地区是后续脑膜瘤专项质量控制工作的重点地区。

2022 年 HQMS 数据库中脑膜瘤手术患者的平均医嘱离院率为 94.8%，除四川省（85.0%）、河北省（85.7%）、西藏自治区（86.4%）、贵州省（87.0%）、辽宁省（89.1%）和宁夏回族自治区（89.9%）外，其余省级行政区的手术患者医嘱离院率均保持在 90% 以上，较 2021 年的比例提升（图 2-1-27）。2016—2022 年，绝大部分患者经过治疗后医嘱离院（图 2-1-28）。

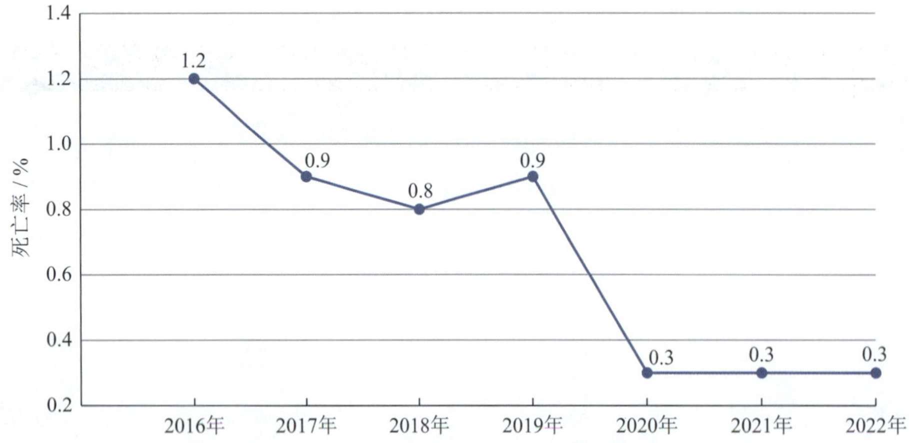

图 2-1-26 2016—2022 年 HQMS 数据库脑膜瘤手术患者死亡率

表 2-1-7 2022 年 HQMS 数据库各省级行政区脑膜瘤手术患者死亡率

省级行政区	患者数量 / 例	死亡患者 / 例	死亡率 / %	省级行政区	患者数量 / 例	死亡患者 / 例	死亡率 / %
安徽	1401	5	0.36	辽宁	1243	5	0.40
北京	3288	6	0.18	内蒙古	274	2	0.73
福建	1382	3	0.22	宁夏	167	–	–
甘肃	475	1	0.21	青海	91	2	2.20
广东	3803	19	0.50	山东	2981	13	0.44
广西	1172	6	0.51	山西	731	–	–
贵州	702	1	0.14	陕西	606	2	0.33
海南	227	–	–	上海	2926	8	0.27
河北	1124	3	0.27	四川	2104	11	0.52
河南	2362	7	0.30	天津	733	5	0.68
黑龙江	1180	5	0.42	西藏	22	1	4.55
湖北	2082	5	0.24	新疆	435	3	0.69
湖南	1890	1	0.05	云南	1070	4	0.37
吉林	831	2	0.24	浙江	2961	3	0.10
江苏	2597	1	0.04	重庆	544	1	0.18
江西	786	4	0.51	全国	42 190	129	0.31

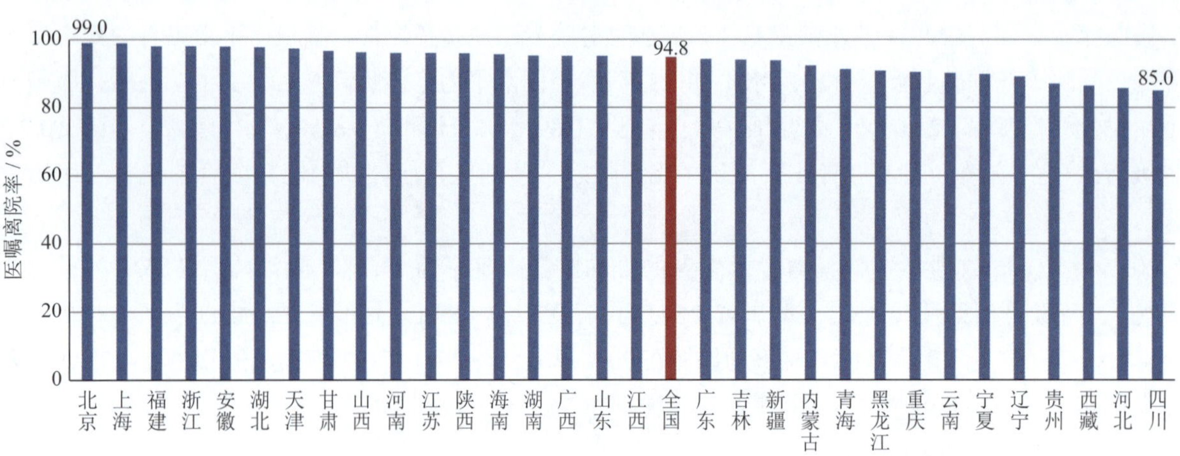

图 2-1-27 2022 年 HQMS 数据库各省级行政区脑膜瘤手术患者医嘱离院率

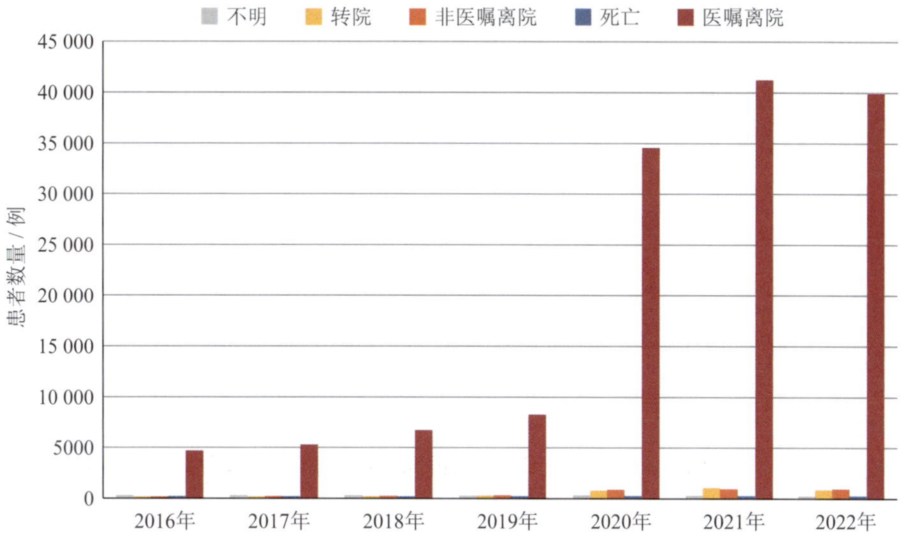

图 2-1-28　2016—2022 年 HQMS 数据库脑膜瘤手术患者出院结局分布

四、脑膜瘤手术患者医疗过程指标分析

2022 年 HQMS 数据库脑膜瘤手术患者的医疗过程指标情况如下：平均住院时长为 18.6 d（中位时长为 16.0 d），相比 2019 年（25.5 d）、2020 年（20.3 d）和 2021 年（18.9 d）的平均住院时长缩短（图 2-1-29）；平均术前等待时间为 5.0 d，较 2019 年（6.8 d）、2020 年（5.7 d）和 2021 年（5.3 d）缩短（图 2-1-30）；脑膜瘤二次手术率为 3.7%，较 2019 年（8.2%）、2020 年（4.0%）和 2021 年（3.8%）有所下降（图 2-1-31）；平均输血率为 27.8%，较 2019 年（34.8%）、2020 年（32.9%）和 2021 年（30.9%）降低（图 2-1-32）。对比 2016—2022 年脑膜瘤的医疗过程指标，重点质量控制指标均呈明显改善趋势，这表明经颅脑肿瘤专项质量控制整改后，我国脑膜瘤手术水平整体有所提升。

2022 年 HQMS 数据库中，各省级行政区脑膜瘤手术患者的平均住院时长相差较大（14.3～29.4 d），其中西藏自治区（29.4 d）、青海省（29.0 d）、贵州省（23.5 d）等地区的住院时长较长，而北京市（14.3 d）、吉林省（15.5 d）、浙江省（15.9 d）等地区的较短（图 2-1-33）；术前等待时间以西藏自治区（9.0 d）、青海省（8.2 d）、新疆维吾尔自治区（6.8 d）、宁夏回族自治区（6.7 d）、广西壮族自治区（6.5 d）等地区的较长，北京市（3.3 d）、吉林省（3.7 d）、山东省（3.9 d）和浙江省（3.9 d）等地区的较短（图 2-1-34），各省级行政区的平均住院时长与术前等待时间趋势基本一致；脑膜瘤患者二次手术率较高的省级行政区有西藏自治区（18.2%）、陕西省（7.8%）、新疆维吾尔自治区（6.2%）和广西壮族自治区（6.1%）等，较低的省级行政区有天津市（1.5%）、北京市（2.0%）、内蒙古自治区（2.2%）和吉林省（2.3%）等（图 2-1-35）；各省级行政区的手术输血率差别也较大，其中西藏自治区（77.8%）、河南省（57.1%）、河北省（51.0%）的较高，浙江省（9.4%）、北京市（13.4%）、安徽省（15.1%）的较低（图 2-1-36）。

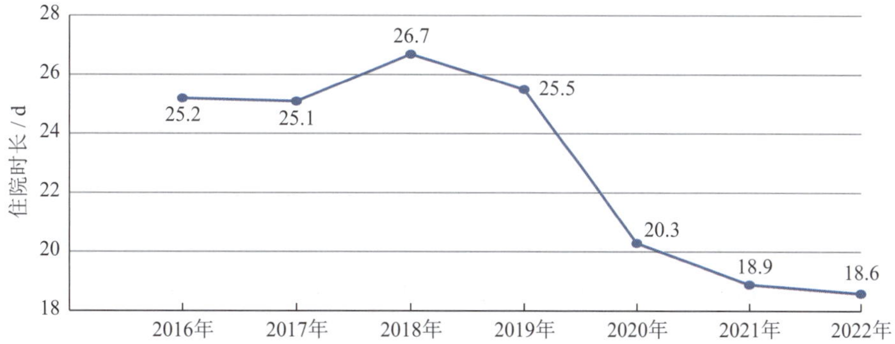

图 2-1-29　2016—2022 年 HQMS 数据库脑膜瘤手术患者平均住院时长

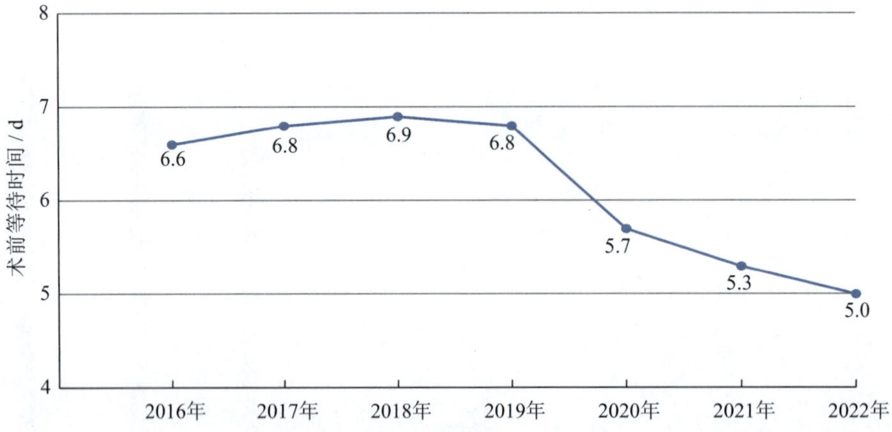

图 2-1-30　2016—2022 年 HQMS 数据库脑膜瘤手术患者平均术前等待时间

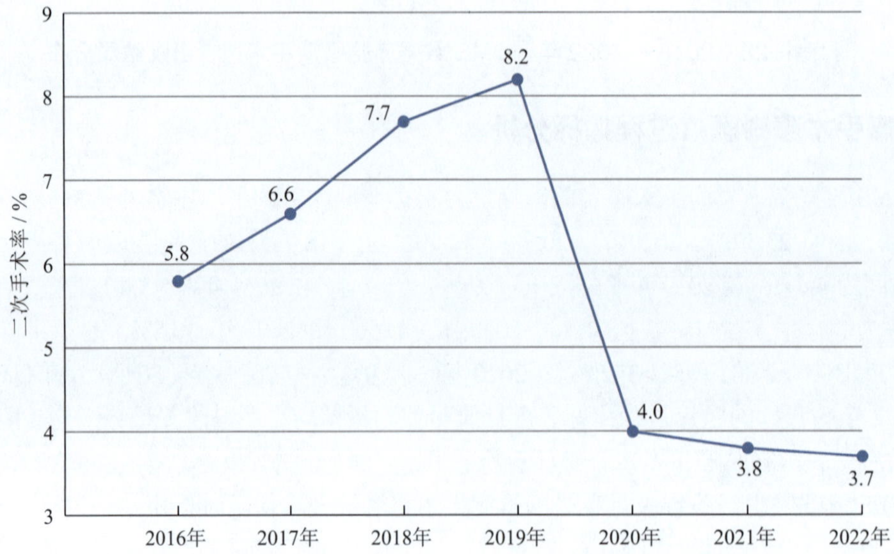

图 2-1-31　2016—2022 年 HQMS 数据库脑膜瘤手术患者二次手术率

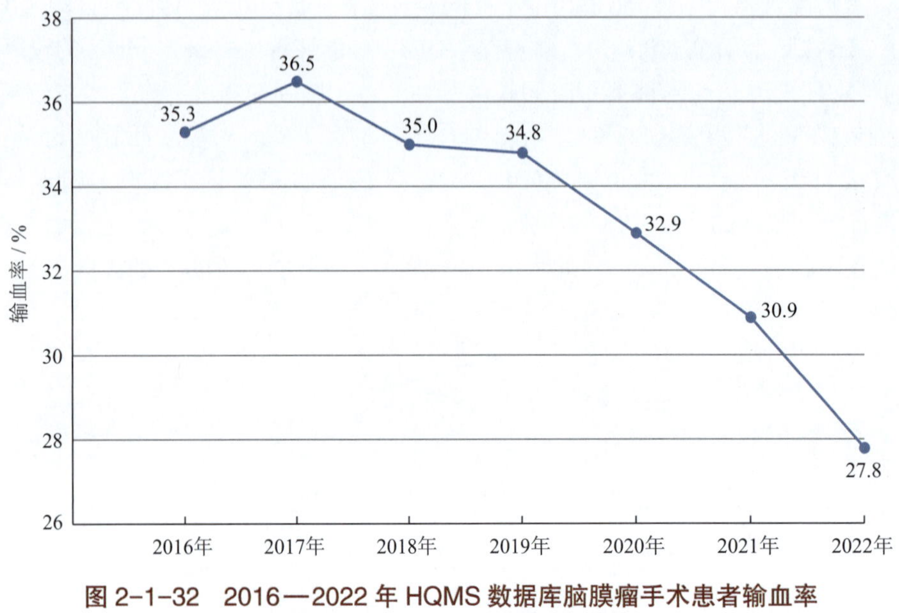

图 2-1-32　2016—2022 年 HQMS 数据库脑膜瘤手术患者输血率

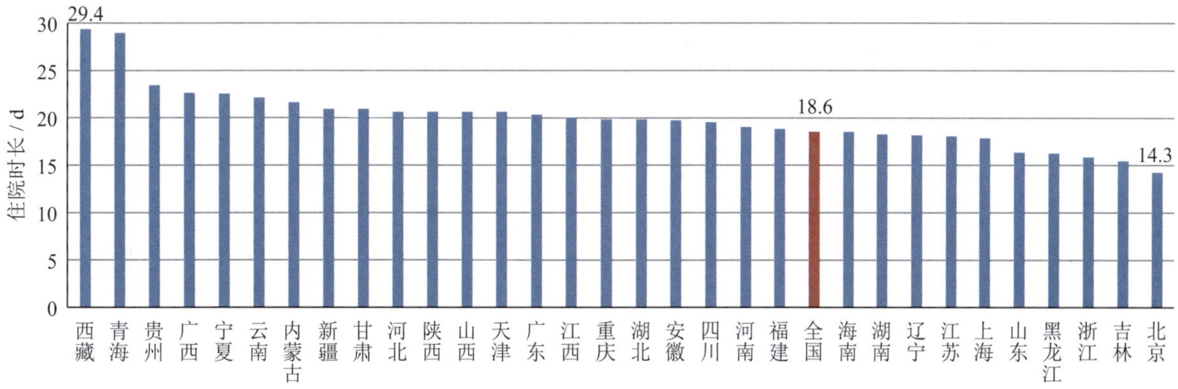

图 2-1-33 2022 年 HQMS 数据库各省级行政区脑膜瘤手术患者平均住院时长

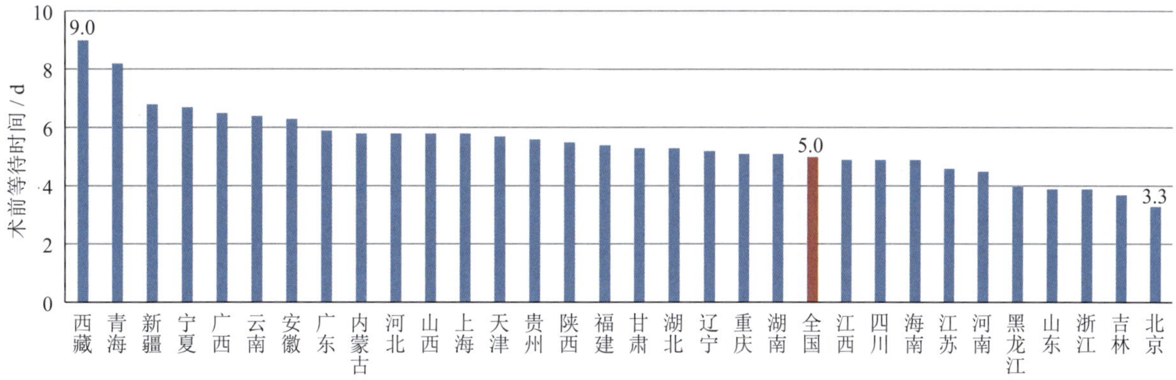

图 2-1-34 2022 年 HQMS 数据库各省级行政区脑膜瘤手术患者平均术前等待时间

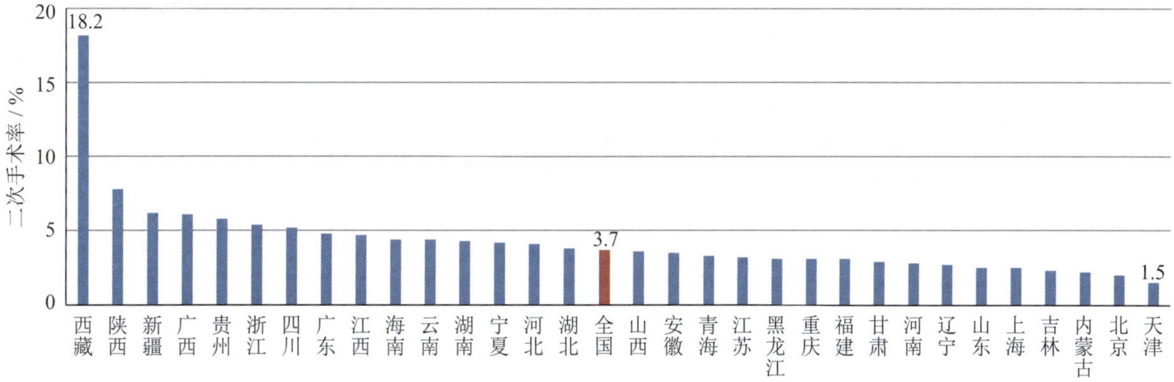

图 2-1-35 2022 年 HQMS 数据库各省级行政区脑膜瘤手术患者二次手术率

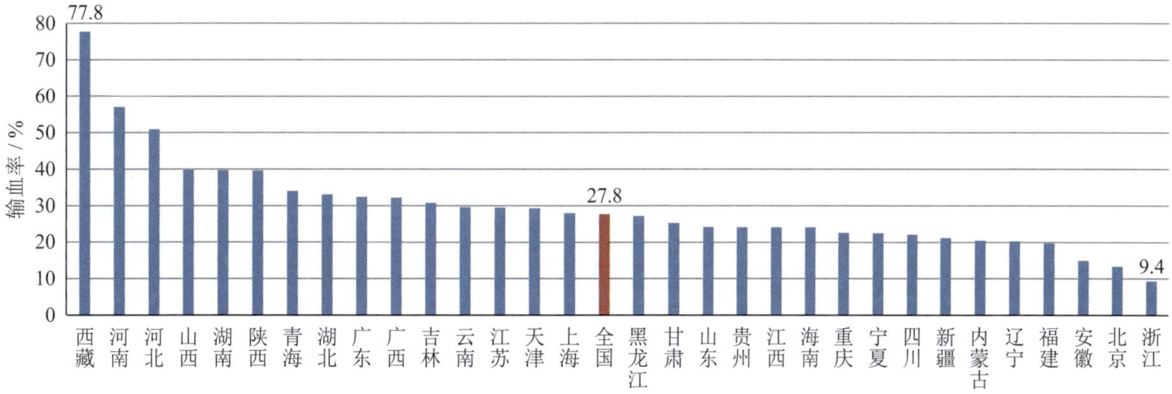

图 2-1-36 2022 年 HQMS 数据库各省级行政区脑膜瘤手术患者输血率

五、脑膜瘤手术患者住院期间感染发生率及抗菌药物使用情况

2022 年 HQMS 数据库中脑膜瘤手术患者的术后平均感染率为 11.7%，相比 2021 年（11.1%）和 2020 年（11.2%）有所上升（图 2-1-37）。对比各省级行政区的数据，青海省（41.8%）和西藏自治区（36.4%）的术后感染率较高（>30%），上海市（2.4%）和北京市（4.6%）的术后感染率相对较低（<5%）（表 2-1-8）。2022 年 HQMS 数据库中脑膜瘤手术患者的平均抗菌药物费用为 1680.9 元，较 2019 年（3811.0 元）、2020 年（1985.8 元）和 2021 年（1814.1 元）下降（图 2-1-38）。各省级行政区的抗菌药物使用情况也不尽相同，其中西藏自治区（5717.2 元）和吉林省（4528.2 元）的抗菌药物费用较高，部分地区的抗菌药物使用情况并不与该地区的术后感染率呈一致趋势（图 2-1-39）。

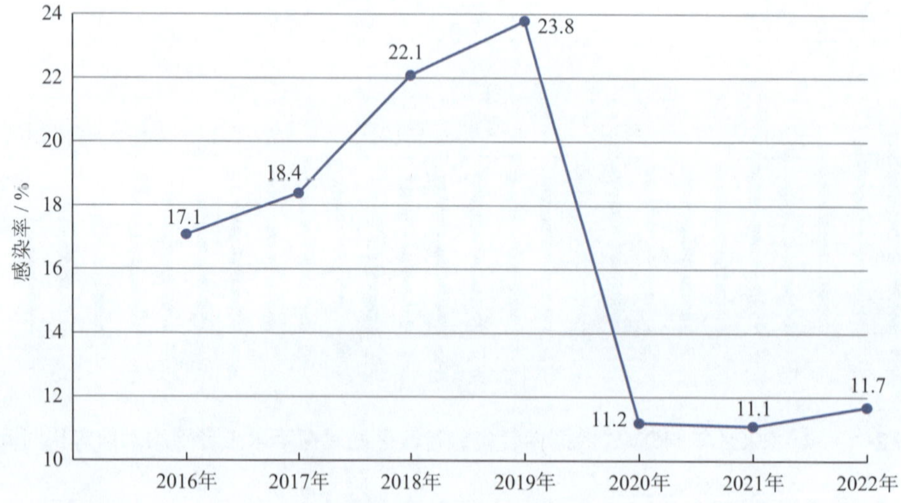

图 2-1-37　2016—2022 年 HQMS 数据库脑膜瘤手术患者术后感染率

表 2-1-8　2022 年 HQMS 数据库各省级行政区脑膜瘤手术患者术后感染率

省级行政区	患者数量 / 例	感染人数 / 例	感染率 / %	省级行政区	患者数量 / 例	感染人数 / 例	感染率 / %
安徽	1401	250	17.8	辽宁	1243	76	6.1
北京	3288	152	4.6	内蒙古	274	31	11.3
福建	1382	186	13.5	宁夏	167	50	29.9
甘肃	475	67	14.1	青海	91	38	41.8
广东	3803	395	10.4	山东	2981	219	7.3
广西	1172	179	15.3	山西	731	78	10.7
贵州	702	92	13.1	陕西	606	109	18.0
海南	227	66	29.1	上海	2926	71	2.4
河北	1124	114	10.1	四川	2104	544	25.9
河南	2362	228	9.7	天津	733	84	11.5
黑龙江	1180	79	6.7	西藏	22	8	36.4
湖北	2082	302	14.5	新疆	435	73	16.8
湖南	1890	208	11.0	云南	1070	277	25.9
吉林	831	61	7.3	浙江	2961	349	11.8
江苏	2597	230	8.9	重庆	544	104	19.1
江西	786	207	26.3	全国	42 190	4927	11.7

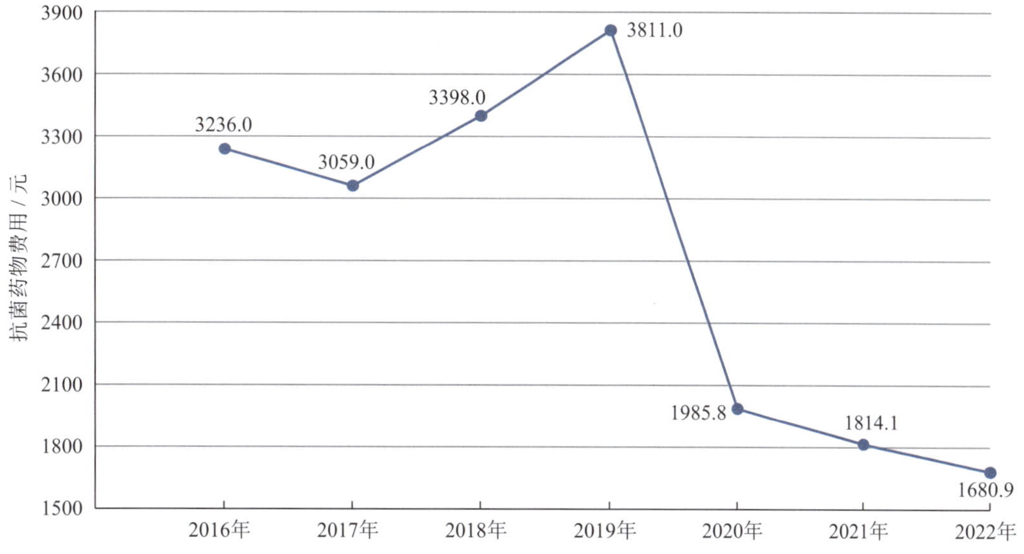

图 2-1-38 2016—2022 年 HQMS 数据库脑膜瘤手术患者术后抗菌药物费用

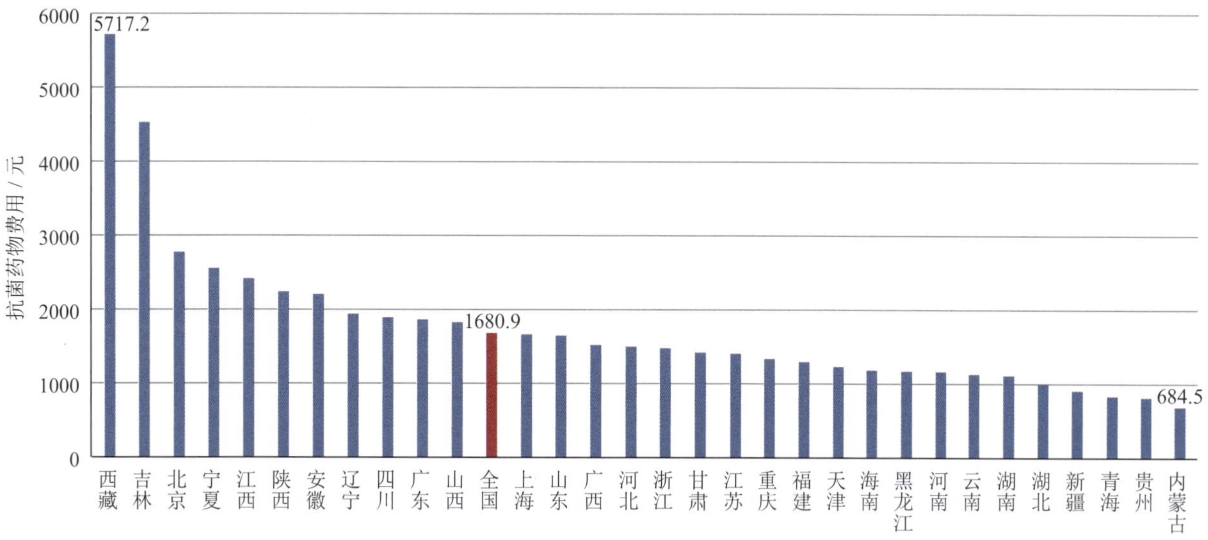

图 2-1-39 2022 年 HQMS 数据库各省级行政区脑膜瘤手术患者术后抗菌药物费用

六、脑膜瘤手术患者卫生经济学分析

2022 年 HQMS 数据库中脑膜瘤手术患者的人均住院总费用为 73 790.0 元，比 2021 年（72 814.1 元）增加 1.3%（图 2-1-40），提示脑膜瘤单病种医药费用趋于稳定。2016—2020 年脑膜瘤手术患者自付费用情况见图 2-1-41，目前无 2021—2022 年的自付费用数据。2016—2020 年各省级行政区脑膜瘤手术患者的费用支付方式以城镇居民基本医疗保险、城镇职工基本医疗保险和新型农村合作医疗保险为主（图 2-1-42）。2022 年各省级行政区脑膜瘤手术患者人均住院总费用情况不尽相同，其中以广东省（95 996.0 元）的人均住院总费用最高（表 2-1-9）。2020 年脑膜瘤手术患者的人均自付费用以吉林省（51 171.3 元）最高（表 2-1-10）（无 2021—2022 年数据）。2020 年，绝大多数省级行政区脑膜瘤手术患者的付费方式以医疗保险付费为主，仅上海市、西藏自治区、安徽省、江苏省 4 个地区的自费比例较高（图 2-1-43）。

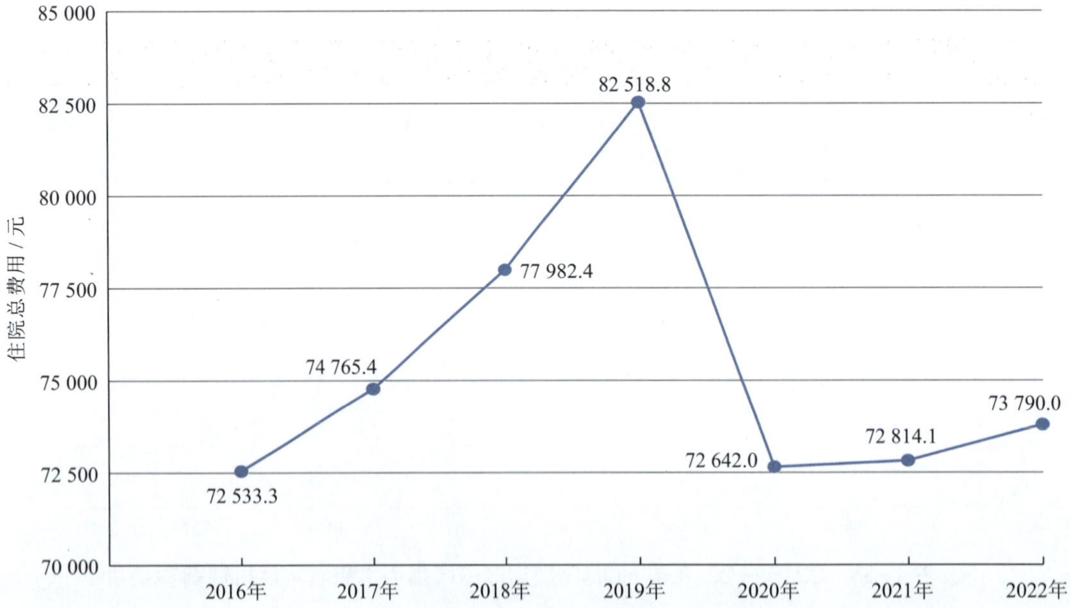

图 2-1-40 2016—2022 年 HQMS 数据库脑膜瘤手术患者人均住院总费用

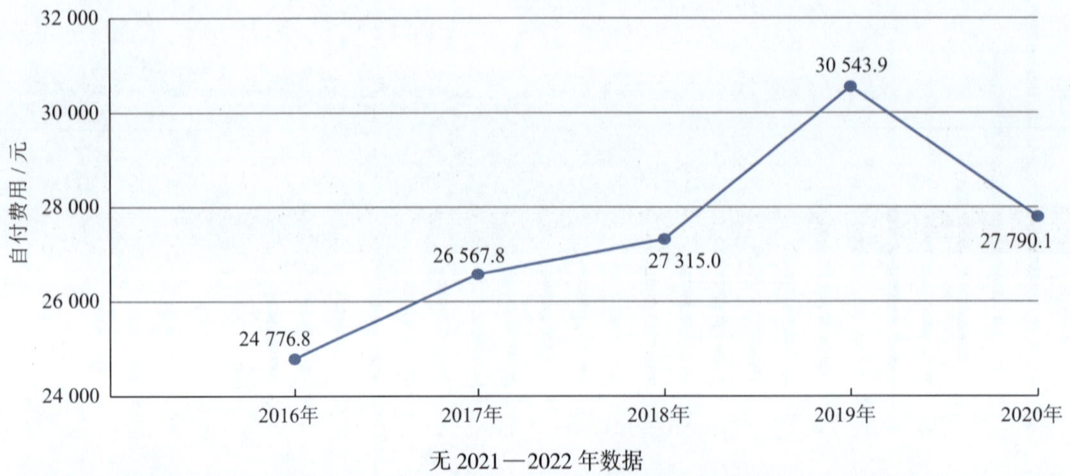

图 2-1-41 2016—2020 年 HQMS 数据库脑膜瘤手术患者人均自付费用

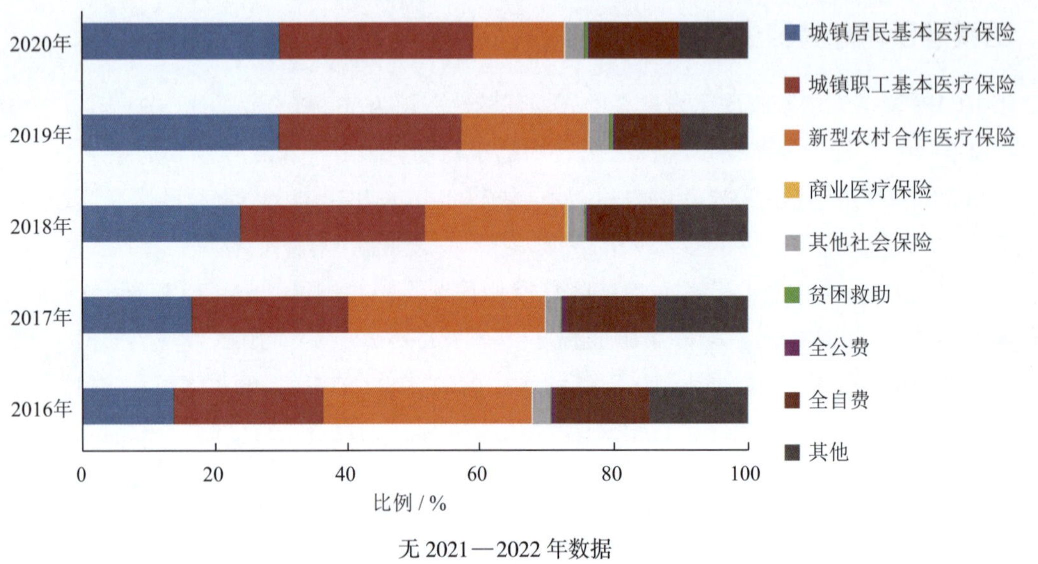

图 2-1-42 2016—2020 年 HQMS 数据库脑膜瘤手术患者付费方式分布

表 2-1-9　2022 年 HQMS 数据库各省级行政区脑膜瘤手术患者人均住院总费用　单位：元

省级行政区	人均住院总费用	省级行政区	人均住院总费用	省级行政区	人均住院总费用
安徽	57 652.8	湖北	80 311.9	陕西	75 713.4
北京	74 250.5	湖南	75 841.4	上海	91 472.0
福建	63 949.6	吉林	93 379.8	四川	73 188.3
甘肃	69 962.0	江苏	77 349.0	天津	87 191.8
广东	95 996.0	江西	69 633.2	西藏	91 775.5
广西	65 974.7	辽宁	76 531.2	新疆	77 118.0
贵州	82 950.3	内蒙古	49 167.3	云南	63 088.3
海南	58 063.0	宁夏	62 663.0	浙江	53 150.9
河北	70 131.8	青海	87 701.8	重庆	85 328.2
河南	66 288.2	山东	60 930.2	全国	73 790.0
黑龙江	68 187.5	山西	63 312.9		

表 2-1-10　2020 年 HQMS 数据库各省级行政区脑膜瘤手术患者人均住院自付费用　单位：元

省级行政区	人均住院自付费用	省级行政区	人均住院自付费用	省级行政区	人均住院自付费用
安徽	16 760.7	湖北	35 509.9	陕西	43 083.9
北京	32 436.7	湖南	41 274.5	上海	18 335.8
福建	40 694.3	吉林	51 171.3	四川	25 970.7
甘肃	21 690.3	江苏	22 539.8	天津	18 691.5
广东	39 899.2	江西	34 514.0	西藏	—
广西	26 041.4	辽宁	38 434.8	新疆	34 804.5
贵州	18 255.2	内蒙古	16 796.1	云南	7768.9
海南	22 455.9	宁夏	38 135.5	浙江	16 596.3
河北	14 393.6	青海	34 791.3	重庆	42 935.9
河南	28 837.8	山东	27 037.7		
黑龙江	26 778.6	山西	13 355.3		

注：无 2021—2022 年数据。

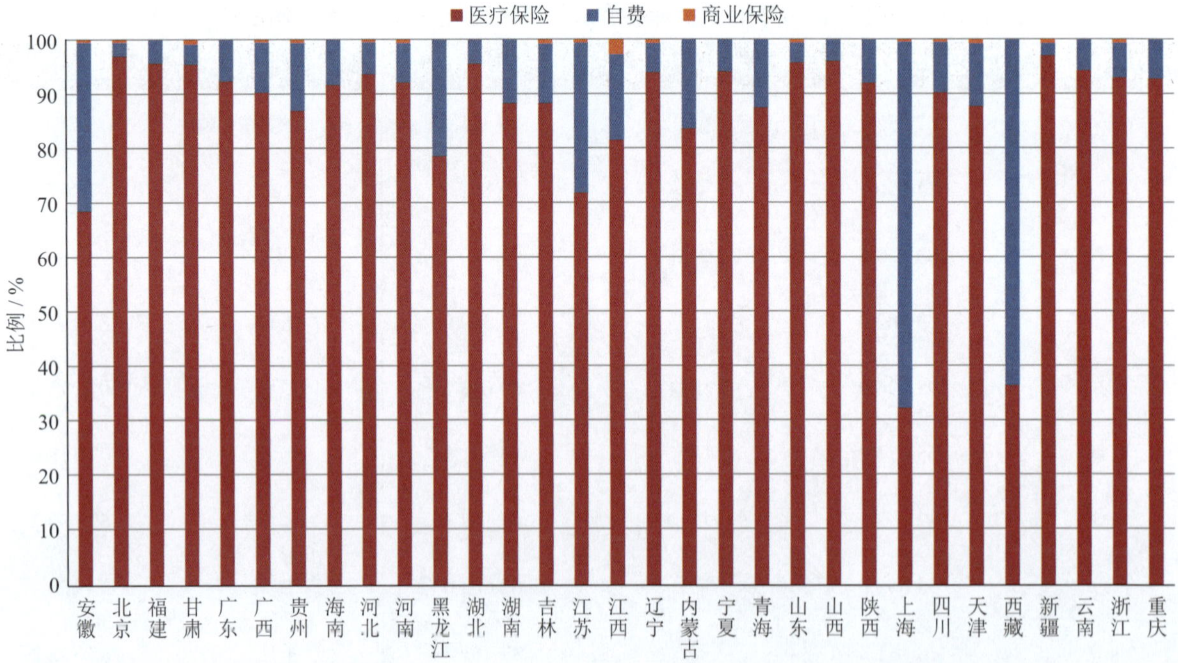

图 2-1-43 2020 年 HQMS 数据库各省级行政区脑膜瘤手术患者住院费用分布

七、脑膜瘤手术患者一次性医疗材料使用情况

2022 年，HQMS 数据库中全国脑膜瘤手术患者的一次性医疗材料费用主要集中在手术（18 291.6 元）、治疗（5925.5 元）和检查（1219.9 元）这 3 个方面。相比 2021 年，上述 3 方面的费用均有所增加，其中手术费增加 1.7%（2021 年为 17 985.5 元），治疗费增加 6.6%（2021 年为 5560.8 元），检查费增加 48.8%（2021 年为 819.9 元），增幅较大。2016—2022 年 HQMS 数据库脑膜瘤手术患者一次性医疗材料费用情况见图 2-1-44。

2022 年，HQMS 数据库中各省级行政区脑膜瘤手术患者的一次性医疗材料费用及分布情况见图 2-1-45，大多数地区的一次性医疗材料费用主要集中在手术方面，其次是治疗方面。此外还有部分地区的材料费用主要体现在治疗和检查方面，表明该地区患者倾向于向上级医院转诊进行手术。一次性医疗材料费用较高的省级行政区有重庆市（32 006.7 元）、青海省（31 664.9 元）、吉林省（28 922.4 元）、上海市（27 545.2 元）、广东省（26 979.5 元）等，这与上述地区住院总费用较高的趋势一致。

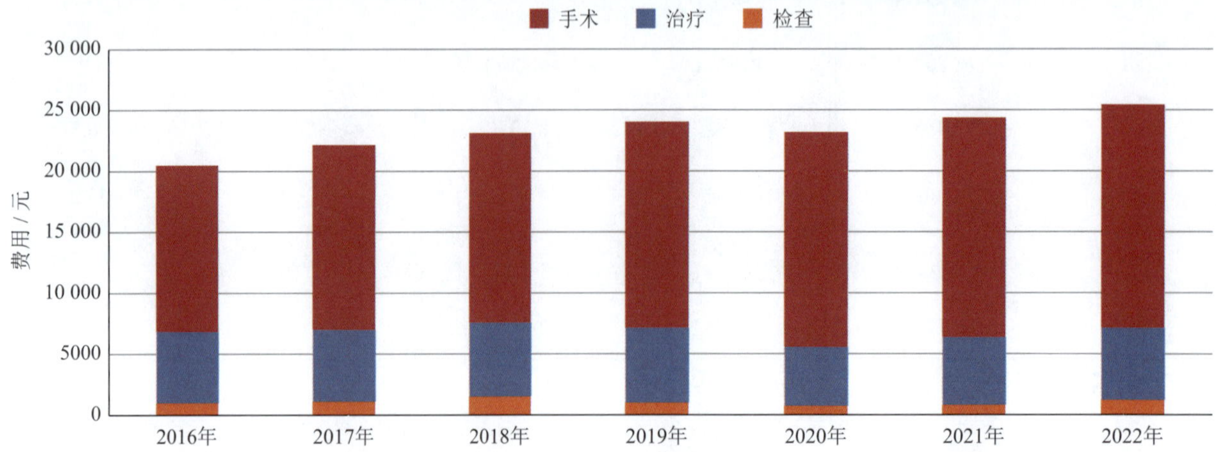

图 2-1-44 2016—2022 年 HQMS 数据库脑膜瘤手术患者一次性医疗材料费用分布

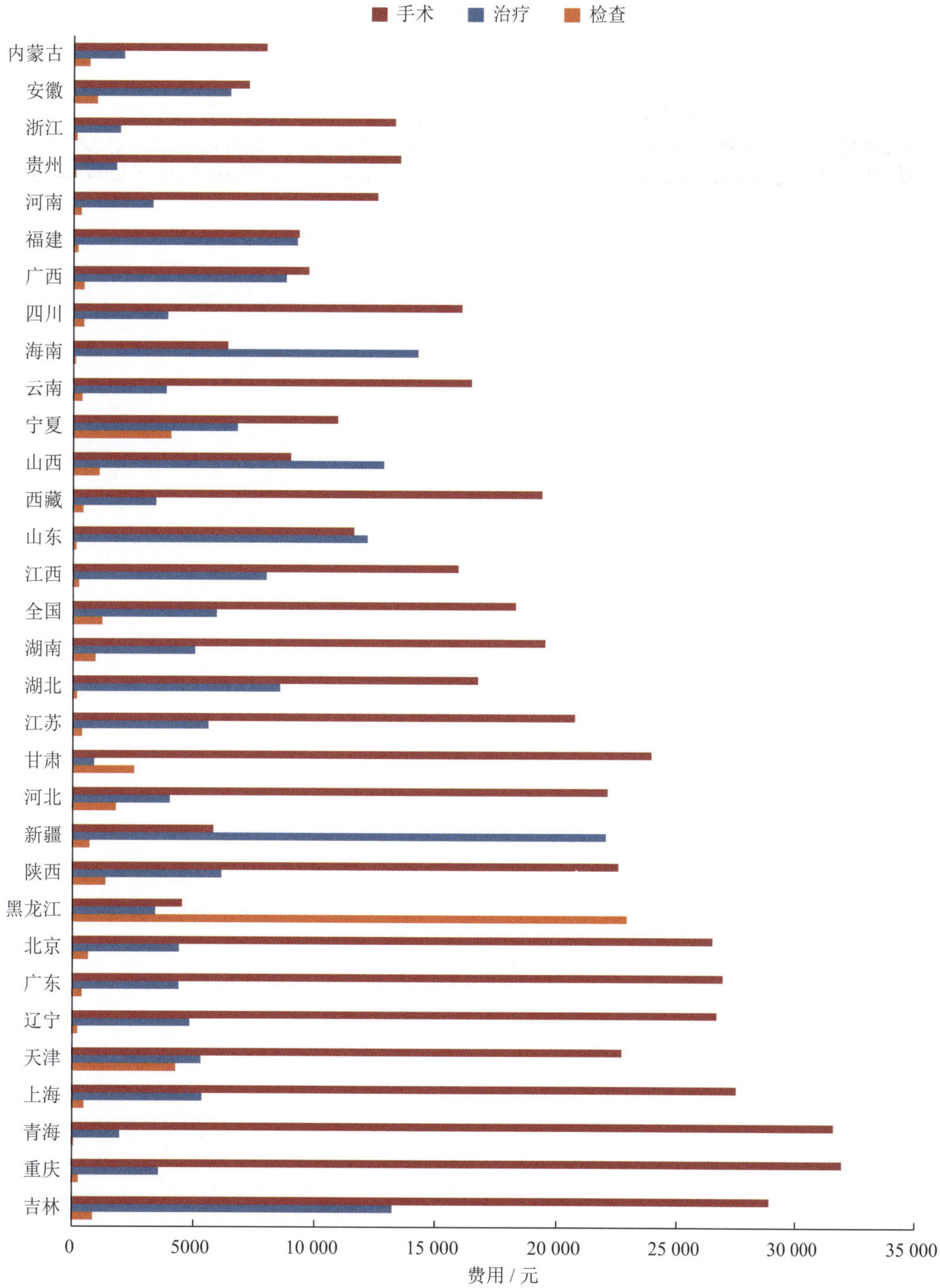

图 2-1-45　2022 年 HQMS 数据库各省级行政区脑膜瘤手术患者一次性医疗材料费用分布

第三节　垂体瘤医疗质量数据分析

一、总体情况

针对垂体瘤单病种，根据国家卫生健康委员会发布的单病种质量控制指标内容，统计了 2022 年 HQMS 数据库全国各省级行政区（不含港、澳、台地区）2083 家医院收治的垂体瘤患者 223 139 例，以及完成的垂体瘤切除手术 223 098 台（表 2-1-11）。患者收治数量及手术数量排名前 5 位的省级行政区为广东省、浙江省、河南省、山东省和北京市。收治垂体瘤的医院数量排名前 5 位的省级行政区分别为浙江省（188 家）、云南省（180 家）、新疆维吾尔自治区（136 家）、西藏自治区（118 家）和天津市（101 家）。

表 2-1-11　2022 年 HQMS 数据库各省级行政区收治的垂体瘤患者数量

省级行政区	患者数量 / 例	手术数量 / 台	医院数量 / 家	患者数量排名
安徽	5784	5784	80	15
北京	14 003	14 003	56	5
重庆	3383	3383	38	22
福建	9623	9623	51	10
甘肃	2425	2425	19	26
广东	25 217	25 217	31	1
广西	8050	8050	32	12
贵州	3650	3650	42	21
海南	1107	1107	45	30
河北	6726	6726	46	14
河南	15 648	15 648	48	3
黑龙江	2500	2500	49	24
湖北	11 623	11 623	51	6
湖南	10 138	10 097	51	9
吉林	1061	1061	51	27
江苏	10 427	10 427	53	8
江西	4664	4664	56	18
辽宁	3972	3972	63	20
内蒙古	2454	2454	70	25
宁夏	1110	1110	71	29
青海	1182	1182	72	28
山东	143 56	14 356	80	4
山西	4053	4053	84	19
陕西	5547	5547	88	16
上海	7957	7957	92	13
四川	11 442	11 442	93	7
天津	2796	2796	101	23
西藏	90	90	118	31
新疆	4958	4958	136	17
云南	8942	8942	180	11
浙江	17 711	17 711	188	2

二、垂体瘤手术患者人口学特征

2022 年 HQMS 数据库中垂体瘤手术患者的人口学特征如下：平均年龄为 50 岁，发病年龄高峰为

50～59 岁和 60～69 岁（图 2-1-46）。男性患者占比为 39.1%，女性患者占比为 60.9%，女性患者明显多于男性患者。各省级行政区垂体瘤患者的性别分布见图 2-1-47。各省级行政区垂体瘤患者的发病年龄均在 50 岁左右（图 2-1-48）。

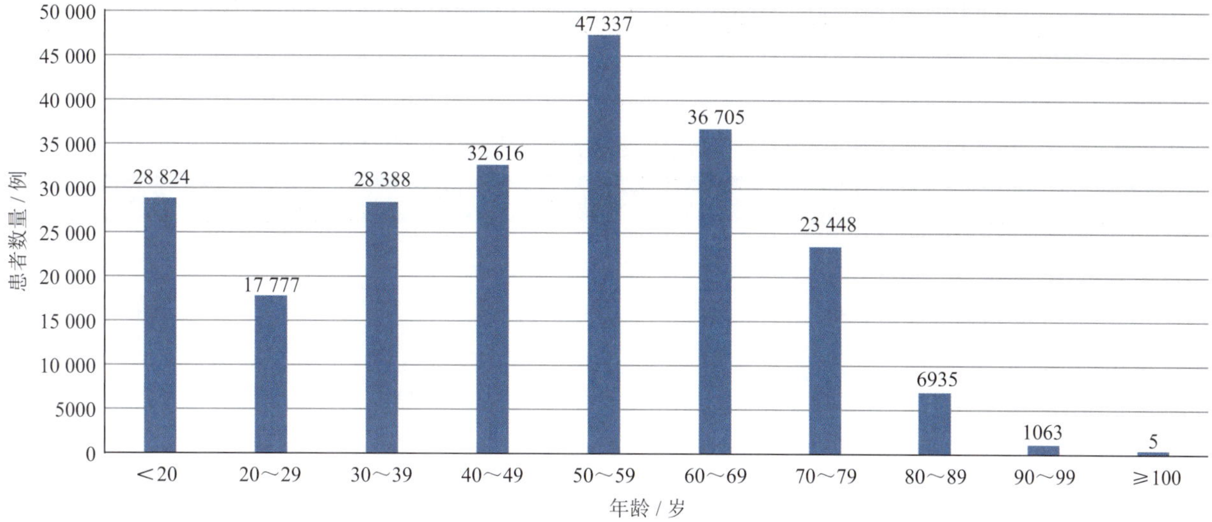

图 2-1-46　2022 年 HQMS 数据库垂体瘤手术患者年龄分布

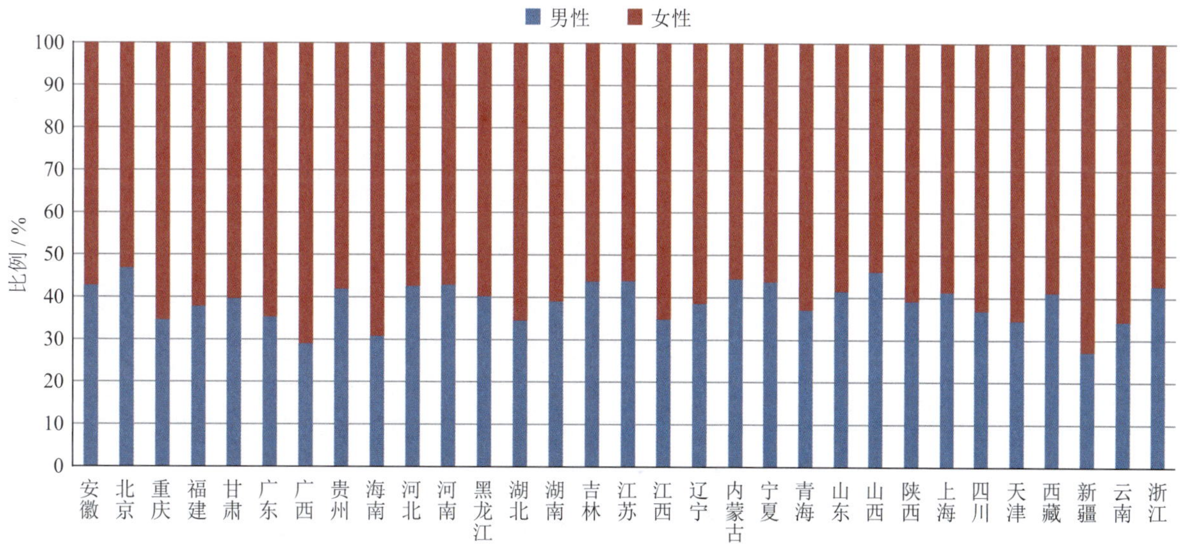

图 2-1-47　2022 年 HQMS 数据库各省级行政区垂体瘤手术患者性别分布

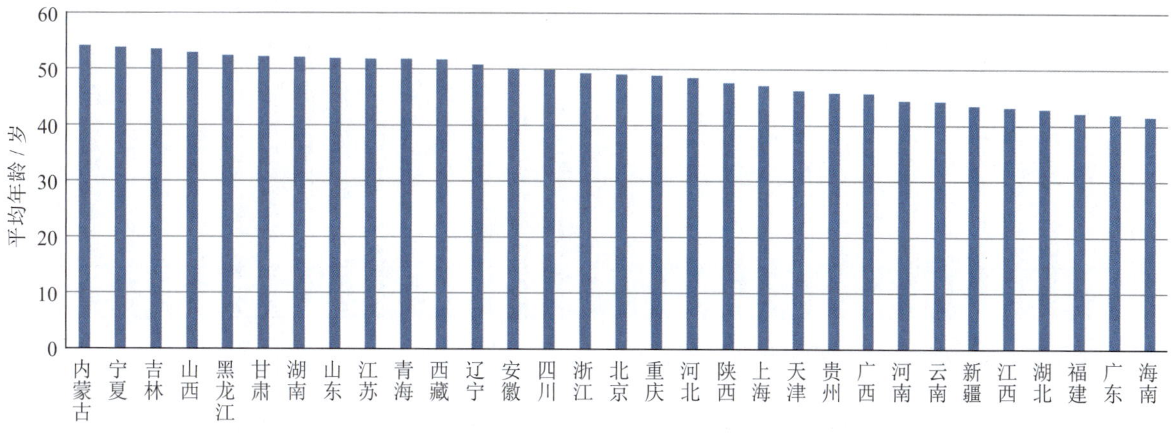

图 2-1-48　2022 年 HQMS 数据库各省级行政区垂体瘤手术患者平均年龄

三、垂体瘤手术患者疗效总体评价

2022 年 HQMS 数据库中垂体瘤手术患者的死亡率较低，平均为 0.3%（表 2-1-12）；垂体瘤手术患者全国平均医嘱离院率为 91.1%，除天津市外，其他省级行政区手术患者的医嘱离院率均在 80% 以上（图 2-1-49）。2022 年垂体瘤手术患者的医嘱离院率高，表明多数患者在医院接受了完整的疾病治疗并达到了出院的标准。

表 2-1-12 2022 年 HQMS 数据库各省级行政区垂体瘤手术患者死亡率

省级行政区	患者数量 / 例	死亡患者 / 例	死亡率 / %	省级行政区	患者数量 / 例	死亡患者 / 例	死亡率 / %
安徽	5784	36	0.6	江西	4664	11	0.2
北京	14 003	24	0.2	辽宁	3972	38	1.0
重庆	3383	9	0.3	内蒙古	2454	18	0.7
福建	9623	10	0.1	宁夏	1110	2	0.2
甘肃	2425	9	0.4	青海	1182	8	0.7
广东	25 217	70	0.3	山东	14 356	55	0.4
广西	8050	25	0.3	山西	4053	14	0.3
贵州	3650	19	0.5	陕西	5547	16	0.3
海南	1107	3	0.3	上海	7957	30	0.4
河北	6726	21	0.3	四川	11 442	49	0.4
河南	15 648	27	0.2	天津	2796	8	0.3
黑龙江	2500	27	0.2	西藏	90	1	1.1
湖北	11 623	16	0.6	新疆	4958	15	0.3
湖南	10 138	36	0.3	云南	8942	33	0.4
吉林	1061	9	0.6	浙江	17 711	25	0.1
江苏	10 427	18	0.2	全国	223 139	682	0.3

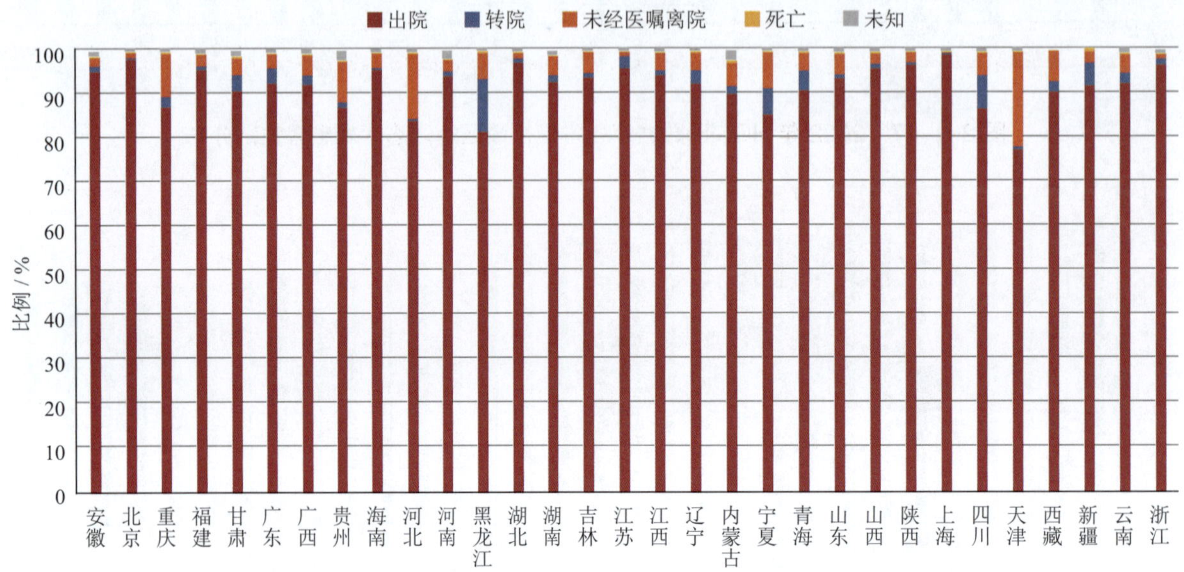

图 2-1-49 2022 年 HQMS 数据库各省级行政区垂体瘤手术患者出院结局分布

四、垂体瘤手术患者医疗过程指标分析

2022 年 HQMS 数据库中垂体瘤手术患者的医疗过程指标情况如下：垂体瘤手术患者平均住院时长为 8 d，各省级行政区的平均住院时长相差较大，其中北京市（12 d）、河南省（11 d）的较长，而江西省（6 d）、海南省（6 d）的较短（图 2-1-50）。

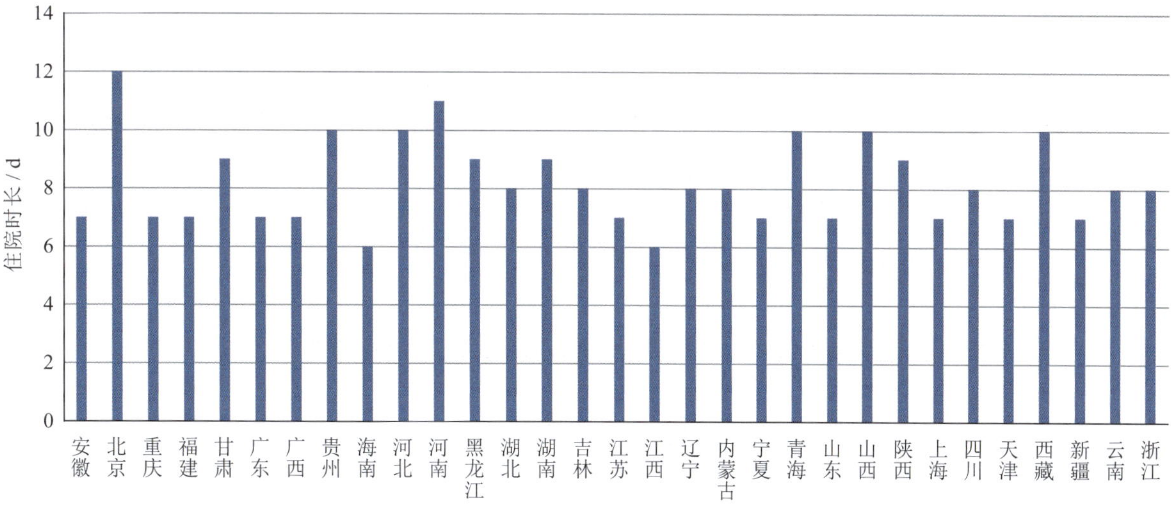

图 2-1-50　2022 年 HQMS 数据库各省级行政区垂体瘤手术患者平均住院时长

五、垂体瘤手术患者住院期间感染发生率及抗菌药物使用情况

2022 年 HQMS 数据库中垂体瘤手术患者的术后平均感染率为 9.5%。对比各省级行政区垂体瘤手术患者的术后感染率，发现湖南省、四川省、西藏自治区、云南省等地区的术后感染率较高（>12%），而上海市、辽宁省、北京市等地区的术后感染率相对较低（≤6%）（表 2-1-13）。2022 年 HQMS 数据库中垂体瘤手术患者术后平均抗菌药物费用为 357.1 元，各省级行政区垂体瘤手术患者术后抗菌药物费用情况见图 2-1-51。

表 2-1-13　2022 年 HQMS 数据库各省级行政区垂体瘤手术患者术后感染率　　单位：%

省级行政区	感染率	省级行政区	感染率	省级行政区	感染率
安徽	9.2	黑龙江	6.9	山西	6.9
北京	6.0	湖北	10.2	陕西	11.0
重庆	11.7	湖南	12.5	上海	3.7
福建	8.6	吉林	7.5	四川	13.2
甘肃	9.2	江苏	8.8	天津	6.6
广东	7.6	江西	10.7	西藏	18.9
广西	8.4	辽宁	5.8	新疆	10.3
贵州	10.1	内蒙古	9.8	云南	12.8
海南	10.8	宁夏	11.0	浙江	8.9
河北	7.5	青海	11.3	全国	9.5
河南	9.5	山东	7.7		

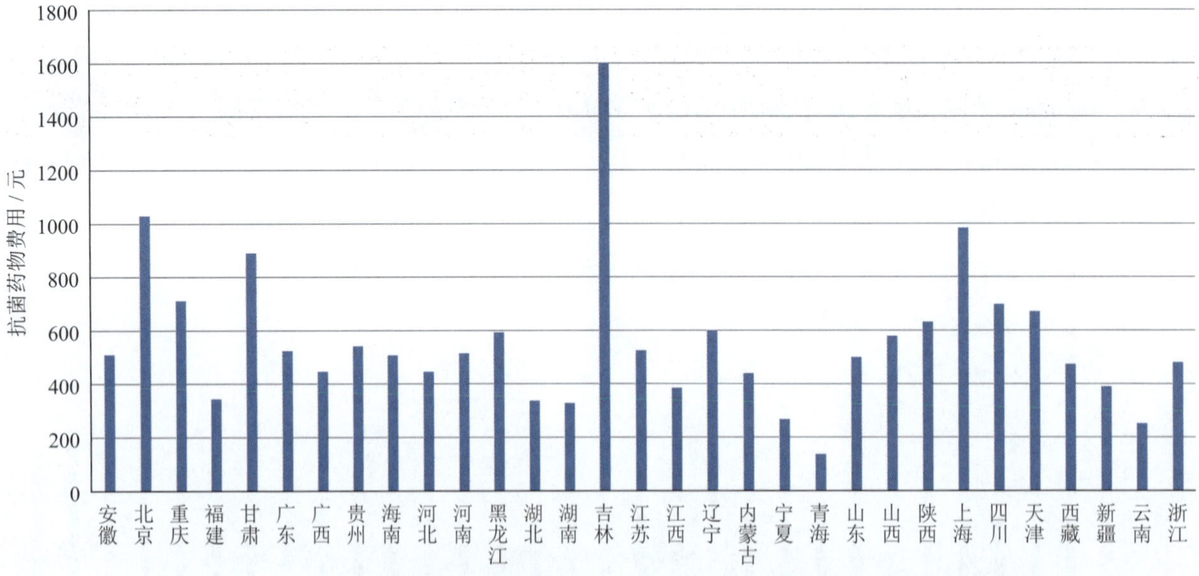

图 2-1-51 2022 年 HQMS 数据库各省级行政区垂体瘤手术患者术后抗菌药物费用

六、垂体瘤手术患者卫生经济学分析

2022 年 HQMS 数据库垂体瘤手术患者的人均住院总费用为 20 525.2 元，人均一般医疗服务费为 1170.8 元，人均一般治疗操作费为 1052.5 元，人均护理费为 614.3，人均实验室诊断费为 2595.3 元，人均影像学诊断费为 1695.9 元，人均临床诊断项目费为 1242.8 元。各省级行政区垂体瘤手术患者的人均住院总费用情况不尽相同，其中以北京市（40 588.1 元）的人均住院总费用最高（表 2-1-14）；各省级行政区垂体瘤患者的治疗与诊断费用分布见图 2-1-52～图 2-1-53。

表 2-1-14 2022 年 HQMS 数据库各省级行政区垂体瘤手术患者住院费用

单位：元

省级行政区	人均住院总费用	人均一般医疗服务费	人均一般治疗操作费	人均护理费	人均实验室诊断费	人均影像学诊断费	人均临床诊断项目费
安徽	15 008.6	825.8	689.9	459.3	2077.8	1157.7	434.9
北京	40 588.1	4028.1	1800.1	1352.2	2787.4	1088.4	6706.7
重庆	19 530.0	1393.0	911.2	217.5	2799.9	2273.8	810.4
福建	14 293.7	902.6	465.1	575.8	1954.1	1339.4	605.3
甘肃	15 089.2	506.3	1118.5	534.0	2046.0	1748.7	503.2
广东	21 994.7	1233.1	1562.7	643.5	3304.0	1997.0	1051.9
广西	14 352.3	589.4	839.2	419.4	2040.0	1870.4	362.5
贵州	19 983.4	596.4	2136.7	497.4	2432.3	1679.1	790.9
海南	13 793.7	696.0	559.1	332.5	2452.9	1627.7	327.6
河北	21 763.3	1009.7	1823.8	494.6	2961.8	1999.7	1291.9
河南	20 869.4	907.9	716.5	987.1	2560.9	1757.7	2244.7
黑龙江	26 634.1	997.9	535.9	475.3	2117.9	2056.2	387.2
湖北	18 997.5	607.1	1046.3	422.1	2284.0	1487.4	1064.6

续表

省级行政区	人均住院总费用	人均一般医疗服务费	人均一般治疗操作费	人均护理费	人均实验室诊断费	人均影像学诊断费	人均临床诊断项目费
湖南	18 413.7	983.1	910.3	532.4	2335.8	1728.6	778.4
吉林	34 328.3	1027.5	964.7	606.0	3238.2	2361.9	405.5
江苏	21 731.9	799.8	1627.2	448.0	2819.0	1708.5	777.0
江西	16 112.1	825.9	838.1	498.4	2048.3	1460.9	413.3
辽宁	21 433.0	740.6	408.6	384.2	2340.9	2238.1	482.7
内蒙古	16 218.5	1051.9	578.0	748.0	2257.3	1893.3	666.9
宁夏	14 577.8	568.4	642.3	240.0	1622.2	1231.5	1186.3
青海	13 774.4	628.9	617.3	353.3	3001.3	3037.6	632.0
山东	17 660.3	790.9	767.4	444.8	2356.6	1966.2	660.3
山西	17 802.3	803.6	941.7	611.7	2234.8	1708.9	725.0
陕西	19 615.2	936.4	2220.6	594.3	2859.6	1923.5	713.5
上海	31 965.3	2478.3	305.8	476.7	4691.2	1631.4	783.5
四川	18 971.9	939.3	846.5	518.4	2264.8	1985.6	995.4
天津	31 251.9	1665.4	3053.9	315.5	3433.8	2392.4	752.5
西藏	18 302.3	1037.3	1604.1	564.9	2072.3	1721.6	1218.5
新疆	15 054.3	458.5	513.3	330.3	2530.7	1568.6	1008.7
云南	13 618.5	873.1	670.5	663.6	1883.9	1722.4	654.1
浙江	15 429.3	1145.3	630.8	758.6	2398.1	1068.9	562.4
全国	20 525.2	1170.8	1052.5	614.3	2595.3	1695.9	1242.8

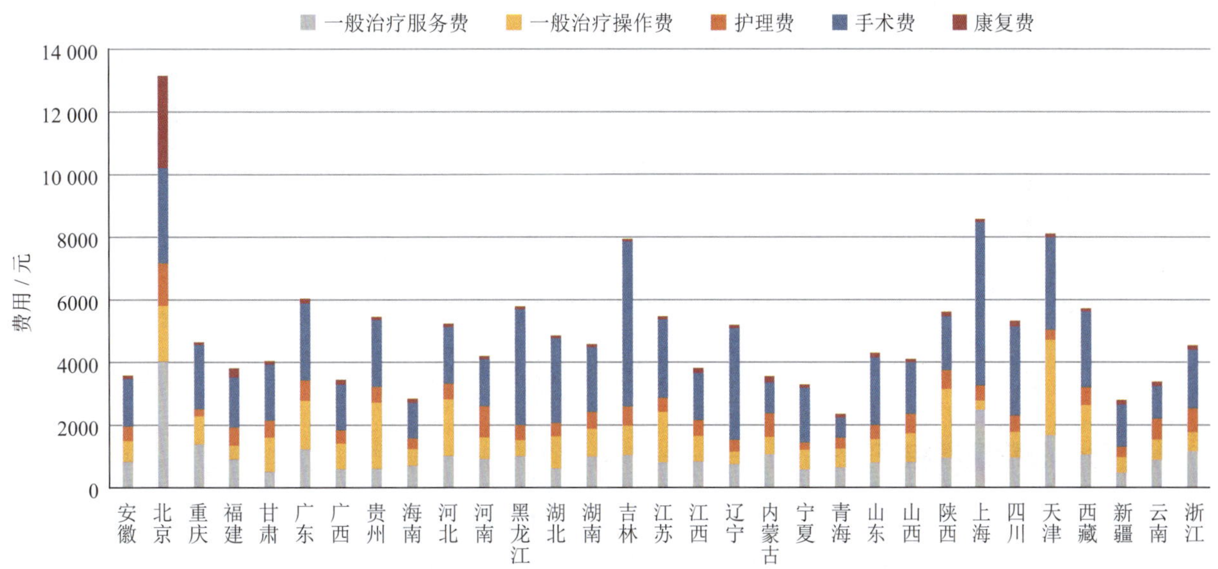

图 2-1-52 2022 年 HQMS 数据库各省级行政区垂体瘤手术患者治疗费用构成

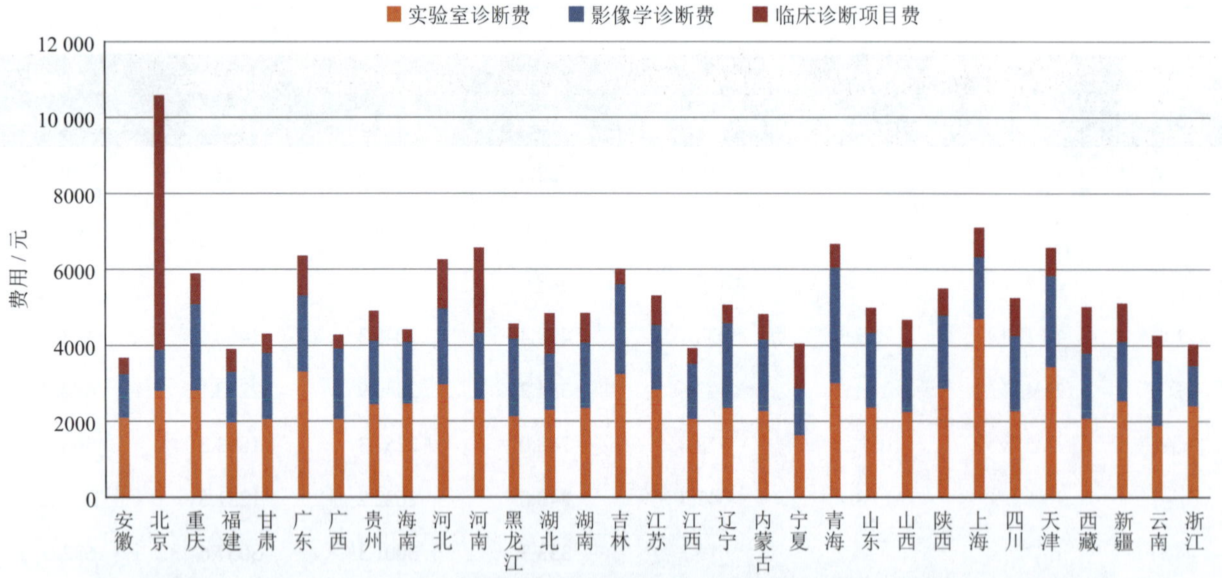

图 2-1-53　2022 年 HQMS 数据库各省级行政区垂体瘤手术患者诊断费用构成

七、垂体瘤手术患者一次性医疗材料使用情况

2022 年 HQMS 数据库中垂体瘤手术患者一次性医疗材料费用主要集中在手术（2241.9 元）、治疗（922.1 元）、检查（200.4 元）这 3 个方面。

2022 年 HQMS 数据库中各省级行政区垂体瘤手术患者一次性医疗材料费用分布见图 2-1-54，大部分地区的一次性医疗材料费用主要集中在手术方面，其次是治疗方面。

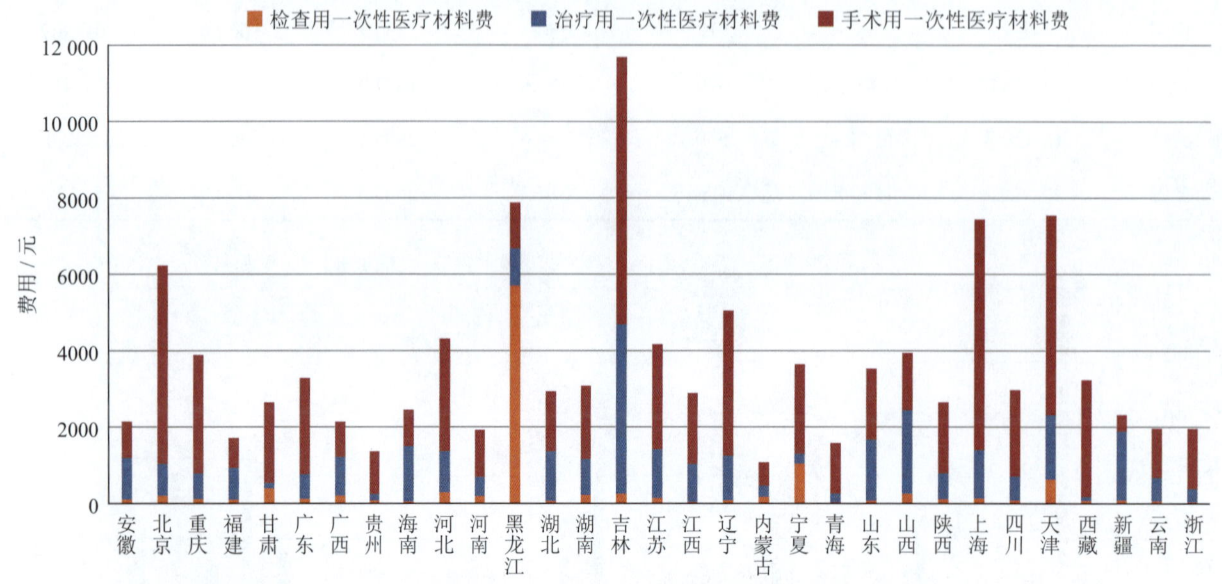

图 2-1-54　2022 年 HQMS 数据库各省级行政区垂体瘤手术患者一次性医疗材料费用构成

八、垂体瘤病理学特征

因 HQMS 数据库中病理数据上报不完备，本节多数病理分型数据无统计学意义。

2022 年 HQMS 数据库垂体瘤手术患者的病理学类型见表 2-1-15。手术患者中垂体瘤功能性腺瘤（生长激素腺瘤、泌乳素腺瘤、促肾上腺皮质激素腺瘤）显著少于其他类型和未知类型垂体瘤。

表 2-1-15 2022 年 HQMS 数据库垂体瘤手术患者病理学类型分布

病理学类型	患者数量 / 例	比例 / %
泌乳素腺瘤	4	0.0017
生长激素瘤	3	0.0013
促肾上腺皮质激素腺瘤	14	0.0063
未知类型垂体瘤	28 855	12.9
其他	194 263	87.1

2022 年 HQMS 数据库垂体瘤手术患者中促肾上腺皮质激素腺瘤患者共 14 例，其人口学特征如下：发病年龄 28.0～66.0 岁，平均发病年龄为（51.6 ± 11.3）岁；男性患者 2 例（14.3%），女性患者 12 例（85.7%），男性患者数量明显少于女性患者；发病高峰年龄段为 50～59 岁（表 2-1-16）。

表 2-1-16 2022 年 HQMS 数据库垂体瘤中促肾上腺皮质激素腺瘤手术患者人口学特征

人口学特征	数值
年龄 / 岁	
均值	51.6 ± 11.3
范围	28.0～66.0
年龄段 / 例（%）	
20～29 岁	1（7.1）
30～39 岁	1（7.1）
40～49 岁	3（21.4）
50～59 岁	5（35.7）
60～69 岁	4（28.6）
性别 / 例（%）	
男	2（14.3）
女	12（85.7）
就诊医院所在省级行政区 / 例（%）	
广东省	13（92.9）
天津市	1（7.1）

2022 年 HQMS 数据库垂体瘤中泌乳素腺瘤手术患者有 4 例，其中男性患者 2 例（50.0%），女性患者 2 例（50.0%）；30～39 岁患者 3 例（75.0%），50～59 岁患者 1 例（25.0%）；广东省、江苏省的泌乳素腺瘤患者数量分别为 3 例（75.0%）和 1 例（25.0%）（表 2-1-17）。

表 2-1-17 2022 年 HQMS 数据库垂体瘤中泌乳素腺瘤手术患者人口学特征

人口学特征	数值
年龄 / 岁	
均值	39.3 ± 13.2
范围	31.0～59.0
年龄段 / 例（%）	
30～39 岁	3（75.0）

续表

人口学特征	数值
50～59 岁	1（25.0）
性别 / 例（%）	
男性	2（50.0）
女性	2（50.0）
就诊医院所在省级行政区 / 例（%）	
广东省	3（75.0）
江苏省	1（25.0）

2022 年，HQMS 数据库垂体瘤中生长激素腺瘤手术患者共 3 例，男性患者 1 例（33.3%），女性患者 2 例（66.7%）；30～39 岁、40～49 岁、60～69 岁各 1 例（33.3%）；患者均来自广东省（表 2-1-18）。

表 2-1-18 2022 年 HQMS 数据库垂体瘤中生长激素腺瘤手术患者人口学特征

人口学特征	数值
年龄 / 岁	
均值	48.0 ± 15.0
范围	33.0～63.0
年龄段 / 例（%）	
30～39 岁	1（33.3）
40～49 岁	1（33.3）
60～69 岁	1（33.3）
性别 / 例（%）	
男性	1（33.3）
女性	2（66.7）
就诊医院所在省级行政区 / 例（%）	
广东省	3（100）

2022 年 HQMS 数据库中其他病理类型垂体瘤手术患者总计为 194 263 例，其中男性 73 219 例（37.7%），女性 121 044 例（62.3%），男性患者数量明显少于女性患者（图 2-1-55）；患者平均年龄为（46.8 ± 21.4）岁，发病高峰年龄段为<20 岁和 50～59 岁（图 2-1-56）。其他病理类型患者数据主要来源于广东省（22 753 例，11.7%）、浙江省（16 111 例，8.3%）和河南省（13 938 例，7.2%）（图 2-1-57）。

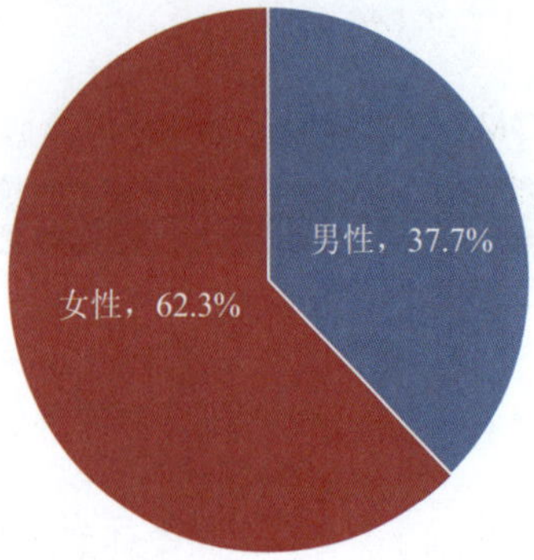

图 2-1-55 2022 年 HQMS 数据库其他病理类型垂体瘤手术患者性别分布

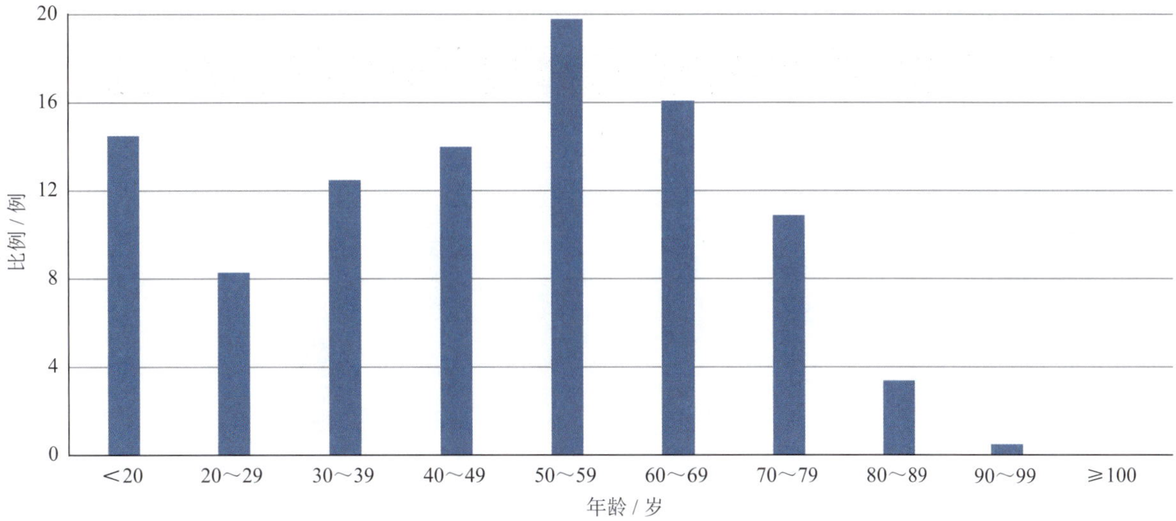

图 2-1-56 2022 年 HQMS 数据库其他病理类型垂体瘤手术患者年龄分布

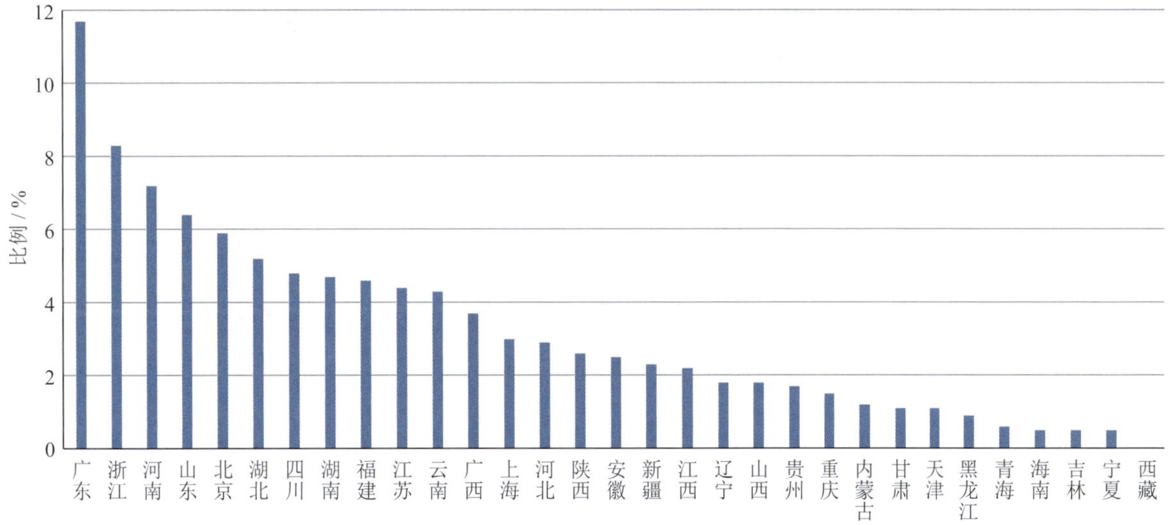

图 2-1-57 2022 年 HQMS 数据库各省级行政区其他病理类型垂体瘤手术患者分布

2022年HQMS数据库中未知病理类型垂体瘤患者为28 855例，男性为14 077例（48.8%），女性14 778例（51.2%），男性患者数量略少于女性（图2-1-58）；患者平均年龄为（51.1 ± 14.3）岁，发病高峰为50～59岁（图2-1-59）；收治患者数量前3位的省级行政区为北京市（2625例，9.1%）、广东省（2445例，8.5%）和上海市（2072例，7.2%）（图2-1-60）。

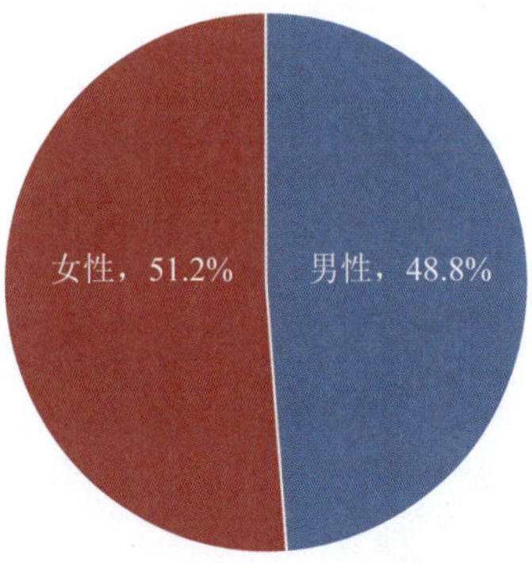

图 2-1-58 2022 年 HQMS 数据库未知类型垂体腺瘤手术患者性别分布

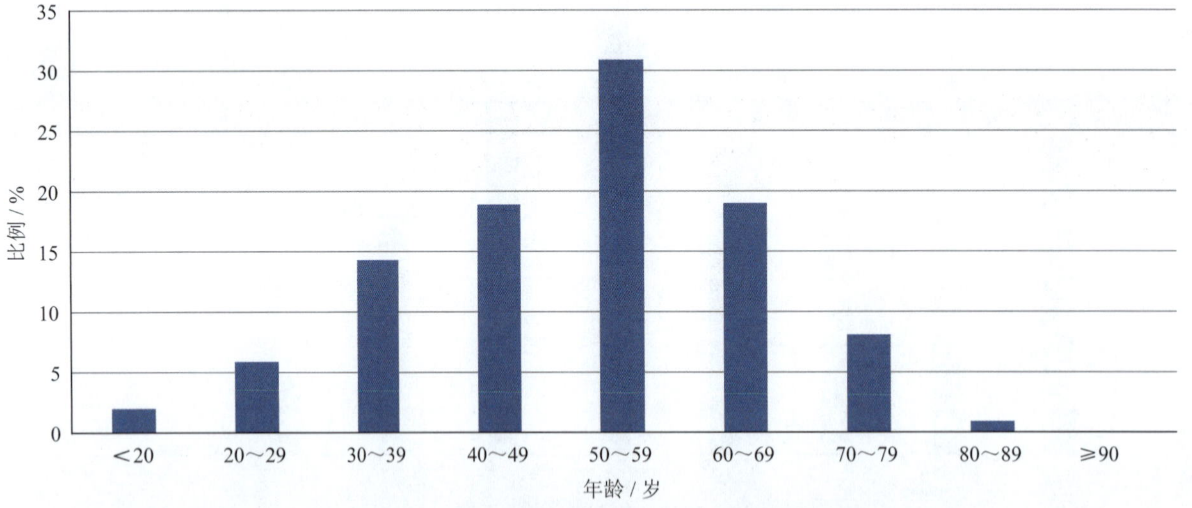

图 2-1-59 2022 年 HQMS 数据库未知类型垂体瘤患者年龄分布

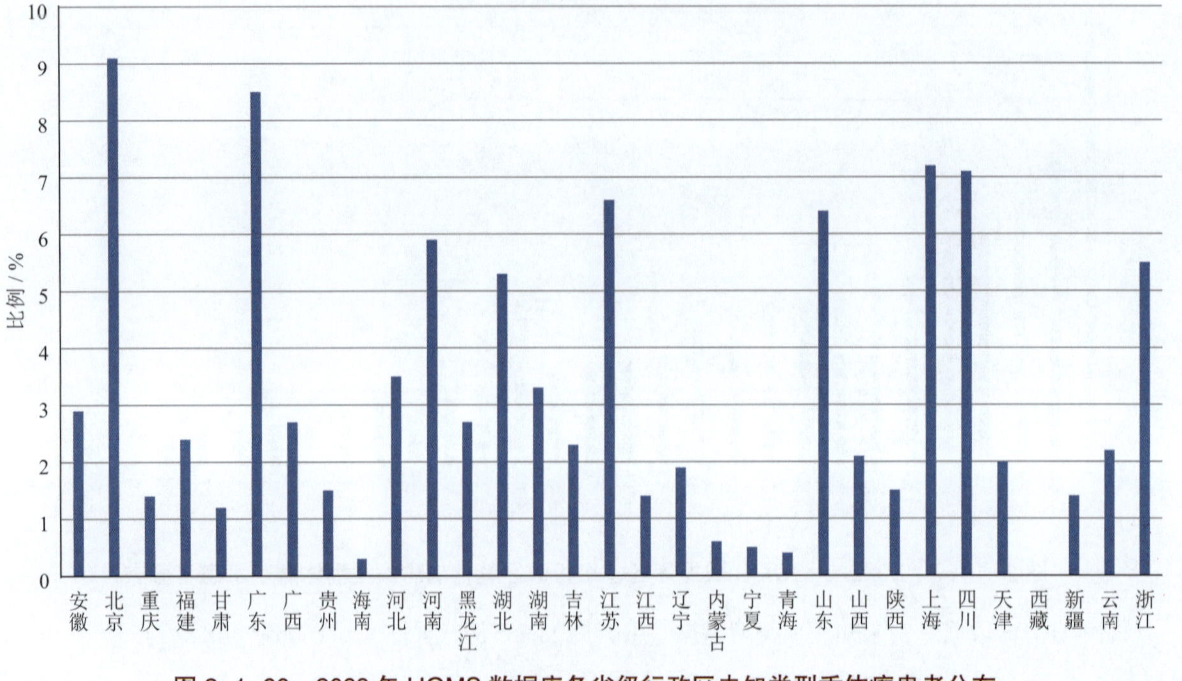

图 2-1-60 2022 年 HQMS 数据库各省级行政区未知类型垂体瘤患者分布

（江涛，张伟，樊星，吴晨，李达，刘丕楠，王兴朝）

第二章 脑血管病外科治疗医疗质量数据分析

第一节 动脉瘤性蛛网膜下腔出血外科治疗医疗质量数据分析

一、动脉瘤性蛛网膜下腔出血外科治疗总体情况

针对动脉瘤性蛛网膜下腔出血（aneurysmal subarachnoid hemorrhage，aSAH）单病种，根据国家卫生健康委员会发布的单病种质量控制指标内容，通过 HQMS 数据库，统计 2022 年全国 31 个省级行政区（不含港、澳、台地区）共计 1674 家三级公立医院收治的 aSAH 患者 104 424 人次以及完成的 aSAH 开颅手术 17 124 例次、介入手术 29 398 例次。2022 年，HQMS 数据库中收治 aSAH 患者数量排名前 5 位的省级行政区为广东省（8540 人次）、四川省（7479 人次）、山东省（7307 人次）、河南省（6840 人次）和江苏省（6416 人次）；aSAH 患者行开颅或介入手术总数量排名前 5 位的省级行政区为山东省（3502 例次）、广东省（3322 例次）、江苏省（3303 例次）、河南省（3285 例次）和四川省（3172 例次），其中开颅手术数量排名前 5 位的省级行政区为四川省（1973 例次）、湖南省（1271 例次）、湖北省（1201 例次）、江苏省（1179 例次）和山东省（1065 例次），介入手术数量排名前 5 位的省级行政区为山东省（2437 例次）、广东省（2416 例次）、河南省（2258 例次）、江苏省（2124 例次）和安徽省（1504 例次）（表 2-2-1，图 2-2-1）。

对比 2016—2022 年 HQMS 数据库各年度收治的 aSAH 患者数量和完成的手术数量，可见 2022 年三级公立医院 aSAH 单病种收治患者数量较 2021 年减少了 11.9%。aSAH 患者手术数量也较 2021 年明显降低，其中介入手术较开颅手术更多（图 2-2-2）。

根据人口普查结果，2022 年各省级行政区中，以常住人口标准化后的 aSAH 每 10 万人口发病人数排名前 5 位的是广东省（8.2 人）、四川省（7.2 人）、山东省（7.0 人）、河南省（6.6 人）和江苏省（6.1 人）。此外，北京市和上海市的 aSAH 手术（开颅 / 介入）数量在全国的占比呈逐年下降趋势（图 2-2-3），考虑与全国开颅和介入手术水平普遍提高有关。

表 2-2-1　2022 年 HQMS 数据库各省级行政区收治的 aSAH 患者数量和手术（开颅 / 介入）数量

省级行政区	患者数量 / 人次（%）	手术（开颅和介入）数量 / 例次（%）	开颅手术数量 / 例次（%）	介入手术数量 / 例次（%）
全国	104 424（100）	46 522（44.6）	17 124（16.4）	29 398（28.2）
安徽	3717（3.6）	1837（49.4）	333（9.0）	1504（40.5）
北京	1835（1.8）	871（47.5）	352（19.2）	519（28.3）
重庆	1937（1.9）	1109（1.9）	385（2.2）	443（1.5）
福建	2579（2.5）	1339（51.9）	656（25.4）	683（26.5）
甘肃	951（0.9）	353（37.1）	42（4.4）	311（32.7）

续表

省级行政区	患者数量/人次（%）	手术（开颅和介入）数量/例次（%）	开颅手术数量/例次（%）	介入手术数量/例次（%）
广东	8540（8.2）	3322（38.9）	906（10.6）	2416（28.3）
广西	4011（3.8）	1741（43.4）	347（8.7）	1394（34.8）
贵州	2063（2.0）	989（47.9）	214（10.4）	775（37.6）
海南	719（0.7）	338（47.0）	58（8.1）	280（38.9）
河北	5055（4.8）	2286（45.2）	791（15.6）	1495（29.6）
河南	6840（6.6）	3285（48.0）	1027（15.0）	2258（33.0）
黑龙江	3498（3.3）	1484（42.4）	715（20.4）	769（22.0）
湖北	5558（5.3）	2567（46.2）	1201（21.6）	1366（24.6）
湖南	5860（5.6）	2407（41.1）	1271（21.7）	1136（19.4）
吉林	2746（2.6）	965（35.1）	440（16.0）	525（19.1）
江苏	6416（6.1）	3303（51.5）	1179（18.4）	2124（33.1）
江西	3700（3.5）	1976（53.4）	641（17.3）	1335（36.1）
辽宁	5051（4.8）	1357（26.9）	387（7.7）	970（19.2）
内蒙古	538（1.5）	620（40.3）	176（11.4）	444（28.9）
宁夏	468（0.4）	220（47.0）	74（15.8）	146（31.2）
青海	346（0.3）	116（33.5）	6（1.7）	110（31.8）
山东	7307（7.0）	3502（47.9）	1065（14.6）	2437（33.4）
山西	2066（2.0）	964（46.7）	357（17.3）	607（29.4）
陕西	2010（1.9）	737（36.7）	306（15.2）	431（21.4）
上海	1595（1.5）	877（55.0）	236（14.8）	641（40.2）
四川	7479（7.2）	3172（42.4）	1973（26.4）	1199（16.0）
天津	1347（1.3）	672（49.9）	226（16.8）	446（33.1）
西藏	208（0.2）	71（34.1）	28（13.5）	43（20.7）
新疆	1439（1.4）	682（47.4）	273（19.0）	409（28.4）
云南	3134（3.0）	1288（41.1）	527（16.8）	761（24.3）
浙江	4411（4.2）	2353（53.3）	932（21.1）	1421（32.2）

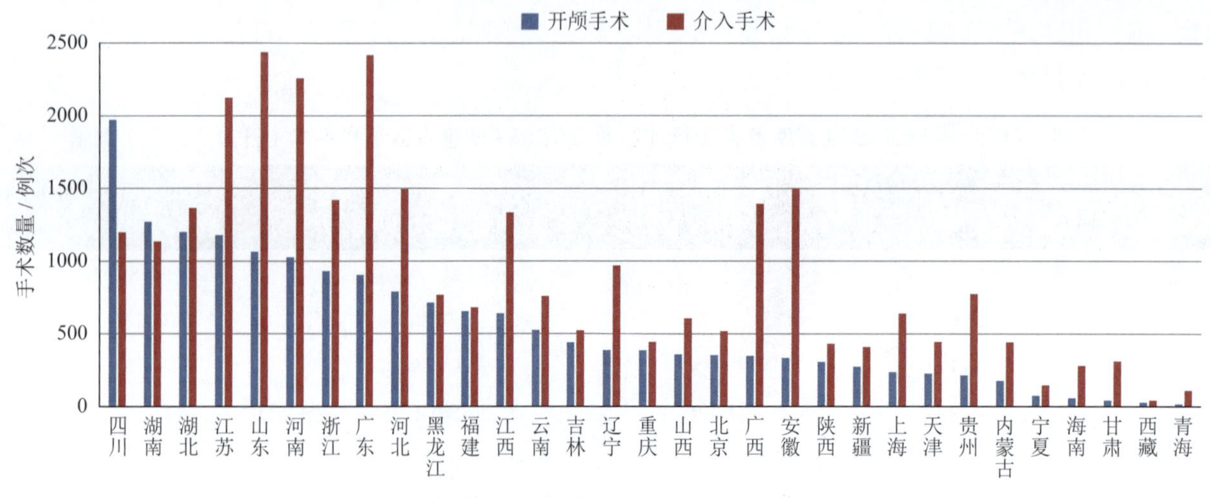

图 2-2-1　2022 年 HQMS 数据库各省级行政区 aSAH 患者开颅和介入手术数量

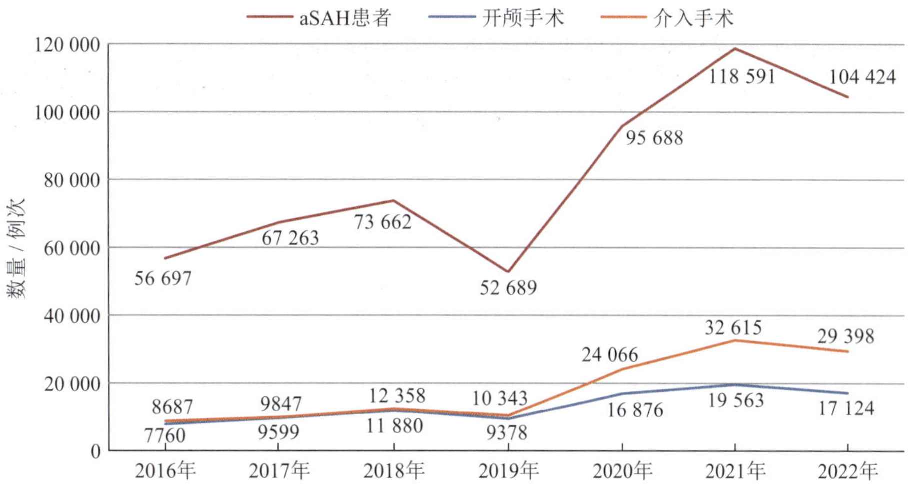

图 2-2-2　2016—2022 年 HQMS 数据库 aSAH 患者数量和手术（开颅 / 介入）数量

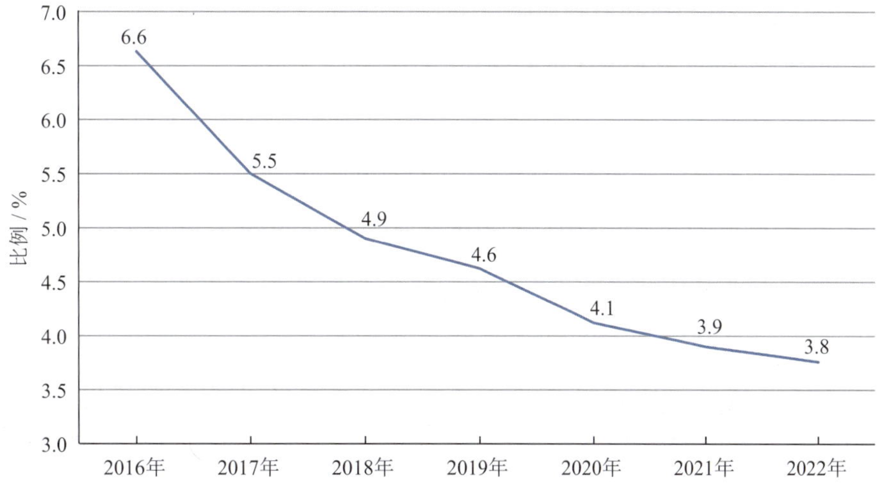

图 2-2-3　2016—2022 年 HQMS 数据库北京市和上海市 aSAH 手术数量的全国占比

二、动脉瘤性蛛网膜下腔出血手术患者人口学特征

2022 年 aSAH 手术患者人口学特征如下：开颅和介入手术患者的平均年龄为 58.3 岁，男性 17 291 人次，占比 37.2%，女性 29 231 人次，占比 62.8%，女性患者数量多于男性患者（图 2-2-4）。

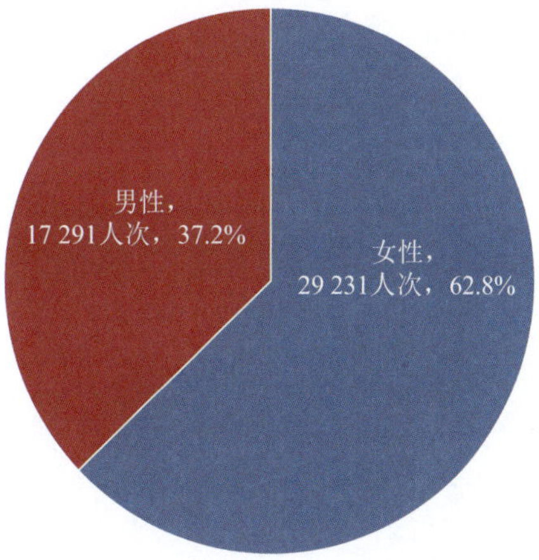

图 2-2-4　2022 年 HQMS 数据库 aSAH 手术患者性别分布

三、动脉瘤性蛛网膜下腔出血手术患者医疗过程指标分析

HQMS 数据库数据显示，aSAH 开颅手术患者的平均住院时长自 2016 年以来基本持平，2022 年为 22.3 d，与 2021 年相同；介入手术患者的平均住院时长自 2016 年以来也基本持平，2022 年为 17.8 d，比 2021 年（17.5 d）上升了 0.3 d（图 2-2-5）。2022 年各省级行政区 aSAH 手术患者的平均住院时长相差较大，其中西藏自治区、福建省、青海省等省级行政区的平均住院时长较长，而吉林省、黑龙江省、北京市的平均住院时长较短（表 2-2-2）。

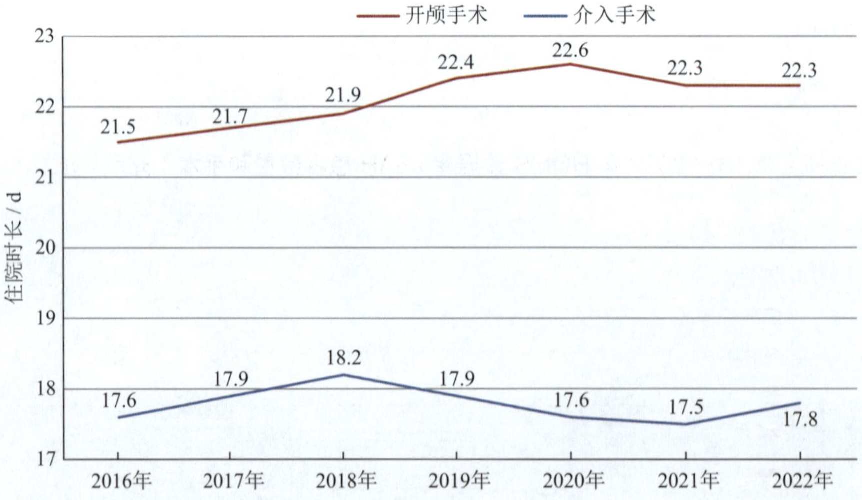

图 2-2-5 2016—2022 年 HQMS 数据库 aSAH 手术患者平均住院时长

表 2-2-2 2022 年 HQMS 数据库各省级行政区 aSAH 手术患者平均住院时长 单位：d

省级行政区	总体平均住院时长	开颅手术平均住院时长	介入手术平均住院时长
全国	19.5 ± 15.9	22.3 ± 18.3	17.8 ± 13.9
安徽	19.1 ± 16.2	23.1 ± 20.6	18.2 ± 15.0
北京	16.4 ± 16.3	18.1 ± 20.0	15.2 ± 13.2
重庆	23.0 ± 18.7	25.9 ± 23.0	20.5 ± 13.4
福建	23.3 ± 25.1	25.8 ± 27.1	21.0 ± 22.9
甘肃	19.0 ± 16.9	19.4 ± 12.3	18.9 ± 17.4
广东	21.2 ± 18.3	25.6 ± 24.7	19.5 ± 15.0
广西	22.0 ± 19.2	26.2 ± 21.3	20.9 ± 18.5
贵州	20.8 ± 15.9	24.6 ± 19.7	19.8 ± 14.6
海南	22.0 ± 18.3	25.8 ± 19.0	21.2 ± 18.1
河北	18.6 ± 13.8	21.3 ± 13.9	17.1 ± 13.5
河南	19.2 ± 14.0	23.3 ± 16.9	17.3 ± 11.9
黑龙江	16.4 ± 10.7	16.5 ± 10.4	16.2 ± 10.9
湖北	19.2 ± 13.4	21.0 ± 14.9	17.5 ± 11.6
湖南	21.7 ± 18.7	24.9 ± 22.0	18.1 ± 13.4
吉林	15.0 ± 11.8	16.6 ± 13.7	13.7 ± 9.7
江苏	18.1 ± 15.0	21.7 ± 17.7	16.0 ± 12.8

续表

省级行政区	总体平均住院时长	开颅手术平均住院时长	介入手术平均住院时长
江西	18.7 ± 13.8	21.7 ± 15.4	17.3 ± 12.7
辽宁	17.4 ± 15.0	22.1 ± 19.1	15.5 ± 12.5
内蒙古	21.8 ± 18.4	26.1 ± 23.4	20.0 ± 15.8
宁夏	22.4 ± 25.7	29.0 ± 30.6	19.1 ± 22.1
青海	23.3 ± 15.3	40.3 ± 20.8	22.4 ± 14.5
山东	18.2 ± 12.7	20.8 ± 13.7	17.0 ± 12.0
山西	18.9 ± 10.3	19.6 ± 10.7	18.5 ± 10.1
陕西	21.7 ± 16.0	23.6 ± 19.4	20.4 ± 13.1
上海	19.2 ± 17.0	22.1 ± 20.9	18.1 ± 15.2
四川	21.8 ± 17.6	23.2 ± 18.8	19.6 ± 15.3
天津	17.8 ± 14.3	21.3 ± 17.2	16.1 ± 12.3
西藏	23.9 ± 19.0	30.4 ± 24.2	19.6 ± 13.4
新疆	18.8 ± 13.5	21.1 ± 14.0	17.2 ± 12.9
云南	18.3 ± 12.6	21.5 ± 15.3	16.1 ± 9.6
浙江	17.8 ± 12.6	19.9 ± 12.4	16.4 ± 12.6

四、动脉瘤性蛛网膜下腔出血手术患者术后抗菌药物费用情况

2022 年 HQMS 数据库中 aSAH 患者接受手术治疗后的平均抗菌药物费用为 2505.9 元，其中开颅手术患者的平均抗菌药物费用为 3712.9 元，介入手术患者的平均抗菌药物费用为 1802.8 元。2021 年 aSAH 患者接受手术治疗后平均抗菌药物费用为 2682.4 元，其中开颅手术患者的平均抗菌药物费用为 3921.8 元，介入手术患者的平均抗菌药物费用为 1939.0 元。2019—2022 年，aSAH 患者开颅和介入手术后的平均抗菌药物费用基本持平（图 2-2-6）。

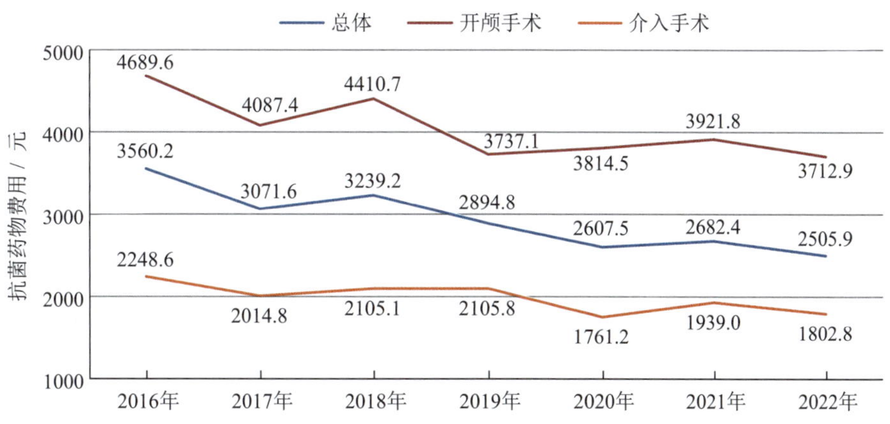

图 2-2-6 2016—2022 年 HQMS 数据库 aSAH 手术患者术后平均抗菌药物费用

五、动脉瘤性蛛网膜下腔出血手术患者卫生经济学分析

2022 年 HQMS 数据库 aSAH 开颅手术患者的平均住院总费用为 111 888.5 元，2021 年 aSAH 开颅手术患者的平均住院总费用为 112 759.6 元，2021—2022 年 aSAH 开颅手术的平均住院总费用基本持平。2022 年

aSAH 介入手术患者的平均住院总费用为 169 456.6 元，2021 年 aSAH 介入手术患者的平均住院总费用为 169 079.0 元，2021—2022 年 aSAH 介入手术的平均住院总费用基本持平（图 2-2-7）。

2022 年，各省级行政区 aSAH 开颅和介入手术患者的平均住院总费用情况不尽相同，其中上海市的平均住院总费用最高（开颅手术 165 078.1 元，介入手术 211 680.5 元）（表 2-2-3）。

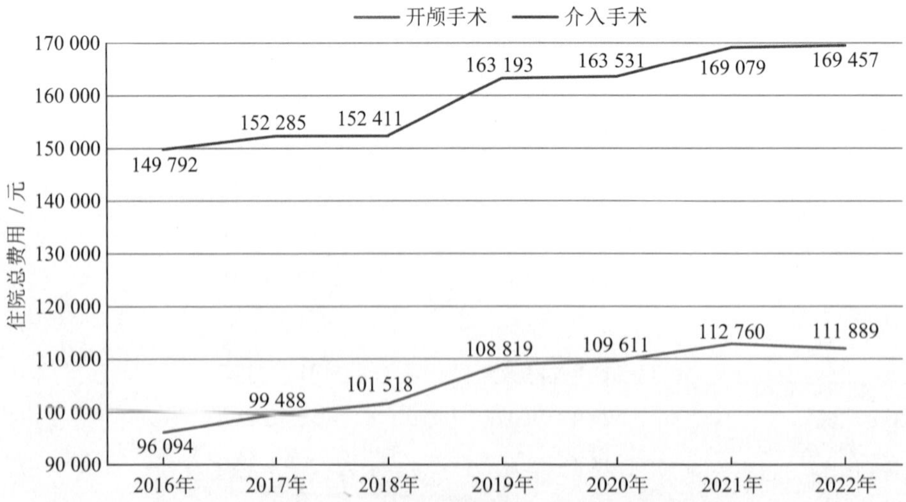

图 2-2-7　2016—2022 年 HQMS 数据库 aSAH 手术患者平均住院总费用

表 2-2-3　2022 年 HQMS 数据库各省级行政区 aSAH 手术患者平均住院总费用　　单位：元

省级行政区	手术平均住院总费用	开颅手术平均住院总费用	介入手术平均住院总费用
全国	148 266.7 ± 74 808.5	111 888.5 ± 65 190.0	169 456.6 ± 71 839.6
安徽	153 243.4 ± 71 167.5	104 561.2 ± 61 461.3	164 022.2 ± 68 638.2
北京	165 656.9 ± 99 706.1	125 876.4 ± 86 909.8	192 637.2 ± 98 863.1
重庆	140 387.0 ± 67 501.2	113 756.3 ± 64 482.0	163 531.1 ± 61 305.2
福建	137 170.5 ± 75 667.2	103 683.5 ± 66 765.7	169 333.6 ± 69 548.3
甘肃	181 909.9 ± 86 464.2	87 391.3 ± 41 724.6	194 674.5 ± 82 974.9
广东	158 733.8 ± 82 321.6	125 420.8 ± 81 221.4	171 226.2 ± 79 212.6
广西	145 315.1 ± 73 517.8	106 716.0 ± 65 446.2	154 923.4 ± 72 276.0
贵州	165 000.8 ± 76 186.6	136 762.9 ± 69 901.7	172 798.2 ± 76 047.5
海南	158 890.7 ± 85 011.8	113 528.9 ± 90 773.8	168 287.1 ± 80 806.0
河北	151 620.2 ± 70 696.0	117 610.7 ± 57 800.0	169 614.5 ± 70 293.0
河南	157 856.8 ± 78 005.5	113 687.5 ± 73 627.7	177 946.3 ± 71 399.1
黑龙江	133 220.9 ± 54 023.5	112 031.9 ± 45 502.5	152 922.0 ± 53 890.2
湖北	159 435.1 ± 73 686.0	116 143.9 ± 59 539.3	197 497.1 ± 63 180.3
湖南	155 970.0 ± 73 148.3	125 778.0 ± 67 376.2	189 749.8 ± 64 032.2
吉林	142 831.1 ± 58 812.4	113 986.2 ± 50 577.1	167 006.0 ± 54 185.1
江苏	142 631.3 ± 70 291.2	118 720.0 ± 64 943.4	155 904.1 ± 69 647.0
江西	139 724.6 ± 60 693.5	101 108.1 ± 50 708.9	158 266.2 ± 56 209.4
辽宁	152 456.7 ± 63 665.1	108 997.0 ± 49 357.4	169 795.8 ± 60 384.7
内蒙古	139 420.0 ± 65 039.8	95 204.7 ± 55 331.5	156 946.8 ± 60 139.6
宁夏	150 841.9 ± 73 784.7	134 285.5 ± 81 001.3	159 233.5 ± 68 619.0

续表

省级行政区	手术平均住院总费用	开颅手术平均住院总费用	介入手术平均住院总费用
青海	184 439.6 ± 74 112.5	180 973.3 ± 80 195.5	184 628.7 ± 74 157.2
山东	152 983.7 ± 76 742.0	106 838.1 ± 65 833.9	173 149.9 ± 72 341.2
山西	153 266.5 ± 68 288.1	112 168.2 ± 49 932.5	177 438.0 ± 66 071.8
陕西	171 184.9 ± 87 263.1	110 319.9 ± 63 737.8	214 397.7 ± 75 128.5
上海	199 139.9 ± 102 770.8	165 078.1 ± 103 053.0	211 680.5 ± 99 858.3
四川	120 536.4 ± 64 802.7	103 838.5 ± 64 101.1	148 013.3 ± 56 008.7
天津	158 639.6 ± 75 496.2	132 314.3 ± 78 467.0	171 979.3 ± 70 362.6
西藏	156 457.3 ± 84 285.3	125 179.2 ± 92 255.8	176 824.5 ± 72 743.9
新疆	161 918.6 ± 94 249.9	108 161.1 ± 62 000.3	197 800.8 ± 95 078.0
云南	123 061.4 ± 58 680.5	85 805.0 ± 45 868.8	148 861.8 ± 52 401.8
浙江	117 617.6 ± 62 172.7	87 063.9 ± 45 355.9	137 657.1 ± 63 554.5

六、动脉瘤性蛛网膜下腔出血手术患者一次性医疗材料费情况

2022 年 HQMS 数据库 aSAH 开颅手术患者的一次性医疗材料费平均为 22 288 元，介入手术患者的一次性医疗材料费平均为 66 583 元。相比 2021 年，2022 年开颅手术一次性医疗材料费降低了 3.9%，介入手术一次性医疗材料费基本持平（图 2-2-8）。

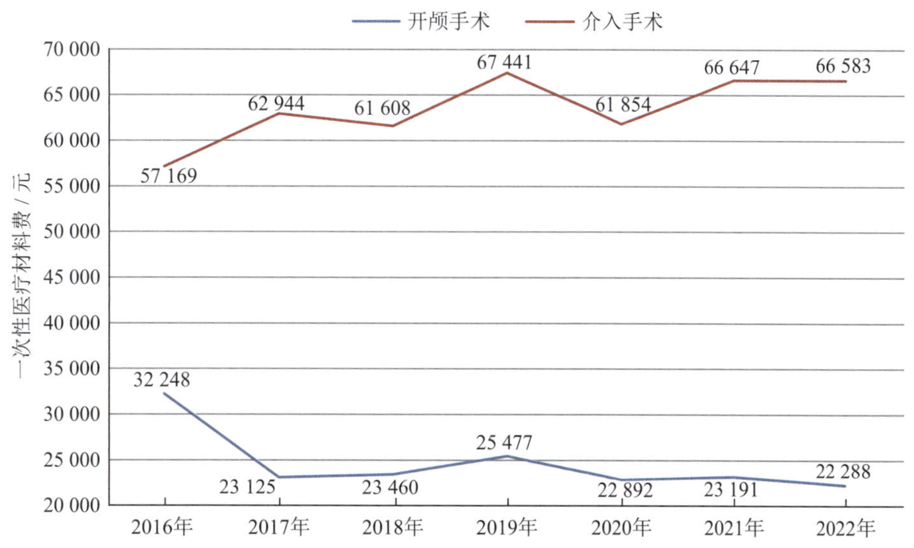

图 2-2-8　2016—2022 年 HQMS 数据库 aSAH 手术患者一次性医疗材料费

第二节　脑出血外科治疗医疗质量数据分析

一、脑出血外科治疗总体情况

针对脑出血单病种，根据国家卫生健康委员会发布的单病种质量控制指标体系，通过 HQMS 数据库，统计 2022 年全国各省级行政区（不含港、澳、台地区）共计 1809 家三级公立医院收治的脑出血患者

461 270 人次，以及行脑出血手术的患者 109 580 人次。收治脑出血患者总数量排名前 5 位的省级行政区分别为四川省（36 274 人次）、广东省（32 676 人次）、山东省（31 946 人次）、河南省（31 933 人次）和江苏省（31 475 人次）；脑出血手术患者数量排名前 5 位的省级行政区依次为广东省（8793 人次）、河南省（8452 人次）、山东省（8242 人次）、四川省（7032 人次）和河北省（6518 人次）（表 2-2-4，图 2-2-9）。脑出血患者手术率排名前 5 位的省级行政区分别为陕西省（31.6%）、河北省（31.0%）、西藏自治区（30.7%）、山西省（29.7%）和广东省（26.9%）。

统计 2017—2022 年 HQMS 数据库各年度收治的脑出血患者总数量和手术患者数量，可见 2022 年三级公立医院收治的脑出血患者总数量较 2021 年减少了 12.0%，脑出血手术患者数量（109 580 人次）较 2021 年（115 981 人次）有小幅下降（图 2-2-10）。

表 2-2-4　2022 年 HQMS 数据库各省级行政区脑出血患者数量　单位：人次（%）

省级行政区	患者总数量	手术患者数量	非手术患者数量
全国	461 270（100）	109 580（23.8）	351 690（76.2）
安徽	19 917（4.3）	4686（4.3）	15 231（4.3）
北京	6361（1.4）	1495（1.4）	4866（1.4）
重庆	8534（1.9）	1706（1.6）	6828（1.9）
福建	8234（1.8）	2029（1.9）	6205（1.8）
甘肃	6262（1.4）	1606（1.5）	4656（1.3）
广东	32 676（7.1）	8793（8.0）	23 883（6.8）
广西	18 137（3.9）	4848（4.4）	13 289（3.8）
贵州	11 450（2.5）	2794（2.5）	8656（2.5）
海南	3757（0.8）	749（0.7）	3008（0.9）
河北	21 058（4.6）	6518（5.9）	14 540（4.1）
河南	31 933（6.9）	8452（7.7）	23 481（6.7）
黑龙江	18 391（4.0）	4241（3.9）	14 150（4.0）
湖北	20 083（4.4）	4484（4.1）	15 599（4.4）
湖南	21 250（4.6）	4976（4.5）	16 274（4.6）
吉林	11 427（2.5）	2076（1.9）	9351（2.7）
江苏	31 475（6.8）	6297（5.7）	25 178（7.2）
江西	12 309（2.7）	2813（2.6）	9496（2.7）
辽宁	25 789（5.6）	4406（4.0）	21 383（6.1）
内蒙古	8741（1.9）	1780（1.6）	6961（2.0）
宁夏	2132（0.5）	527（0.5）	1605（0.5）
青海	2054（0.4）	419（0.4）	1635（0.5）
山东	31 946（6.9）	8242（7.5）	23 704（6.7）
山西	10 091（2.2）	2996（2.7）	7095（2.0）
陕西	10 761（2.3）	3402（3.1）	7359（2.1）
上海	6242（1.4）	1543（1.4）	4699（1.3）
四川	36 274（7.9）	7032（6.4）	29 242（8.3）

续表

省级行政区	患者总数量	手术患者数量	非手术患者数量
天津	6189（1.3）	1278（1.2）	4911（1.4）
西藏	935（0.2）	287（0.3）	648（0.2）
新疆	6451（1.4）	1598（1.5）	4853（1.4）
云南	12 278（2.7）	3039（2.8）	9239（2.6）
浙江	18 133（3.9）	4468（4.1）	13 665（3.9）

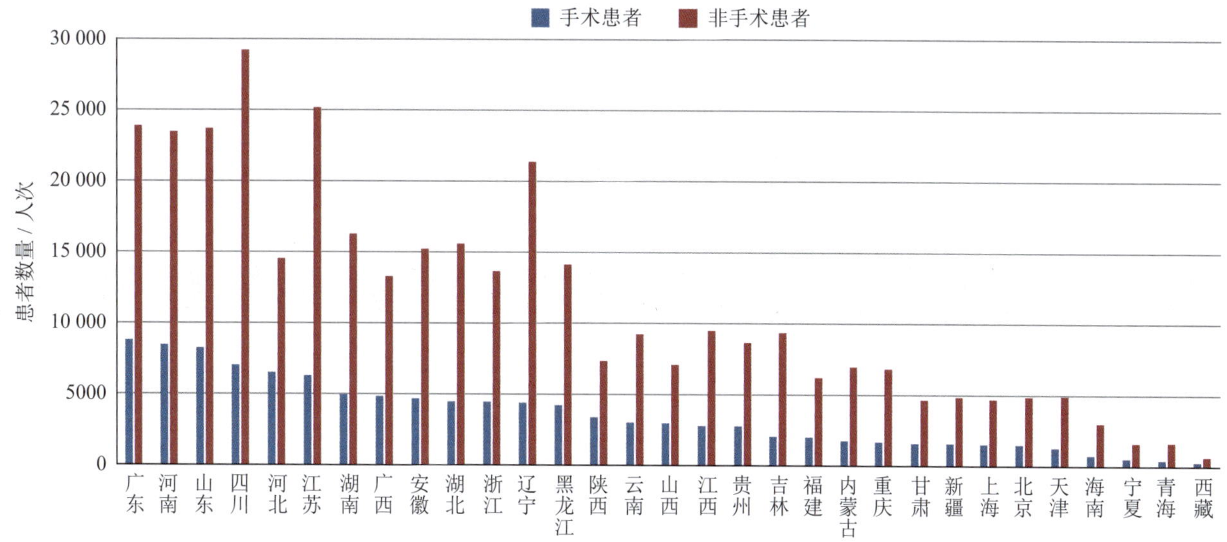

图 2-2-9　2022 年 HQMS 数据库各省级行政区手术和非手术脑出血患者数量

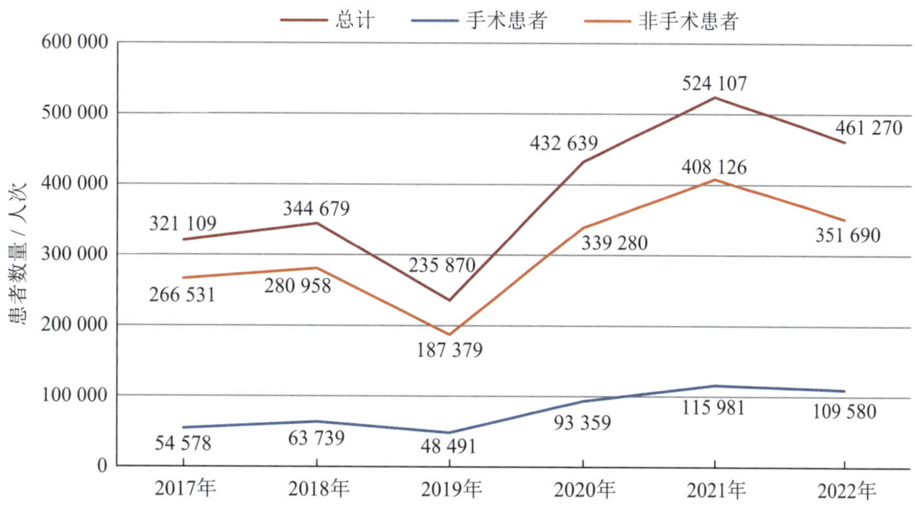

图 2-2-10　2017—2022 年 HQMS 数据库脑出血患者数量

二、脑出血手术患者疗效总体评价

2022 年 HQMS 数据库中脑出血手术患者的死亡率平均为 6.5%，与 2017—2021 年相比无明显波动（图 2-2-11）。各省级行政区中，新疆维吾尔自治区（14.8%）、北京市（14.4%）、上海市（13.9%）和辽宁省（13.6%）脑出血手术患者的住院死亡率较高（表 2-2-5），原因可能是上述地区收治了较多危重的脑出血患者，以及脑出血手术指征较为严格。

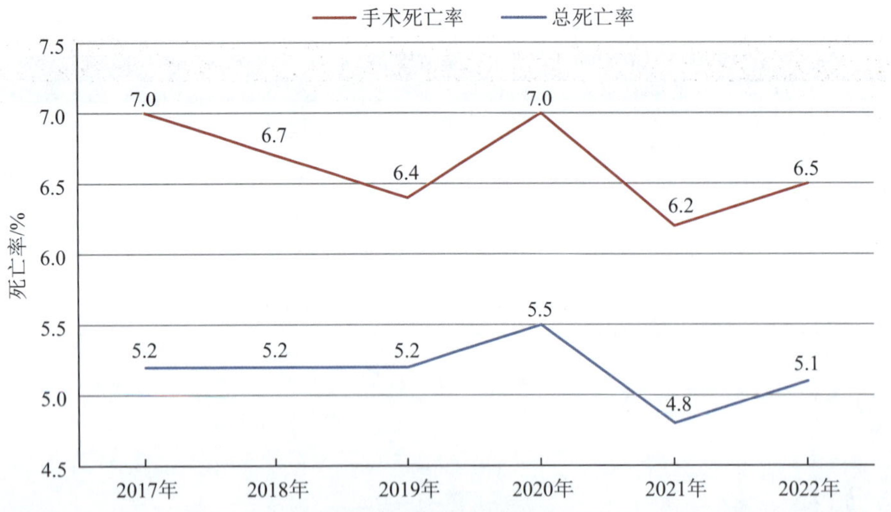

图 2-2-11　2017—2022 年 HQMS 数据库脑出血患者总死亡率和手术死亡率

表 2-2-5　2022 年 HQMS 数据库各省级行政区脑出血手术患者住院死亡率

省级行政区	手术患者 / 人次	术后住院死亡人数 / 例	死亡率 / %
安徽	4686	253	5.4
北京	1495	215	14.4
重庆	1706	83	4.9
福建	2029	72	3.5
甘肃	1606	100	6.2
广东	8793	635	7.2
广西	4848	375	7.7
贵州	2794	140	5.0
海南	749	30	4.0
河北	6518	332	5.1
河南	8452	487	5.8
黑龙江	4241	434	10.2
湖北	4484	296	6.6
湖南	4976	117	2.4
吉林	2076	234	11.3
江苏	6297	172	2.7
江西	2813	82	2.9
辽宁	4406	599	13.6
内蒙古	1780	185	10.4
宁夏	527	33	6.3
青海	419	35	8.4
山东	8242	492	6.0
山西	2996	115	3.8
陕西	3402	278	8.2
上海	1543	214	13.9
四川	7032	409	5.8

续表

省级行政区	手术患者 / 人次	术后住院死亡人数 / 例	死亡率 / %
天津	1278	101	7.9
西藏	287	20	7.0
新疆	1598	237	14.8
云南	3039	208	6.8
浙江	4468	94	2.1

三、脑出血外科治疗医疗过程指标分析

2022 年 HQMS 数据库中脑出血患者的平均住院时长为 16.5 d，与 2021 年相比略有减少，其中手术患者的平均住院时长为 23.5 d，与 2021 年相比有所降低（图 2-2-12）。

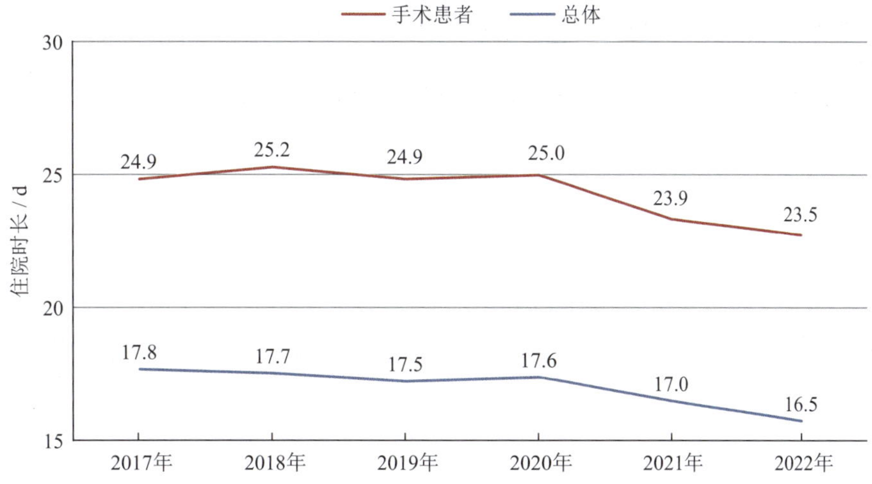

图 2-2-12　2017—2022 年 HQMS 数据库脑出血患者平均住院时长

四、脑出血患者抗菌药物费用情况

2022 年 HQMS 数据库中脑出血手术患者术后平均抗菌药物费用为 3338.1 元，2021 年为 3546.8 元，基本持平（图 2-2-13）。

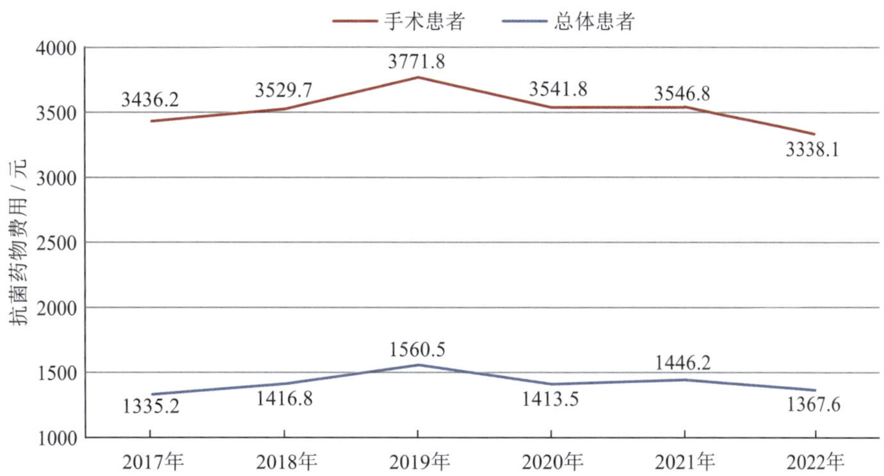

图 2-2-13　2017—2022 年 HQMS 数据库脑出血患者抗菌药物费用

五、脑出血外科治疗卫生经济学分析

2022年HQMS数据库中脑出血患者的次均住院总费用为38 374元，相比2021年的38 799元，下降了1.1%；手术患者的次均住院总费用为84 739元，相比2021年的86 264元，下降了1.8%（图2-2-14）；非手术患者的次均住院总费用为23 927元，相比2021年的25 310元，下降了5.5%。2022年HQMS数据库各省级行政区脑出血患者次均住院总费用情况见表2-2-6。

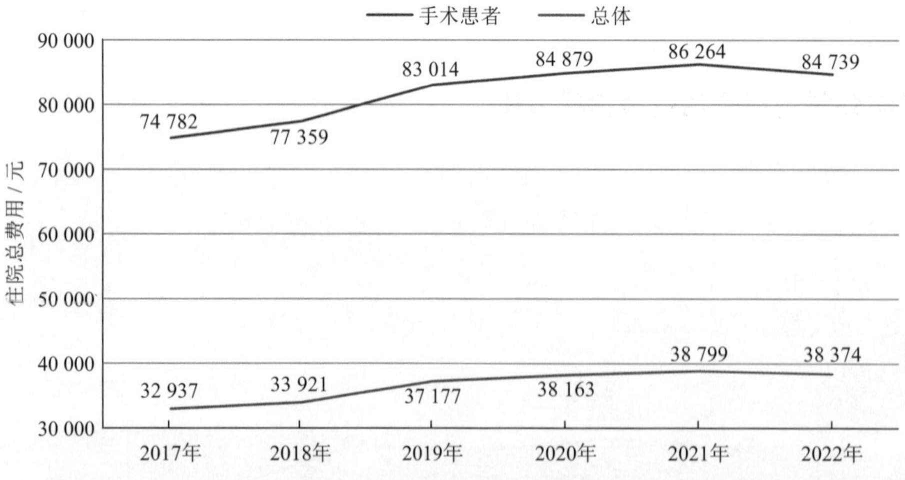

图2-2-14 2017—2022年HQMS数据库脑出血患者次均住院总费用

表2-2-6 2022年HQMS数据库各省级行政区脑出血患者次均住院总费用 单位：元

省级行政区	总体费用	手术患者费用	非手术患者费用
全国	38 374.0 ± 51 357.5	84 739.4 ± 65 071.2	23 927.4 ± 35 518.8
安徽	32 088.5 ± 45 780.1	77 402.8 ± 58 118.0	18 147.1 ± 29 588.3
北京	51 726.7 ± 67 078.8	118 714.4 ± 87 307.2	31 145.9 ± 41 699.5
重庆	35 423.4 ± 46 731.0	84 102.3 ± 65 079.4	23 260.8 ± 30 522.9
福建	42 680.6 ± 57 734.6	94 124.8 ± 70 049.1	25 858.6 ± 40 876.3
甘肃	27 668.2 ± 37 817.4	56 770.1 ± 48 563.5	17 630.1 ± 26 784.8
广东	45 447.5 ± 59 537.1	94 574.3 ± 72 899.8	27 360.5 ± 40 957.9
广西	41 068.5 ± 53 977.5	84 150.9 ± 66 522.8	25 351.5 ± 37 922.9
贵州	39 530.5 ± 54 179.3	86 084.2 ± 68 887.6	24 503.8 ± 37 764.4
海南	43 040.8 ± 57 650.5	96 665.3 ± 72 125.3	29 688.2 ± 44 303.3
河北	49 686.5 ± 56 628.3	91 734.5 ± 65 964.1	30 837.2 ± 39 319.6
河南	41 099.8 ± 53 802.5	84 880.9 ± 66 568.9	25 340.8 ± 37 462.0
黑龙江	30 606.5 ± 37 640.7	70 846.5 ± 46 549.3	18 545.8 ± 23 692.7
湖北	36 787.3 ± 46 948.6	83 790.4 ± 56 583.7	23 276.1 ± 33 165.3
湖南	40 410.8 ± 54 681.1	89 424.4 ± 70 314.3	25 424.3 ± 37 862.9
吉林	34 024.6 ± 42 941.1	88 147.7 ± 54 277.1	22 008.9 ± 28 368.4
江苏	40 278.3 ± 53 951.2	98 010.3 ± 67 821.1	25 839.6 ± 38 031.4

续表

省级行政区	总体费用	手术患者费用	非手术患者费用
江西	41 929.2 ± 54 037.8	90 708.5 ± 64 799.3	27 479.3 ± 40 347.2
辽宁	28 169.1 ± 39 785.7	75 376.0 ± 55 046.4	18 442.1 ± 27 037.2
内蒙古	28 871.9 ± 39 295.4	68 593.4 ± 53 061.1	18 714.8 ± 26 696.2
宁夏	33 461.8 ± 41 677.2	75 152.5 ± 49 137.2	19 772.7 ± 27 519.7
青海	33 854.2 ± 47 340.6	82 297.5 ± 70 293.2	21 439.7 ± 28 210.3
山东	39 787.3 ± 53 110.8	80 473.8 ± 63 667.1	25 640.4 ± 40 206.0
山西	37 928.3 ± 42 414.2	70 308.0 ± 45 947.1	24 255.3 ± 32 212.7
陕西	45 333.5 ± 55 548.0	87 209.1 ± 68 482.2	25 974.8 ± 34 043.0
上海	66 272.0 ± 82 205.3	149 209.5 ± 93 163.1	39 038.0 ± 55 922.9
四川	30 660.3 ± 40 622.3	76 469.4 ± 53 880.6	19 644.3 ± 26 887.8
天津	43 577.8 ± 57 930.9	96 265.5 ± 80 847.9	29 866.8 ± 40 235.9
西藏	44 628.7 ± 65 761.9	96 676.6 ± 86 957.9	21 576.6 ± 34 154.4
新疆	38 386.4 ± 54 404.9	79 533.6 ± 69 872.1	24 837.4 ± 39 832.0
云南	28 543.6 ± 39 523.2	56 241.1 ± 47 181.0	19 433.1 ± 31 757.3
浙江	37 109.3 ± 48 636.5	80 572.0 ± 58 308.1	22 898.4 ± 34 754.7

第三节　烟雾病外科治疗医疗质量数据分析

烟雾病是一种病因不明，以双侧颈内动脉末端及大脑前动脉、大脑中动脉起始部慢性进行性狭窄或闭塞为特征，并继发颅底异常血管网形成的脑血管疾病。由于这种颅底异常血管网在脑血管造影图像上形似“烟雾”，故该疾病被称为“烟雾病”。烟雾病在东亚国家高发，如中国、日本、韩国等。烟雾病是我国青年卒中的重要原因之一，近年来其外科治疗逐渐受到重视，其中针对烟雾病的脑血运重建术发展迅速，年手术量逐年升高。韩国和日本均进行过烟雾病的大规模、全国性流行病学调查。然而，关于烟雾病在我国的发病率，目前国内多为区域性研究或基于医疗保险数据库的研究，覆盖人群不足，缺乏全国性的分析报告。

HQMS 数据库覆盖全国（不含港、澳、台地区）的二级和三级医院，可以综合评价我国烟雾病患者的患病情况、地区差异性，以及开展脑血运重建术的医疗负担情况，对综合评估烟雾病的疾病负担，防治青年卒中有重要意义。

一、医院质量监测系统数据库查询结果

（一）医院质量监测系统数据库查询标准

本次调查纳入 2022 年 1 月 1 日—2022 年 12 月 31 日 HQMS 数据库中主要诊断或其他诊断为烟雾病（ICD-10 编码为 I67.500）患者的医疗记录数据，按照患者的身份信息进行查重，并仅保留每位患者的第一次住院医疗记录以获得新发病例数据。此外，对于上述医疗数据，先选取其中行脑血运重建术的所有记录，在进行查重后保留首次脑血运重建术的病案信息。

人口基线数据来自国家统计局发布的官方数据（http://www.stats.gov.cn）。纳入和排除标准方面，主要依据年龄、性别、住院 / 出院科室、住院时长进行数据审查，剔除不合理的数据。烟雾病首发临床症状分型方面，根据主要 / 其他诊断信息进行确认，具体分为癫痫型、出血型、梗死型、短暂性脑缺血发作（transient ischemic attack，TIA）或其他型。烟雾病合并症方面，重点关注高血压、糖尿病、高脂血症、自身免疫性疾病以及先天性疾病的情况。

（二）医院质量监测系统数据库查询结果

1. 烟雾病患者一般信息

在全国 1664 家医院中，共查询到 38 199 例烟雾病就诊病案，剔除其中不符合标准的 35 例病案信息，具体为：3 例实际住院时长异常，1 例住院费用异常，23 例缺失性别数据，8 例存在异常年龄值。2022 年最终纳入 38 164 例烟雾病患者的就诊病案信息。

2016—2018 年，烟雾病的年平均发病率为 1.138 例 / 10 万 [95% 置信区间（1.120～1.156）例 / 10 万]，2021 年的发病率达到 3.059 例 / 10 万，较 2016—2018 年呈现明显上升的趋势，这可能与医疗质量监测制度的完善以及人群健康意识的提高有关。2022 年，烟雾病的发病率下降至 2.703 例 / 10 万，可能与新型冠状病毒感染疫情有关（表 2-2-7）。

表 2-2-7 2016—2022 年 HQMS 数据库新发烟雾病患者数量与发病率

指标	2016 年	2017 年	2018 年	2021 年	2022 年
新发患者数量 / 例	12 213	14 659	20 571	43 181	38 164
发病率（95% *CI*）/（例 / 10 万）	0.883（0.868～0.899）	1.055（1.037～1.072）	1.474（1.454～1.494）	3.059（3.042～3.081）	2.703（2.676～2.730）

注：*CI*—置信区间。

2022 年统计的 38 164 例烟雾病就诊患者中，男性患者为 18 696 例，女性患者为 19 468 例，男性的年平均发病率为 2.592 例 / 10 万，女性的年平均发病率为 2.827 例 / 10 万，整体上看，女性的烟雾病发病率稍高于男性。从患者年龄分布上看，年龄<20 岁的患者共有 1330 例，年龄≥20 岁的患者共有 36 834 例，20 岁及以上人群的发病率明显高于 20 岁以下人群，发病高峰年龄段是 50～59 岁（图 2-2-15）。

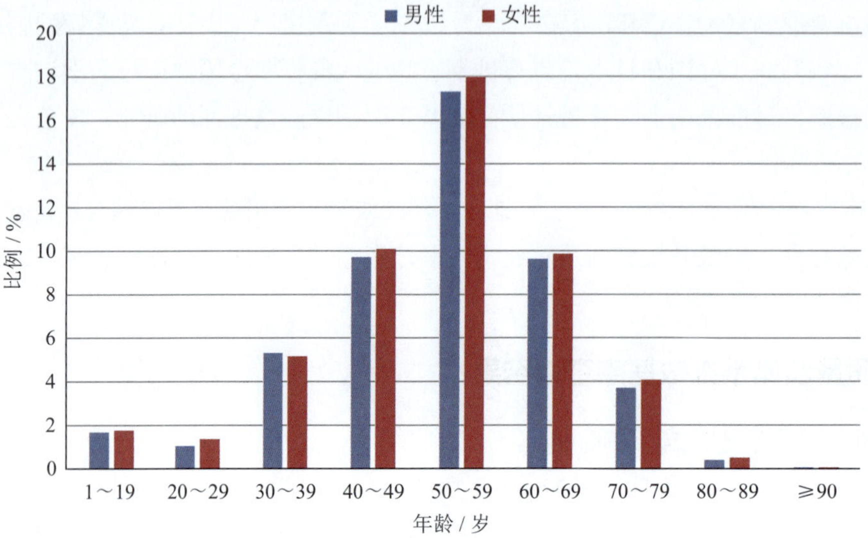

图 2-2-15 2022 年 HQMS 数据库不同性别和年龄段新发烟雾病患者比例

2022 年，烟雾病患者的首发症状分型如下：出血型共 7557 例，占比 19.8%，梗死型共 17 728 例，占比 46.5%，癫痫型共 1445 例，占比 3.8%，TIA 或其他型 11 434 例，占比 30.0%。相较 2016—2018 年，2022 年癫痫型与梗死型烟雾病的比例稍有增加。2022 年不同年龄段新发烟雾病患者的首发临床症状分型比例见图 2-2-16。

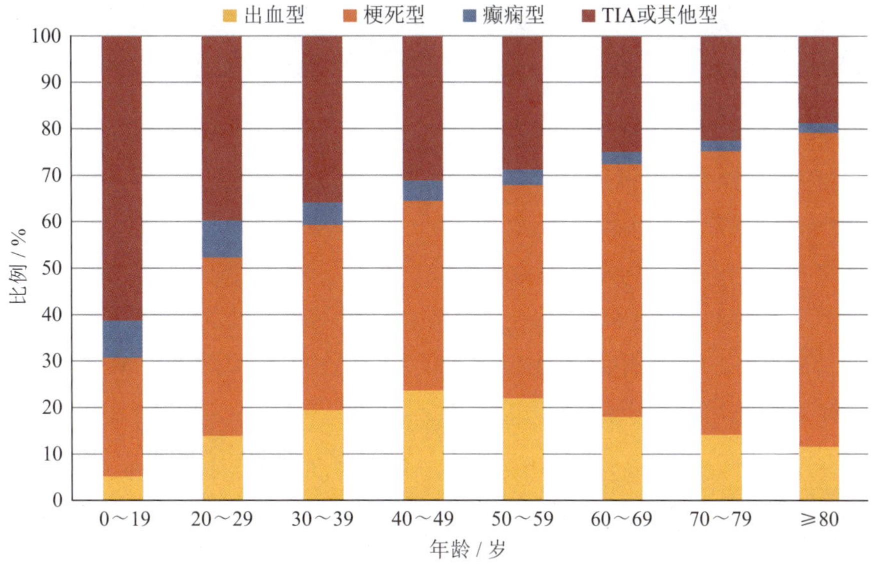

图 2-2-16　2022 年 HQMS 数据库不同年龄段新发烟雾病患者首发临床症状分型比例

2. 烟雾病患者就诊医院地域差异和发病情况比较

2022 年，HQMS 数据库中共有 1664 家医院上报了烟雾病患者收治资料，其地域分布情况见表 2-2-8。总体来看，烟雾病患者就诊医院的地域差异明显，其中广东省（8.77%）、四川省（8.17%）、江苏省（6.85%）等省级行政区所占比例较高。

表 2-2-8　2022 年 HQMS 数据库各省级行政区新发烟雾病患者就诊医院分布

省级行政区	医院数量 / 家	比例 / %	省级行政区	医院数量 / 家	比例 / %
安徽	75	4.51	江西	57	3.42
北京	50	3.00	吉林	24	1.44
重庆	30	1.80	辽宁	71	4.27
福建	44	2.64	宁夏	7	0.42
甘肃	27	1.62	青海	9	0.54
广东	146	8.77	陕西	40	2.40
广西	52	3.12	山东	98	5.89
贵州	45	2.70	上海	36	2.16
海南	13	0.78	山西	32	1.92
河北	44	2.64	四川	136	8.17
黑龙江	51	3.06	天津	24	1.44
河南	88	5.29	西藏	1	0.06
湖北	77	4.63	新疆	35	2.10
湖南	73	4.39	云南	54	3.24
内蒙古	34	2.04	浙江	77	4.63
江苏	114	6.85			

根据患者的身份信息生成患者的来源地，依照国家统计局发布的中国人口普查数据，计算各省级行政区的烟雾病粗发病率，具体结果见表 2-2-9。其中北京市（9.71%）、河南省（9.09%）、江西省（7.13%）的烟雾病粗发病率最高。

表 2-2-9 2022 年 HQMS 数据库各省级行政区烟雾病发病率

省级行政区	患者数量 / 例	粗发病率 /（例 / 10 万人 · 年）	省级行政区	患者数量 / 例	粗发病率 /（例 / 10 万人 · 年）
安徽	3514	5.74	江西	3230	7.13
北京	2122	9.71	吉林	512	2.16
重庆	320	1.00	辽宁	844	2.01
福建	1201	2.87	宁夏	53	0.73
甘肃	133	0.53	青海	20	0.34
广东	4533	3.58	陕西	509	1.29
广西	1142	2.26	山东	5294	5.21
贵州	737	1.91	上海	1732	7.00
海南	239	2.33	山西	395	1.13
河北	1632	2.20	四川	1084	1.29
黑龙江	791	2.55	天津	321	2.36
河南	8972	9.09	西藏	1	0.03
湖北	3850	6.59	新疆	334	1.29
湖南	1163	1.76	云南	2068	4.41
内蒙古	397	1.65	浙江	2155	3.28
江苏	3189	3.74			

3. 烟雾病患者人口学信息与临床合并症情况

2022 年 HQMS 数据库中，出血型、TIA 或其他型烟雾病中女性较男性多；TIA 或其他型、癫痫型中青少年及儿童患者的比例相较另外两型中的比例高；高血压（51.3%）、糖尿病（20.08%）、高脂血症（12.3%）是烟雾病患者发生率较高的合并症，且在梗死型中的比例均为最高，甲亢相关疾病（4.7%）与自身免疫性疾病（0.5%）的占比不高（表 2-2-10）。2022 年 HQMS 数据库新发烟雾病患者的人均住院总费用与 2016—2018 年相比基本持平（表 2-2-11）。

表 2-2-10 2022 年 HQMS 数据库烟雾病各临床症状分型患者的人口学特征和合并症情况

	出血型	梗死型	癫痫型	TIA 或其他型	合计
人口学信息					
数量 / 例（%）	7557（19.8）	17 728（46.5）	1445（3.8）	11 434（30.0）	38 164（100）
平均年龄 / 岁	52.3 ± 11.5	54.4 ± 13.5	47.3 ± 15.8	48.9 ± 15.8	52.1 ± 14.2
女性 / 例（%）	4096（54.2）	8468（47.8）	705（48.8）	6199（54.2）	19 468（51.0）
青少年及儿童（<20 岁）/ 例（%）	69（0.9）	340（1.9）	107（7.4）	814（7.1）	1330（3.5）
成人（≥20 岁）/ 例（%）	7488（99.1）	17 388（98.1）	1338（92.6）	10 620（92.8）	36 834（96.5）

续表

	出血型	梗死型	癫痫型	TIA 或其他型	合计
合并症 / 例（%）					
高血压	3426（45.3）	10 890（61.4）	681（47.1）	4567（39.9）	19 564（51.3）
糖尿病	735（9.7）	5062（28.6）	303（21.0）	1823（15.9）	7923（20.8）
高脂血症	447（5.9）	2938（16.6）	129（8.9）	1190（10.4）	4704（12.3）
甲亢相关疾病	150（2.0）	1013（5.7）	59（4.1）	564（4.9）	1786（4.7）
自身免疫性疾病	14（0.2）	94（0.5）	11（0.8）	59（0.5）	178（0.5）
先天性疾病	145（1.9）	363（2.0）	36（2.5）	250（2.2）	794（2.1）

表 2-2-11 2016—2022 年 HQMS 数据库新发烟雾病患者人均住院总费用 单位：元

	2016 年（12 213 例）	2017 年（14 659 例）	2018 年（20 571 例）	2021 年（43 181 例）	2022 年（38 164 例）
人均住院总费用	16 438.3（8913.3～42 899.2）	15 684.7（8678.2～42 534.5）	16 217.0（8965.4～46 177.9）	16 020.6（8658.3～54 426.9）	13 424.7（7731.25～41 576.58）

二、烟雾病外科治疗医疗数据质量及展望

从世界范围来看，我国烟雾病发病率总体较高，充分利用 HQMS 数据库信息，可以了解我国烟雾病发病率的整体情况以及地区差异。本次质量控制调查数据表明，北京市、河南省、江西省和上海市这 4 个省级行政区共同构成烟雾病的相对高发区域，整体上呈现聚集性分布。这对于未来针对烟雾病的病因学研究有重要的价值，对我国卒中防治尤其是青年卒中的防治有重要参考意义。

与 2016—2018 年相比，2021 年烟雾病的发病率明显上升，但 2022 年发病率略有下降，未来仍应持续评估烟雾病的综合诊疗水平。本次质量控制报告显示，不同年龄段的烟雾病患者临床分型和发病率差别较大，有一定的临床参考价值。

医疗负担方面，2022 年新发烟雾病患者的平均住院费用较 2021 年下降 2600 元左右，体现了医疗改革优化后医疗费用的降低态势。

本节内容旨在描述我国烟雾病患者的流行病学和一般临床信息。未来的烟雾病医疗质量控制分析报告将进一步关注烟雾病外科干预的疗效和术后并发症情况，明确外科干预相关的住院信息及经济学指标，为将来进一步开展专项质量控制、修订临床路径以及医保政策提供数据支持。

（曹勇，陈晓霖，王嵘，张谦）

第三章 颅脑创伤外科治疗医疗质量数据分析

一、颅脑创伤患者外科治疗总体情况

针对颅脑创伤单病种，根据国家卫生健康委员会发布的单病种质量控制指标，基于HQMS数据库，统计2022年全国各省级行政区（不含港、澳、台地区）收治的颅脑创伤患者共计1 939 752例（较2021年增加了22.8%）以及完成的急诊手术214 415台。2022年收治颅脑创伤患者数量排名前5位的省级行政区分别为山东省（168 198例）、河南省（146 963例）、广东省（146 751例）、四川省（123 133例）和江苏省（108 476例）。根据各省级行政区总人口标准化后的相对诊疗数量（北京市相对诊疗数量为1）排名前5位的分别为陕西省（2.57）、云南省（2.56）、湖北省（2.51）、江西省（2.46）和贵州省（2.42）。手术数量排名前5位的省级行政区分别为山东省（19 821台）、河南省（16 660台）、广东省（16 470台）、江苏省（15 805台）和四川省（13 359台）。2022年HQMS数据库各省级行政区收治的颅脑创伤患者数量、手术数量和相对诊疗数量情况见表2-3-1。

表2-3-1 2022年HQMS数据库各省级行政区颅脑创伤患者数量、手术数量和相对诊疗数量

省级行政区	患者数量/例	手术数量/台	手术数量排名	总人口数/万人	相对诊疗数量	相对诊疗数量排名
安徽	78 423	7804	13	6113	1.85	15
北京	15 170	1442	27	2189	1	29
重庆	36 895	4548	19	3212	1.66	21
福建	57 674	5084	17	4187	1.99	13
甘肃	33 276	4449	20	2490	1.93	14
广东	146 751	16 470	3	12 684	1.67	20
广西	76 333	8472	10	5037	2.19	10
贵州	60 047	7886	12	3582	2.42	5
海南	10 432	910	29	1020	1.48	25
河北	92 225	10 771	7	7488	1.78	19
河南	146 963	16 660	2	9883	2.15	11
黑龙江	28 760	3584	21	3125	1.33	26
湖北	101 568	8072	11	5830	2.51	3
湖南	101 602	6592	15	6622	2.21	9
吉林	20 627	2404	25	2375	1.25	27

续表

省级行政区	患者数量 / 例	手术数量 / 台	手术数量排名	总人口数 / 万人	相对诊疗数量	相对诊疗数量排名
江苏	108 476	15 805	4	8505	1.84	16
江西	77 100	8853	9	4517	2.46	4
辽宁	48 067	5578	16	4229	1.64	22
内蒙古	26 952	2674	24	2400	1.62	23
宁夏	11 617	1344	28	725	2.31	8
青海	7420	681	30	594	1.80	18
山东	168 198	19 821	1	10 170	2.39	6
山西	43 634	4924	18	3480	1.81	17
陕西	70 440	7122	14	3954	2.57	1
上海	15 611	2886	23	2489	0.91	30
四川	123 133	13 359	5	8372	2.12	12
天津	11 614	1599	26	1373	1.22	28
西藏	1961	369	31	336	0.84	31
新疆	28 805	2928	22	2589	1.61	24
云南	83 197	9250	8	4690	2.56	2
浙江	106 781	12 074	6	6540	2.36	7

注：各省级行政区人口数据来自《2023 年中国统计年鉴》报告中的 2022 年末人口数；相对诊疗数量为收治患者数量 / 人口总数，再以北京为 1 计算。

二、颅脑创伤患者人口学特征

2022 年 HQMS 数据库中颅脑创伤患者的人口学特征如下：发病年龄呈“单峰”分布，发病高峰为 50～59 岁（图 2-3-1）；男性患者 1 285 774 例，占比为 66.3%，女性患者 653 978 例，占比 33.7%，男性患者数量明显多于女性患者（图 2-3-2）；颅脑创伤患者的平均年龄为 50.7 岁，各省级行政区颅脑创伤患者的平均年龄见图 2-3-3。

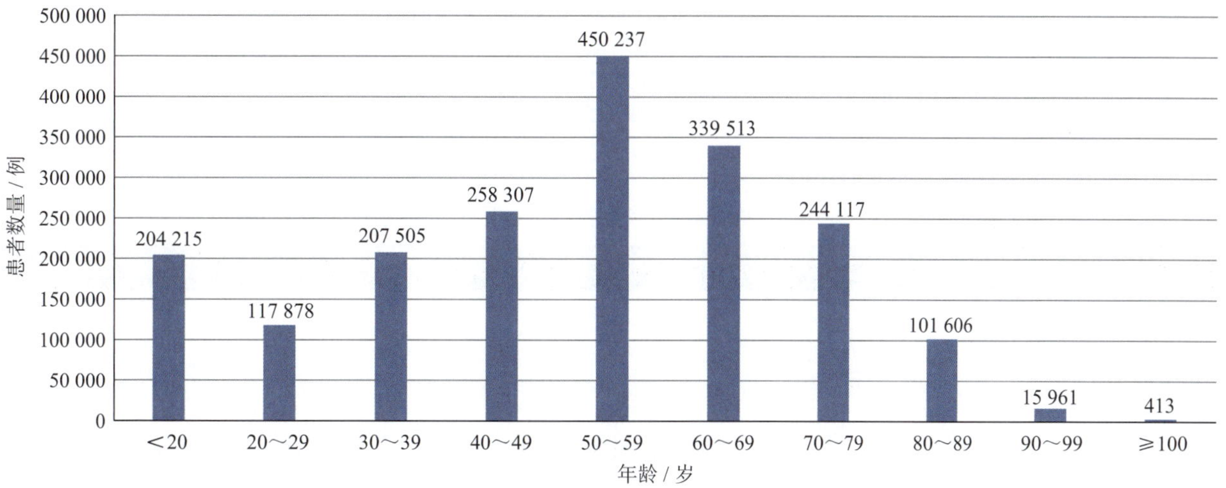

图 2-3-1　2022 年 HQMS 数据库颅脑创伤患者年龄分布

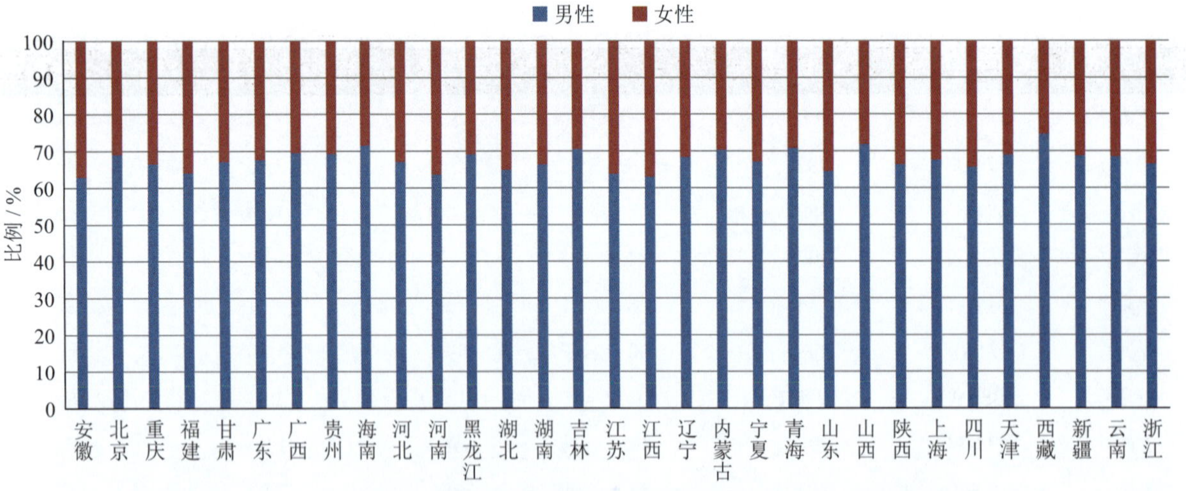

图 2-3-2 2022 年 HQMS 数据库各省级行政区颅脑创伤患者性别分布

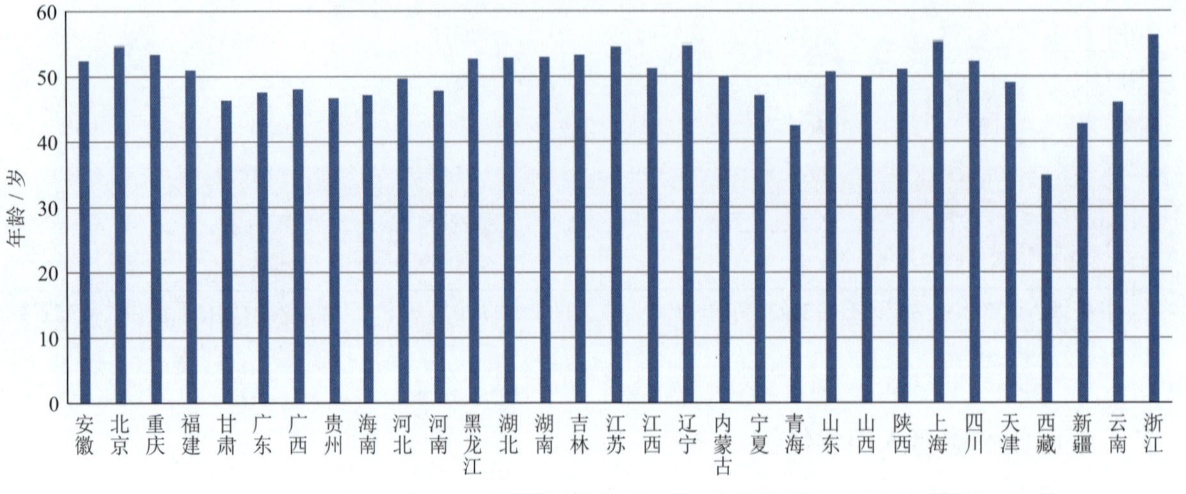

图 2-3-3 2022 年 HQMS 数据库各省级行政区颅脑创伤患者平均年龄

三、颅脑创伤患者外科治疗疗效总体评价

2022 年 HQMS 数据库中颅脑创伤患者的平均死亡率为 2.4%，比 2021 年（2.5%）稍有降低。其中，上海市（4.6%）、北京市（4.6%）、吉林省（4.5%）、辽宁省（4.4%）、黑龙江省（4.1%）等省级行政区颅脑创伤患者的死亡率较高（表 2-3-2）。2022 年 HQMS 数据库中颅脑创伤患者的医嘱离院率为 80.8%，与 2021 年（80.0%）相比无明显变化，其中天津市（54.1%）、河北省（66.0%）、贵州省（68.8%）、辽宁省（70.2%）、海南省（70.9%）等省级行政区的医嘱离院率较低（图 2-3-4）。

表 2-3-2 2022 年 HQMS 数据库各省级行政区颅脑创伤患者死亡情况

省级行政区	患者数量 / 例	死亡人数 / 例	死亡率 / %	省级行政区	患者数量 / 例	死亡人数 / 例	死亡率 / %
安徽	78 423	2304	2.9	辽宁	48 067	2116	4.4
北京	15 170	694	4.6	内蒙古	26 952	846	3.1
福建	57 674	796	1.4	宁夏	11 617	188	1.6
甘肃	33 276	561	1.7	青海	7420	208	2.8
广东	146 751	3746	2.6	山东	168 198	4839	2.9
广西	76 333	1722	2.3	山西	43 634	929	2.1
贵州	60 047	922	1.5	陕西	70 440	1325	1.9

续表

省级行政区	患者数量 / 例	死亡人数 / 例	死亡率 / %
海南	10 432	186	1.8
河北	92 225	2443	2.6
河南	146 963	3594	2.4
黑龙江	28 760	1186	4.1
湖北	101 568	2760	2.7
湖南	101 602	1113	1.1
吉林	20 627	930	4.5
江苏	108 476	2342	2.2
江西	77 100	1684	2.2
上海	15 611	724	4.6
四川	123 133	3482	2.8
天津	11 614	362	3.1
西藏	1961	43	2.2
新疆	28 805	796	2.8
云南	83 197	1293	1.6
浙江	106 781	1724	1.6
重庆	36 895	993	2.7

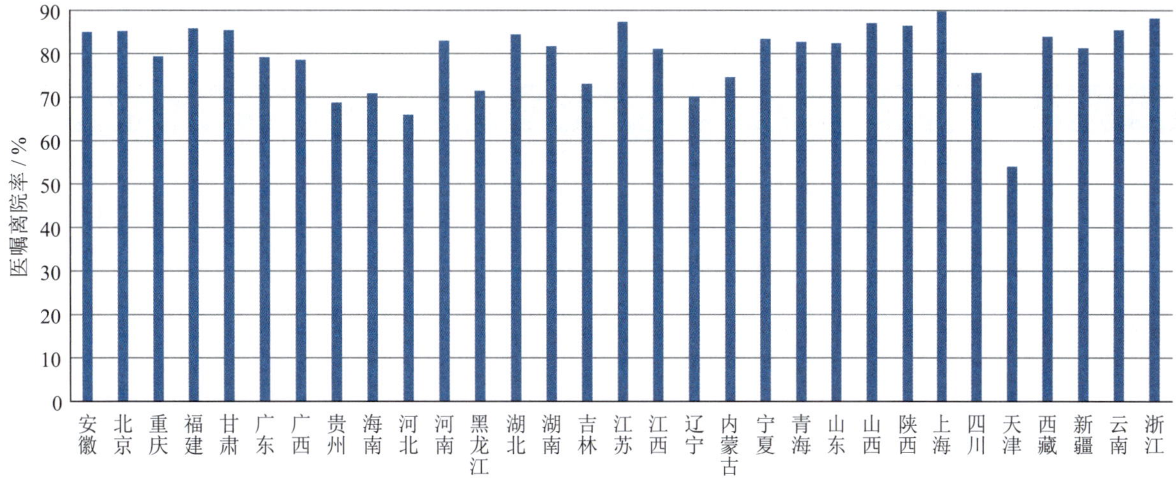

图 2-3-4　2022 年 HQMS 数据库各省级行政区颅脑创伤患者医嘱离院率

四、颅脑创伤患者医疗过程指标分析

2022 年 HQMS 数据库中颅脑创伤患者的医疗过程指标情况如下：患者平均住院时长为 13.6 d，较 2021 年小幅度增长（5.4%）。在各省级行政区中，新疆维吾尔自治区（10.4 d）、海南省（11.3 d）、宁夏回族自治区（11.8 d）、云南省（11.8 d）、西藏自治区（11.8 d）的平均住院时长较短；辽宁省（16.8 d）、重庆市（16.0 d）、北京市（15.7 d）、山西省（15.1 d）、湖南省（15.0 d）的平均住院时长较长（图 2-3-5）。

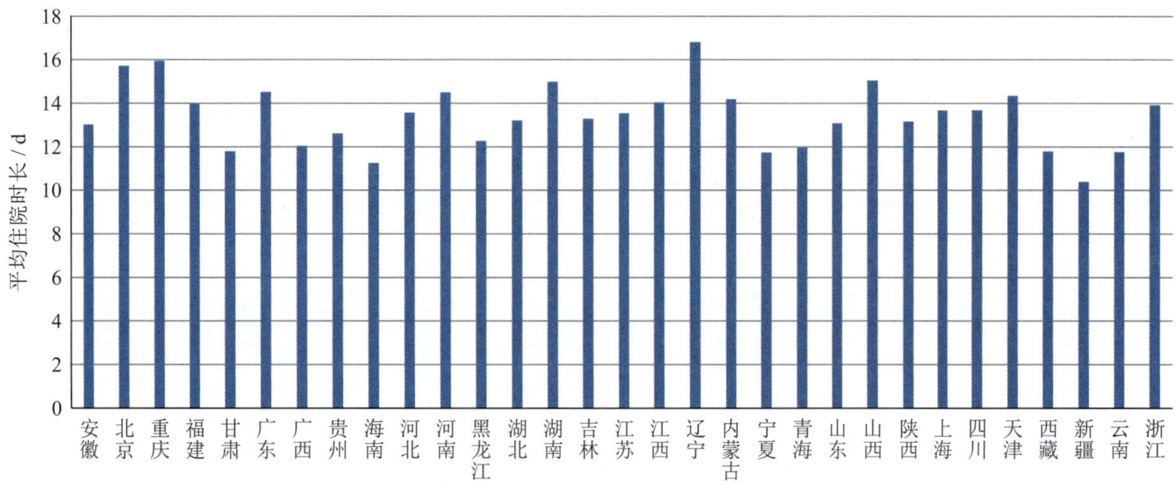

图 2-3-5　2022 年 HQMS 数据库各省级行政区颅脑创伤患者平均住院时长

五、颅脑创伤手术患者卫生经济学分析

2022 年 HQMS 数据库中颅脑创伤手术患者的人均住院总费用为 21 335.8 元，较 2021 年增长 12.2%，各省级行政区颅脑创伤患者人均住院总费用的情况不尽相同，其中上海市（49 492.3 元）的人均住院总费用最高，其次为北京市（48 299.4 元）和天津市（39 248.4 元）（表 2-3-3）。

2022 年 HQMS 数据库中颅脑创伤手术患者的平均抗菌药物费用为 1584.7 元，较 2021 年降低 2.7%。各省级行政区中，上海市（3737.4 元）的平均抗菌药物费用最高（图 2-3-6）。各省级行政区颅脑创伤外科治疗一次性医疗材料费用情况见图 2-3-7，2022 年一次性医疗材料平均费用为 10 085.6 元，较 2021 年增长 25.5%，大部分省级行政区颅脑创伤外科治疗的一次性医疗材料费用主要集中在手术方面，其次是治疗方面。各省级行政区中，颅脑创伤外科治疗一次性医疗材料平均费用最高的是上海市（27 297.5 元），其次为北京市（25 495.4 元）。

表 2-3-3 2022 年 HQMS 数据库各省级行政区颅脑创伤手术患者人均住院总费用 单位：元

省级行政区	人均住院总费用	省级行政区	人均住院总费用	省级行政区	人均住院总费用
安徽	17 876.1	黑龙江	20 784.8	山西	19 231.7
北京	48 299.4	湖北	19 638.3	陕西	18 472.9
重庆	25 165.1	湖南	19 729.4	上海	49 492.3
福建	20 161.3	吉林	25 224.0	四川	19 153.9
甘肃	15 200.4	江苏	29 933.7	天津	39 248.4
广东	24 634.8	江西	20 242.9	西藏	20 821.0
广西	17 274.9	辽宁	23 178.4	新疆	16 051.1
贵州	18 044.3	内蒙古	17 719.1	云南	14 367.6
海南	20 972.7	宁夏	17 542.5	浙江	24 431.2
河北	22 012.6	青海	19 415.7		
河南	19 207.5	山东	21 797.7		

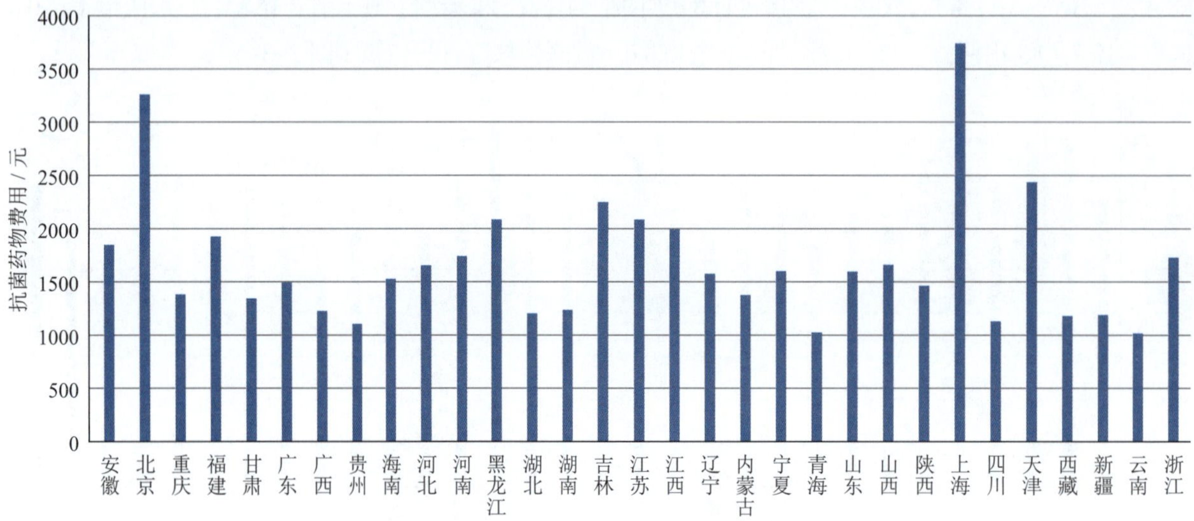

图 2-3-6 2022 年 HQMS 数据库各省级行政区颅脑创伤手术患者平均抗菌药物费用

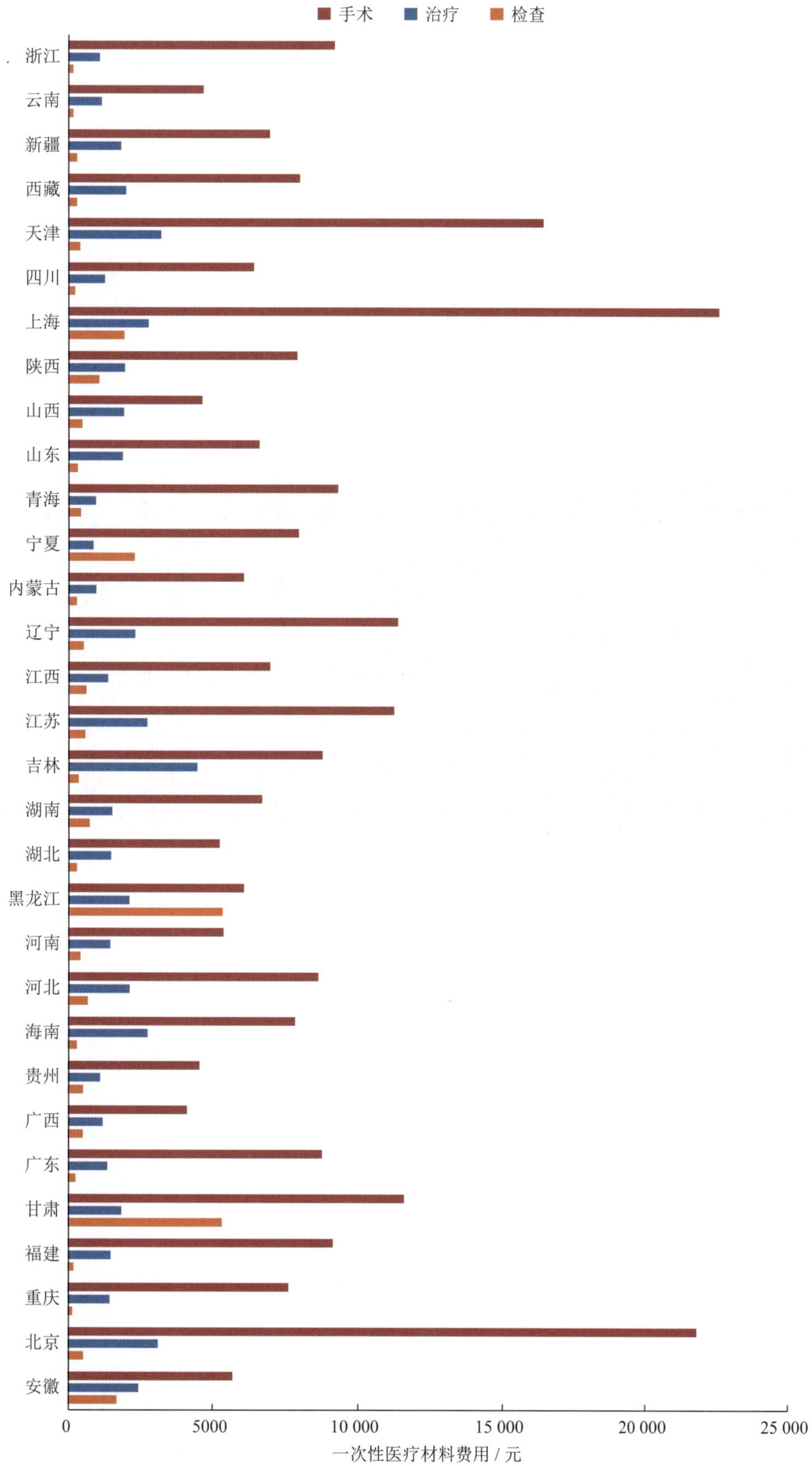

图 2-3-7　2022 年 HQMS 数据库各省级行政区颅脑创伤外科治疗一次性医疗材料费用

（高国一，刘伟明）

第三部分

神经重症专业医疗质量数据分析

第一章
基于国家医疗质量管理与控制信息网数据库的分析

第一节　神经重症资源配置分析

神经重症学科是神经医学与重症医学的交叉学科，其临床诊疗对象是罹患神经系统疾病并存在或潜在器官功能障碍的重症患者，此类患者群体具有高死亡率和高致残率的特点。神经加强监护病房（neurological intensive care unit，NCU）为收治神经重症患者的独立或非独立的加强监护病房（intensive care unit，ICU）。近年来，随着国家神经系统疾病医疗质量控制中心的发展，神经重症质量控制工作也逐步进入正规、高速发展阶段。国家神经系统疾病医疗质量控制中心神经重症疾病亚专业工作组通过NCIS数据库对神经重症医疗的相关数据进行逐年连续调查分析，旨在明确神经重症医疗资源和质量控制相关指标的现状和变化趋势，为我国神经重症医疗质量控制工作提供数据支撑。

2022年NCIS数据库中共有6273家医院上报信息，其中4680家医院设置有神经系统疾病相关科室（神经内科、神经外科、神经介入、神经重症其中之一），设有NCU的医院有808家（17.3%），共设置NCU 1125个。在设置NCU的808家医院中，三级医院607家（75.1%），实际开放床位中位数为1467（1000～2218）张；二级医院200家（24.8%），实际开放床位中位数为700（500～880）张；未定级医院1家（0.1%），实际开放床位数1277张。

一、全国神经重症专业设置情况

神经重症作为一个新兴的亚专业，NCU在全国各地发展并不均衡。对2022年NCIS数据库的调查显示，河南省、广东省、江苏省、山东省、河北省设置NCU的医院数量均超过40家，而青海省、西藏自治区、宁夏回族自治区设置NCU的医院数量均少于5家。各省级行政区（不包含港、澳、台地区）设置NCU的医院情况见图3-1-1。设置NCU数量最多的省级行政区为河南省，共106家医院设置了131个NCU，NCU编制床位共计1748张，平均每个NCU编制床位13.3张；设置NCU医院数量最少的省级行政区为青海省和西藏自治区，均暂无NCU设置（表3-1-1）。

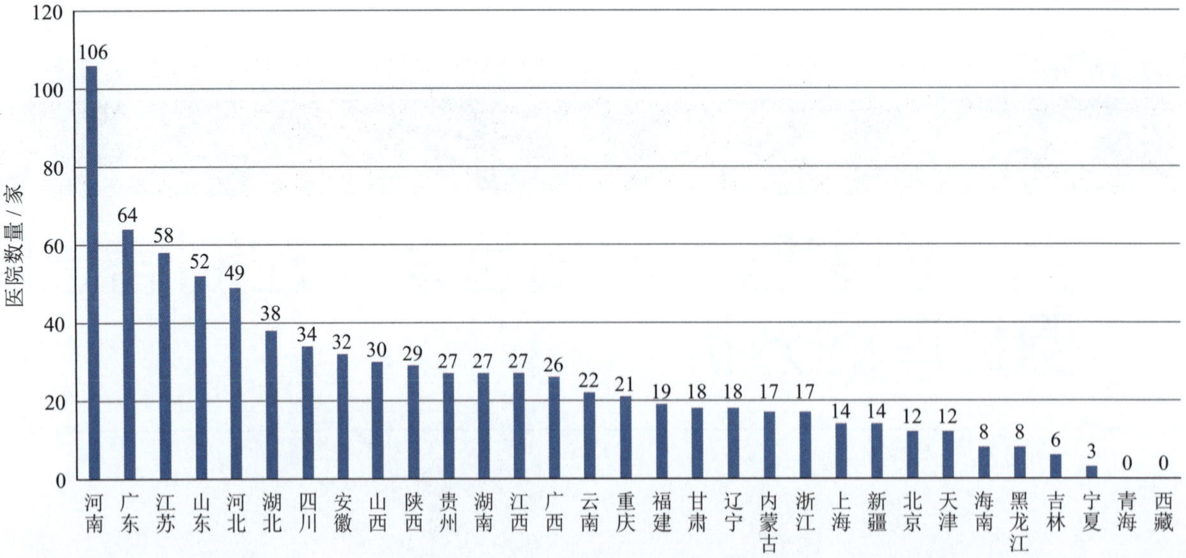

图 3-1-1 2022 年 NCIS 数据库各省级行政区设置 NCU 的医院数量

表 3-1-1 2022 年 NCIS 数据库各省级行政区 NCU 设置及人力资源情况

省级行政区	设置 NCU 医院 / 家	NCU / 个	NCU 编制床位 / 张	NCU 专职医师 / 人	NCU 专职护士 / 人
安徽	32	42	513	242	681
北京	12	18	188	101	195
重庆	21	30	309	174	470
福建	19	32	291	128	497
甘肃	18	24	249	191	439
广东	64	85	829	403	1536
广西	26	40	462	274	774
贵州	27	37	437	267	588
海南	8	14	155	96	231
河北	49	72	848	377	1241
河南	106	131	1748	926	2686
黑龙江	8	10	116	43	178
湖北	38	52	994	380	1262
湖南	27	41	591	211	795
吉林	6	8	245	64	395
江苏	58	90	1009	421	1486
江西	27	38	609	244	1251
辽宁	18	24	279	139	401
内蒙古	17	26	297	208	523
宁夏	3	3	50	15	86

续表

省级行政区	设置 NCU 医院 / 家	NCU / 个	NCU 编制床位 / 张	NCU 专职医师 / 人	NCU 护士 / 人
青海	0	0	0	0	0
山东	52	71	916	455	1442
山西	30	43	572	185	923
陕西	29	44	519	250	828
上海	14	16	286	184	334
四川	34	49	486	189	1017
天津	12	15	233	100	408
西藏	0	0	0	0	0
新疆	14	16	189	90	427
云南	22	33	280	171	472
浙江	17	21	250	119	550
合计	808	1125	13 950	6647	22 116

神经重症学科是临床亚专科，NCU 目前的命名尚不统一。2022 年参与 NCIS 数据库调查的 1125 个 NCU 中，神经外科 NCU 有 472 个，占比最高（42.0%）；其次为神经内科 NCU，共 440 个，占比 39.1%；神经 NCU / 脑重症医学科共 213 个，占比 18.9%。另外，NCU 的归属情况也较复杂，其中 828 个 NCU 为独立科室，占比 73.6%，168 个 NCU 归属神经科相关科室，占比 14.9%，69 个 NCU 归属重症医学科，占比 6.1%，60 个 NCU 归属其他，占比 5.3%（表 3-1-2）。

表 3-1-2　2022 年 NCIS 数据库 NCU 归属情况　　单位：个（%）

	神经内科 NCU	神经外科 NCU	神经 NCU / 脑重症医学科	合计
合计	440（39.1）	472（42.0）	213（18.9）	1125（100）
独立科室	333（75.7）	358（75.8）	137（64.3）	828（73.6）
归属神经科相关科室	70（15.9）	79（16.7）	19（8.9）	168（14.9）
归属重症医学科	15（3.4）	19（4.0）	35（16.4）	69（6.1）
归属其他	22（5.0）	16（3.4）	22（10.3）	60（5.3）

二、神经重症人力资源配置情况

（一）神经加强监护病房医师人力资源情况

国内 NCU 成立相对较晚，归属不一，人力资源相对不足（特别是专职医师不足），并且医师学科背景不统一，这导致对相关从业人员的技术、技能培训有所欠缺。对 2022 年 NCIS 数据库的调查显示，共 889 个（79.0%）NCU 设置专职医师，共 6647 人，平均每个 NCU 有专职医师 7 人，NCU 医师床位比平均为 0.48，较 2021 年 NCU 医师床位比（平均值 0.45）有所上升。尚有 236 个（21.0%）NCU 未设置专职医师。各省级行政区 NCU 专职医师数量见表 3-1-1，各省级行政区 NCU 医师床位比见图 3-1-2。

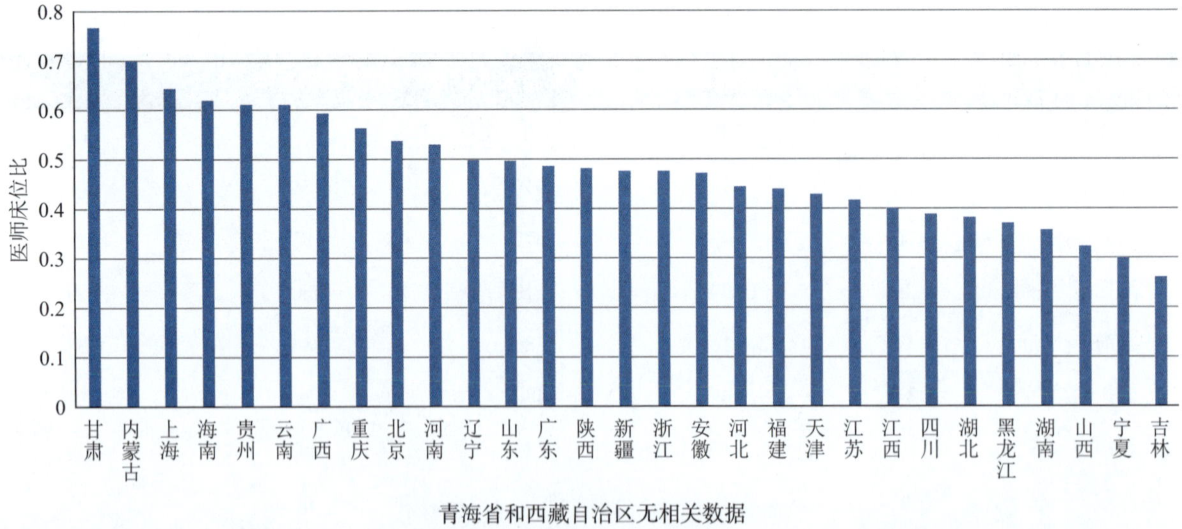

图 3-1-2 2022 年 NCIS 数据库各省级行政区 NCU 医师床位比

2022 年 NCIS 数据库 NCU 专职医师的专科执业背景如下：神经内科 2377 人（35.8%）、神经外科 2430 人（36.6%）、重症医学 1216 人（18.3%）、麻醉学 56 人（0.8%）、急诊医学 199 人（3.0%）、其他 369 人（5.6%）（表 3-1-3）。

表 3-1-3 2022 年 NCIS 数据库 NCU 专职医师执业背景情况 单位：人（%）

执业背景	神经外科 NCU	神经内科 NCU	神经 NCU / 脑重症医学科	合计
神经外科	1899（72.9）	73（3.0）	458（28.4）	2430（36.6）
神经内科	105（4.0）	1784（73.5）	488（30.2）	2377（35.8）
重症医学	395（15.2）	423（17.4）	398（24.6）	1216（18.3）
麻醉学	26（1.0）	14（0.6）	16（1.0）	56（0.8）
急诊医学	67（2.6）	58（2.4）	74（4.6）	199（3.0）
其他	114（4.4）	74（3.1）	181（11.2）	369（5.6）
合计	2606（100）	2426（100）	1615（100）	6647（100）

对 2022 年 NCIS 数据库的调查显示，在 NCU 专职医师职称方面，高级职称 2630 人（39.6%），中级职称 2501 人（37.6%），初级职称及以下 1516 人（22.8%）；在学历方面，博士 769 人（11.6%），硕士 2872 人（43.2%），学士 2799 人（42.1%），专科及以下学历 207 人（3.1%）；在年龄方面，30～39 岁年龄段的医师最多，有 3201 人（48.2%），≥50 岁的医师有 792 人（11.9%）（图 3-1-3）。

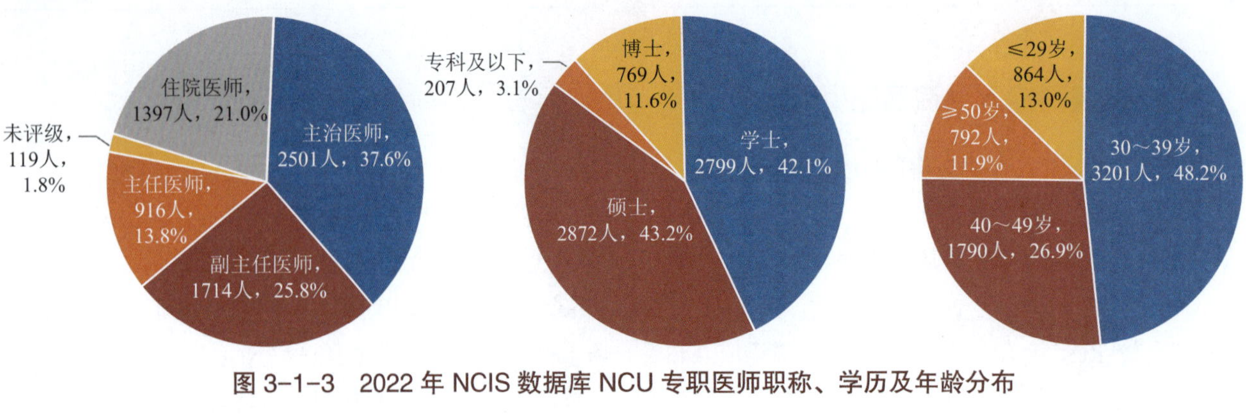

图 3-1-3 2022 年 NCIS 数据库 NCU 专职医师职称、学历及年龄分布

对 2022 年 NCIS 数据库的调查显示，有 668 个 NCU 设置了主任或专门的科室负责人，尚有 457 个 NCU 未设置主任或专门的科室负责人。在已设置主任或科室负责人的 668 个 NCU 中，主任或科室负责人的职称为主任医师的有 373 个（55.8%），职称为副主任医师的有 255 个（38.2%），职称为主治医师的有 24 个（3.6%），职称为住院医师的有 13 个（1.9%），职称为其他的有 3 个（0.4%）；主任或科室负责人的学历为博士的有 175 个（26.2%），学历为硕士的有 220 个（32.9%），学历为学士的有 268 个（40.1%），学历为专科及以下的有 5 个（0.7%）。

（二）神经加强监护病房护士人力资源情况

对 2022 年 NCIS 数据库的调查显示，NCU 专职护士共 22 116 人，护士床位比平均值为 1.59，较 2020 年（1.67）有所下降，各省级行政区 NCU 护士床位比详见图 3-1-4。

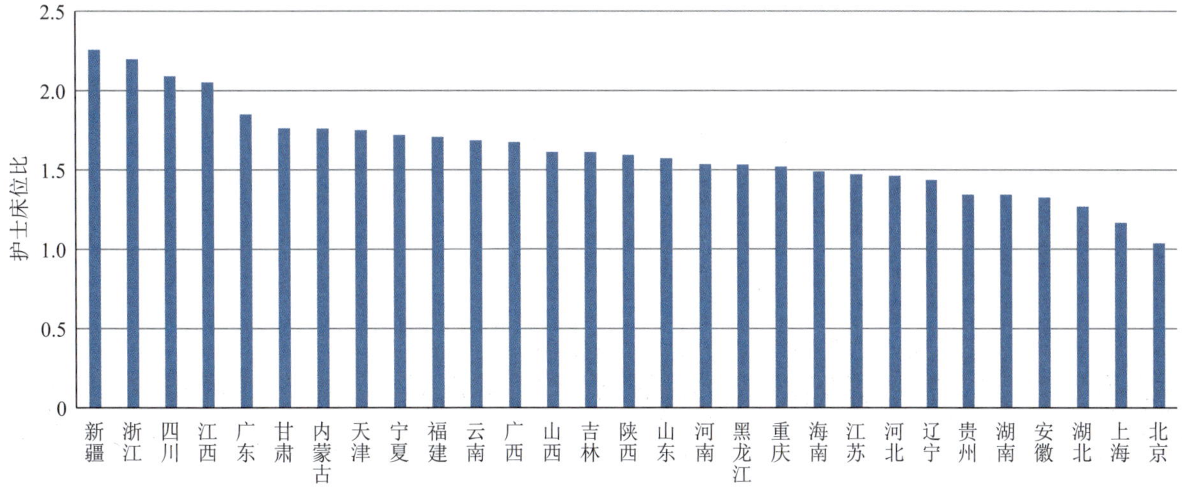

青海省和西藏自治区无相关数据

图 3-1-4 2022 年 NCIS 数据库各省级行政区 NCU 护士床位比

NCU 专职护士职称方面，主任护师 137 人（0.6%），副主任护师 987 人（4.5%），中级职称 7503 人（33.9%），初级职称 12 173 人（55.0%），未评级 1316 人（6.0%）；学历方面，硕士及以上 345 人（1.6%），学士 12 038 人（54.4%），专科及以下 9733 人（44.0%）；年龄方面，≤29 岁 10 268 人（46.4%），30～39 岁 9823 人（44.4%），40～49 岁 1800 人（8.1%），≥50 岁 225 人（1.0%）。NCU 专职护士人力资源情况详见图 3-1-5。

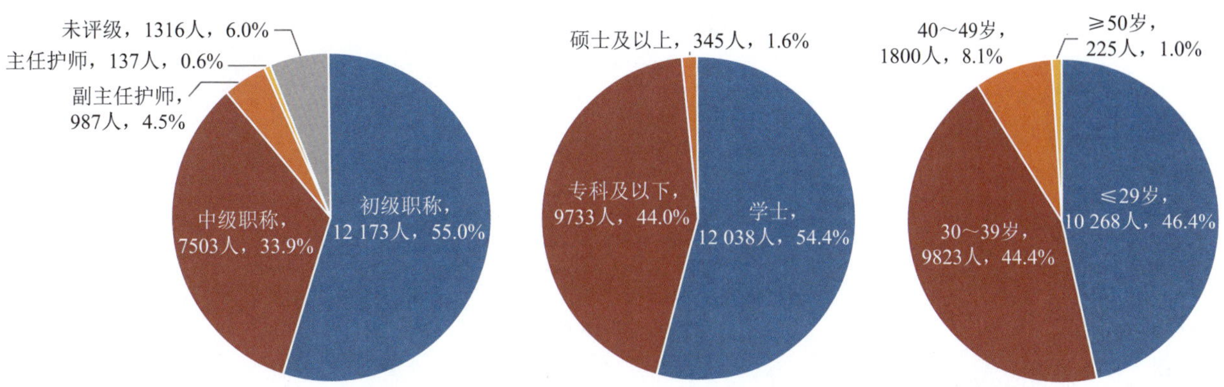

图 3-1-5 2022 年 NCIS 数据库 NCU 专职护士职称、学历及年龄分布

三、神经重症医学设备配置情况

NCU 对设备、设施的要求高，除需配置监护仪、呼吸机、血滤机等 ICU 通用的仪器外，神经系统

疾病特需的监测设备，如有创颅内压监测仪、脑电图仪、经颅多普勒超声等也需配置。目前全国各地区NCU医学设备配置并不均衡。2022年NCIS数据库中各省级行政区的NCU设备、设施配置情况见表3-1-4。

表3-1-4 2022年NCIS数据库各省级行政区NCU设备配置情况 单位：台

省级行政区	经颅多普勒超声	脑电图仪	有创颅内压监测仪	普通冰毯机	包裹式体表降温设备	血管内降温设备	移动CT
安徽	23	28	48	115	7	0	2
北京	11	17	20	30	2	0	1
重庆	12	27	46	43	10	1	0
福建	18	26	39	52	27	0	1
甘肃	14	24	19	59	10	0	0
广东	58	72	135	232	31	16	4
广西	24	27	90	122	12	0	2
贵州	26	50	69	106	36	2	2
海南	6	9	25	30	6	1	0
河北	39	48	67	151	14	0	1
河南	115	191	122	385	67	7	3
黑龙江	2	5	2	28	0	0	0
湖北	50	70	87	128	138	0	4
湖南	26	63	49	99	25	1	1
吉林	10	9	19	62	0	0	2
江苏	44	90	176	249	61	8	7
江西	17	64	62	123	27	0	2
辽宁	12	11	11	42	22	0	0
内蒙古	25	42	26	64	1	0	2
宁夏	1	3	4	11	0	1	0
青海	0	0	0	0	0	0	0
山东	33	36	138	284	34	3	4
山西	32	40	43	147	30	2	3
陕西	18	31	76	119	35	0	3
上海	13	16	81	89	23	7	2
四川	38	42	83	108	18	5	3
天津	18	14	54	85	11	4	2
西藏	0	0	0	0	0	0	0
新疆	12	11	16	42	16	3	2
云南	21	32	34	83	19	0	0
浙江	133	130	62	47	0	2	0
合计	851	1228	1703	3135	682	63	53

注：表中数据为不同省级行政区（不含港、澳、台地区）NCU配置设备的总数。

第二节 神经重症专业质量安全情况分析

一、病情评估类质量控制指标

对 2022 年 NCIS 数据库的分析显示，在病情评估类质量控制指标方面，意识水平评估率、镇静治疗评估率、镇痛治疗评估率、静脉血栓栓塞评估率、静脉血栓栓塞机械预防使用率等指标均在 50% 以上；疑似有颅内压升高并使用颅内压监测率、脑电图检查率等指标相对较低，需进一步提高；急性生理学及慢性健康状况评分率、疑似有颅内压升高并使用颅内压监测率、应用高渗透治疗并使用渗透压监测率、应用血管活性药物并使用有创循环监测率、镇静治疗评估率、静脉血栓栓塞评估率、静脉血栓栓塞机械预防使用率及静脉血栓栓塞药物预防使用率等指标较 2021 年有所升高（图 3-1-6）。神经重症患者谵妄风险高，但基础器质性病变的存在易使谵妄的评估、诊断及治疗被忽视，可能导致患者出现远期认知功能障碍。这也是谵妄评估率和发生率等指标数值较低的原因之一，未来神经重症从业人员应加以重视。

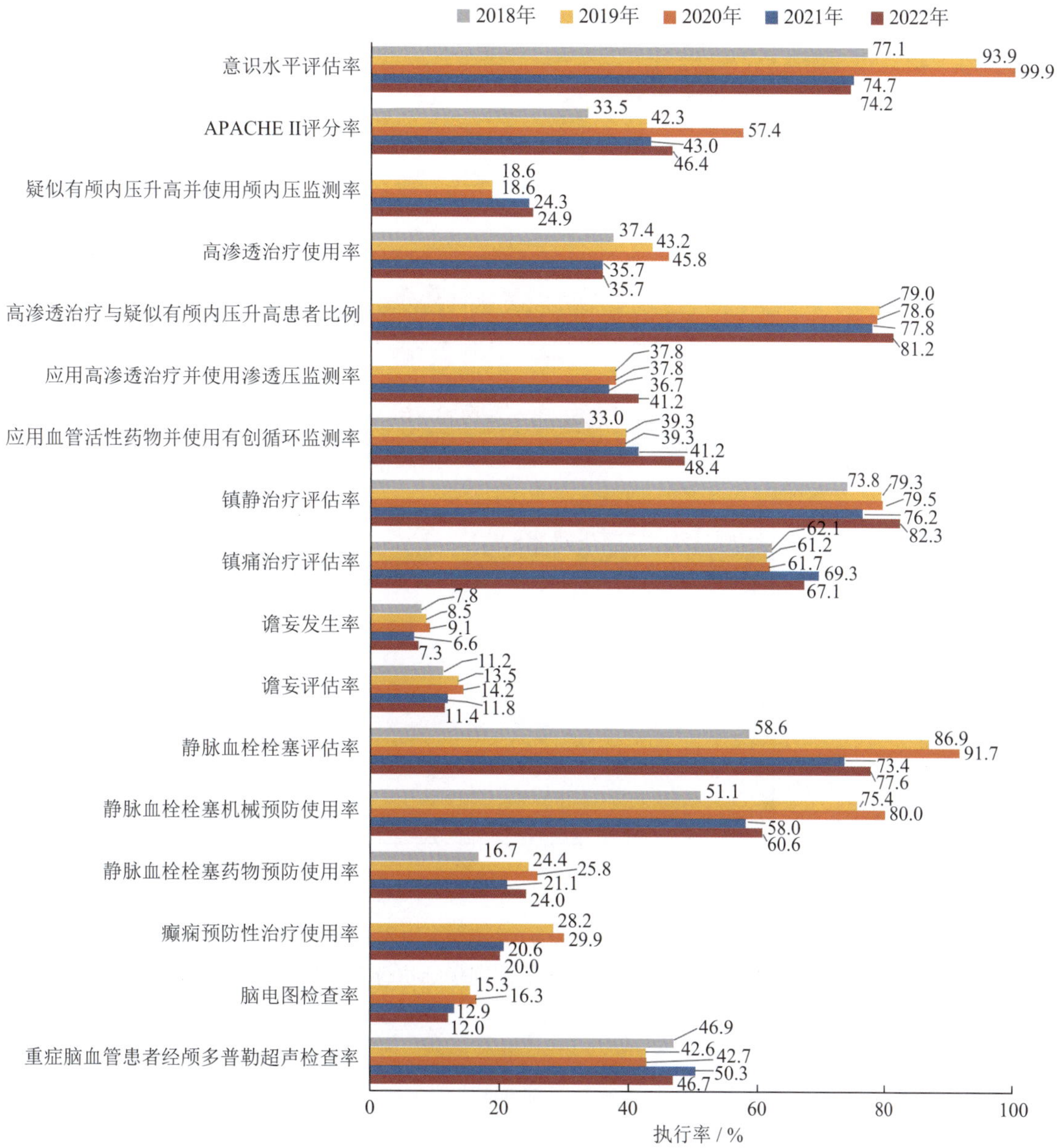

2018 年部分指标存在数据缺失。APACHE Ⅱ—急性生理学及慢性健康状况评分。

图 3-1-6　2018—2022 年 NCIS 数据库神经重症质量控制指标执行率（病情评估类）

二、医院感染控制、脱机拔管及重返类质量控制指标

在医院感染控制、脱机拔管及重返类指标方面，2018—2022 年的抗菌药物治疗前病原学送检率、机械通气患者脱机拔管相关评估率等指标均在 50% 以上。2022 年呼吸机相关性肺炎感染率、尿管相关泌尿系感染率较 2021 年有所下降；气管插管拔管后 48 h 内再插管率、格拉斯哥昏迷评分（Glasgow coma scale，GCS）≤ 8 分患者人工气道保有率较 2021 年有所升高，说明昏迷患者人工气道的管理依然是神经重症患者管理的难点之一（图 3-1-7）。另外，考虑到神经重症医师对患者病情的把控能力日渐提升，患者转出 NCU 后非计划 24 h 内重返率稳步下降。

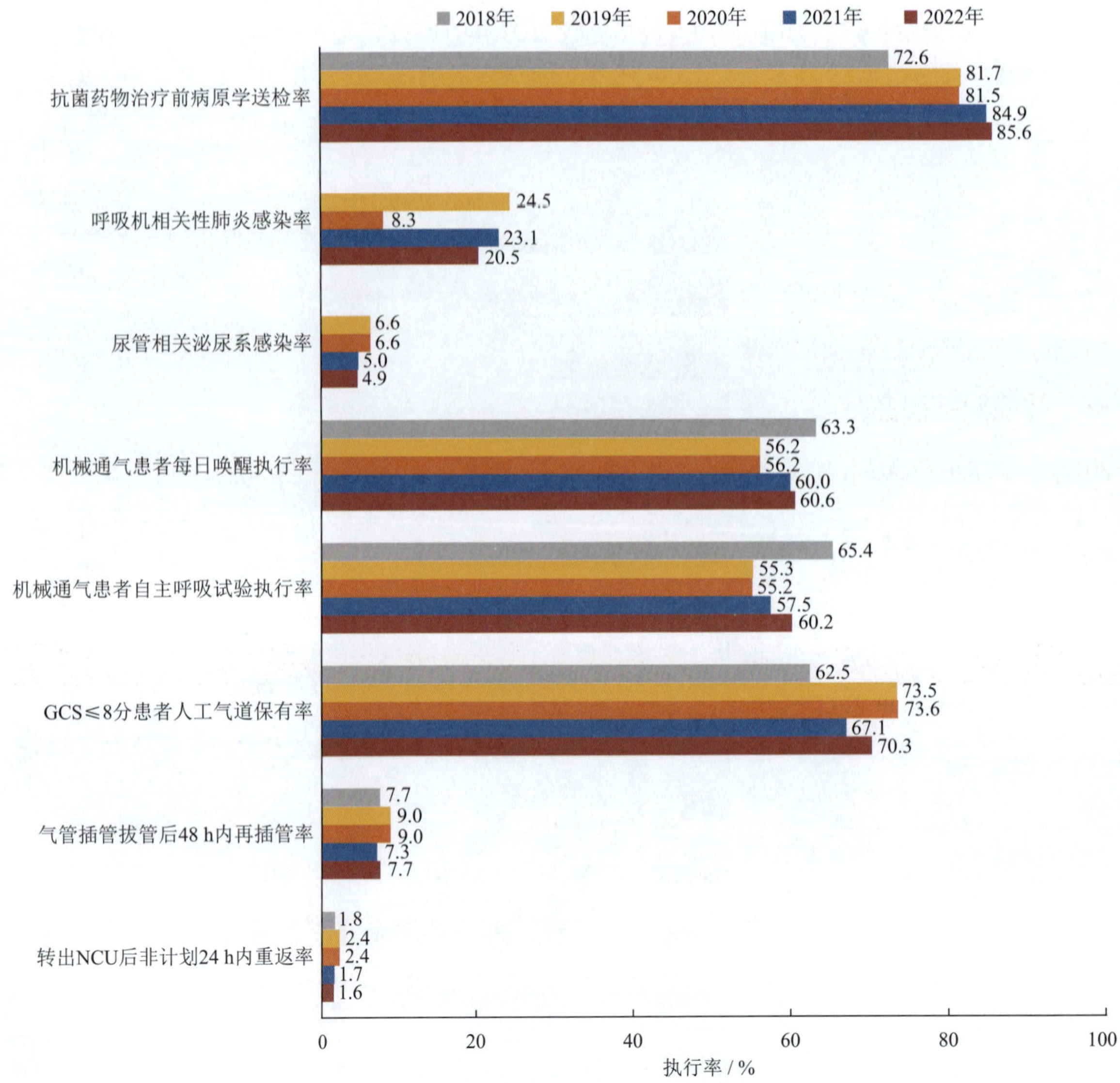

2018 年部分指标存在数据缺失。

图 3-1-7　2018—2022 年 NCIS 数据库神经重症质量控制指标执行率（感染控制、脱机拔管及重返指标）

（徐珊珊，张琳琳，周建新）

第二章 基于医院质量监测系统数据库的分析

本节基于 HQMS 数据库，根据病历首页中主要诊断的 ICD 编码，调查了 2018—2022 年我国 31 个省级行政区（不含港、澳、台地区）三级公立医院 NCU 收治的脑血管病等神经系统疾病患者的医疗质量数据。

第一节 神经重症服务体量分析

一、神经重症患者数量

2018—2019 年，HQMS 数据库中三级公立医院 NCU 收治患者的数量呈增长趋势，2020 年收治患者的数量较前有下降趋势。2022 年，HQMS 数据库中三级公立医院 NCU 收治患者共 676 002 例，较 2020 年和 2021 年明显增长，其中男性 423 695 例，占比 62.7%（表 3-2-1，图 3-2-1）。

表 3-2-1 2018—2022 年 HQMS 数据库三级公立医院 NCU 收治患者数量 单位：例（%）

年份	患者数量	男性	女性	其他
2018 年	354 813（17.1）	216 662（61.1）	133 008（37.5）	5143（1.4）
2019 年	424 373（20.5）	262 697（61.9）	159 874（37.7）	1802（0.4）
2020 年	288 737（13.9）	181 477（62.9）	106 459（36.9）	801（0.2）
2021 年	329 941（15.9）	206 903（62.7）	122 680（37.2）	358（0.1）
2022 年	676 002（32.6）	423 695（62.7）	251 760（37.2）	547（0.1）
合计	2 073 866（100）	1 291 434（62.3）	773 781（37.3）	8651（0.4）

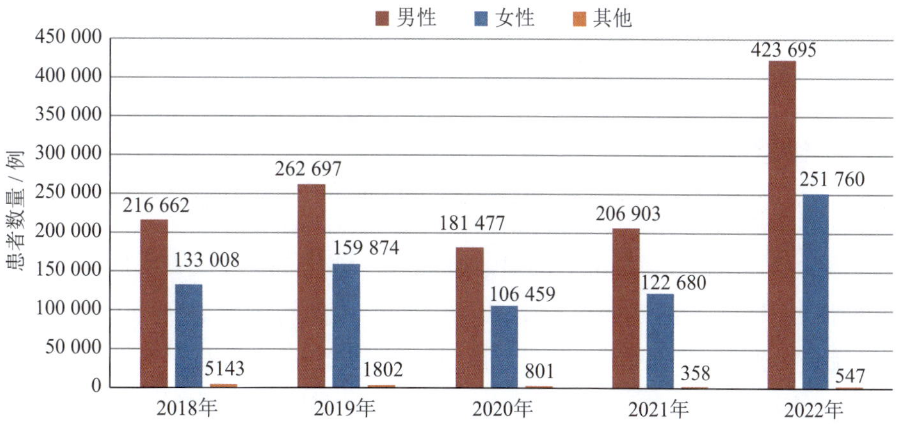

图 3-2-1 2018—2022 年 HQMS 数据库中三级公立医院 NCU 收治患者性别分布

二、神经重症患者年龄情况

2022 年，HQMS 数据库中三级公立医院 NCU 收治患者的平均年龄为（62.6 ± 20.0）岁，较 2021 年更高（表 3-2-2）。

表 3-2-2 2018—2022 年 HQMS 数据库中三级公立医院 NCU 收治患者年龄情况 单位：岁

年份	$\bar{x} \pm s$	M（P_{25}～P_{75}）
2018 年	62.0 ± 21.3	66.0（53.0～77.0）
2019 年	62.4 ± 21.1	67.0（53.0～77.0）
2020 年	57.3 ± 20.6	61.0（48.0～72.0）
2021 年	58.5 ± 19.9	62.0（50.0～72.0）
2022 年	62.6 ± 20.0	67.0（54.0～76.0）
2018—2022 年	60.6 ± 20.6	64.6（51.6～74.8）

三、各省级行政区收治神经重症患者数量

2022 年，HQMS 数据库中各省级行政区三级公立医院 NCU 收治患者数量见图 3-2-2，收治患者数量排名前 3 位的省级行政区为河南省、四川省和广东省。

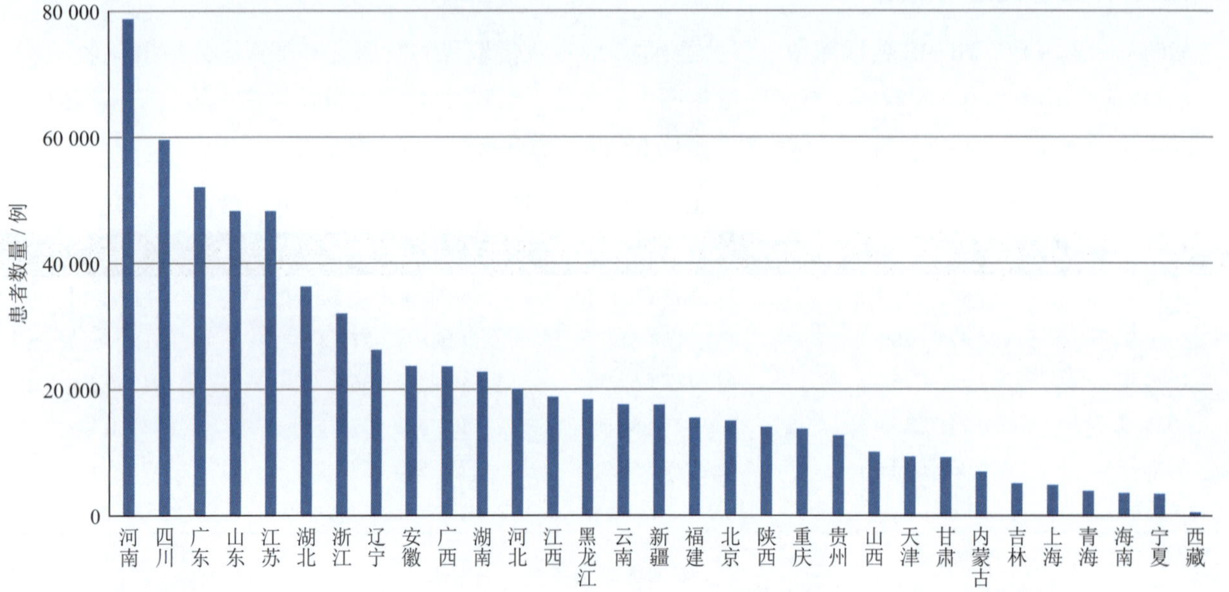

图 3-2-2 2022 年 HQMS 数据库各省级行政区三级公立医院 NCU 收治患者数量

四、神经重症患者费用情况

2018—2022 年，HQMS 数据库中三级公立医院 NCU 收治患者的平均住院总费用为 61 332.3 元。合并统计实验室、影像学及临床诊断项目费，合并统计检查、治疗及手术用一次性医疗材料费，合并统计一般医疗服务及治疗操作费，合并统计血液制品、蛋白类、凝血因子及细胞因子费，合并统计中成药及中草药费，患者住院费用构成情况见表 3-2-3，住院费用构成比例见图 3-2-3。2022 年 NCU 收治患者的平均住院总费用较前无明显变化，住院费用前 3 位为西药费，实验室、影像学及临床诊断项目费，检查、治疗及手术用一次性医疗材料费。

表 3-2-3 2018—2022 年 HQMS 数据库三级公立医院 NCU 收治患者住院费用构成 单位：元

费用类别	2018 年	2019 年	2020 年	2021 年	2022 年
西药费	15 382.7	17 040.2	16 627.6	16 354.8	16 703.4
实验室、影像学及临床诊断项目费	10 917.7	12 213.8	11 402.0	11 602.9	12 911.1
检查、治疗及手术用一次性医疗材料费	9247.2	10 571.4	11 810.7	12 558.8	11 141.8
一般医疗服务及治疗操作费	7684.4	8021.4	7594.9	7379.1	7848.7
抗菌药物费	2944.2	3339.6	2498.7	2450.1	2875.0
护理费	2753.4	2865.3	2972.0	2872.2	2929.5
手术治疗费	1906.0	2280.1	3288.4	3191.2	2808.3
血液制品、蛋白类、凝血因子及细胞因子费	1170.4	1378.0	947.3	903.5	1404.4
中成药及中草药费	658.1	619.6	489.1	571.2	606.1
康复费	336.1	403.3	453.4	513.6	409.2
平均住院总费用	55 431.1	60 989.7	63 946.7	62 824.3	63 469.5

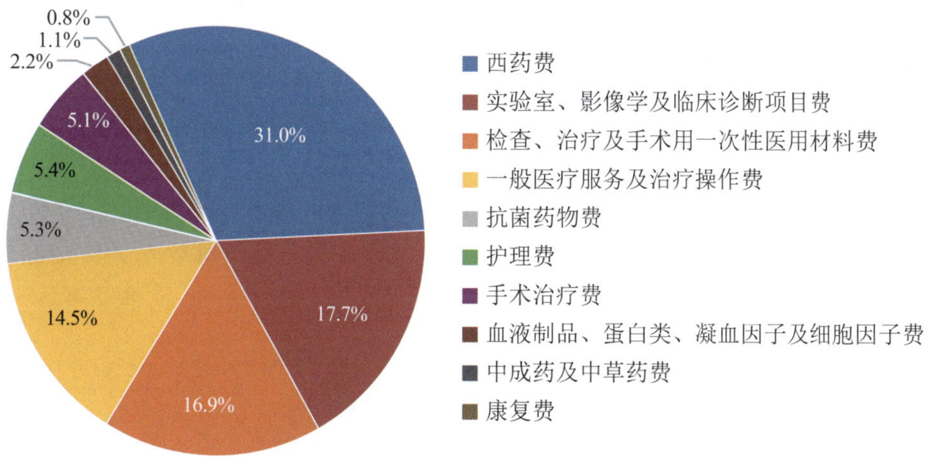

图 3-2-3 2018—2022 年 HQMS 数据库三级公立医院 NCU 收治患者住院费用构成

五、神经重症患者转归情况

2018—2022 年，HQMS 数据库中三级公立医院 NCU 收治患者的平均住院时长为 16.9 d。2022 年，HQMS 数据库中三级公立医院 NCU 收治患者的离院方式见表 3-2-4，其中医嘱离院率为 53.5%，医嘱转院率为 5.0%，非医嘱离院率为 28.4%，死亡率为 11.4%。相较 2018 年（35.6%）、2019 年（36.7%）、2020 年（38.5%）和 2021 年（38.3%），2022 年 NCU 收治患者的不良转归率（死亡与非医嘱离院占所有离院方式的比例）是 39.8%，为近 5 年来的最高值，可能与新型冠状病毒感染疫情有关，未来仍应重点关注。

表 3-2-4 2018—2022 年 HQMS 数据库三级公立医院 NCU 收治患者离院方式 单位：例（%）

离院方式	2018 年（354 813 例）	2019 年（424 373 例）	2020 年（288 737 例）	2021 年（329 941 例）	2022 年（676 002 例）
医嘱离院	200 734（56.6）	235 563（55.5）	156 186（54.1）	178 278（54.0）	361 391（53.5）
医嘱转院	8015（2.3）	13 033（3.1）	12 470（4.3）	16 596（5.0）	33 615（5.0）
非医嘱离院	86 139（24.3）	107 857（25.4）	78 778（27.3）	92 636（28.1）	191 843（28.4）
死亡	39 978（11.3）	48 104（11.3）	32 271（11.2）	33 692（10.2）	77 069（11.4）
其他	19 947（5.6）	19 816（4.7）	9032（3.1）	8739（2.6）	12 084（1.8）

2022 年，HQMS 数据库三级公立医院 NCU 收治患者中共计死亡 77 069 例，死亡率为 11.4%，其中 2010 例进行了尸检，占比 2.6%（图 3-2-4）

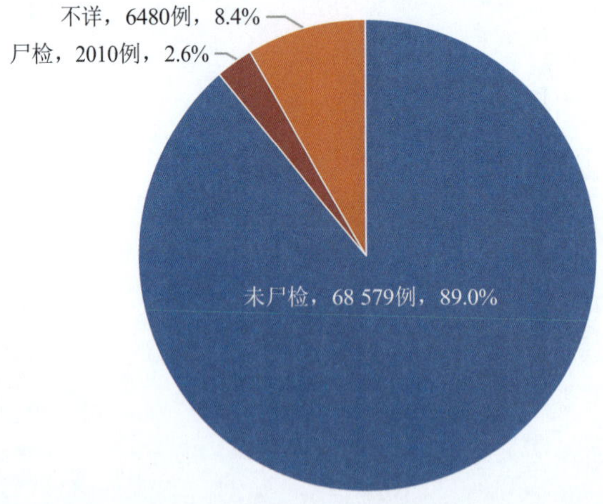

图 3-2-4　2022 年 HQMS 数据库三级公立医院 NCU 死亡患者尸检情况

六、神经重症患者有创操作情况

NCU 常见有创操作有气管内插管、深静脉穿刺、机械通气、气管切开、连续性肾脏替代治疗等。2022 年 HQMS 数据库中三级公立医院 NCU 上述 5 种常见有创操作共计 651 760 例，其中气管内插管 207 276 例，深静脉穿刺 196 492 例，机械通气 188 057 例，气管切开 26 486 例，连续性肾脏替代治疗 33 449 例（图 3-2-5）。2018—2022 年，NCU 内人工气道建立（含气管内插管和气管切开）一直为首位有创操作，其次是深静脉穿刺和机械通气，而连续性肾脏替代治疗需求较低（表 3-2-5，图 3-2-6）。

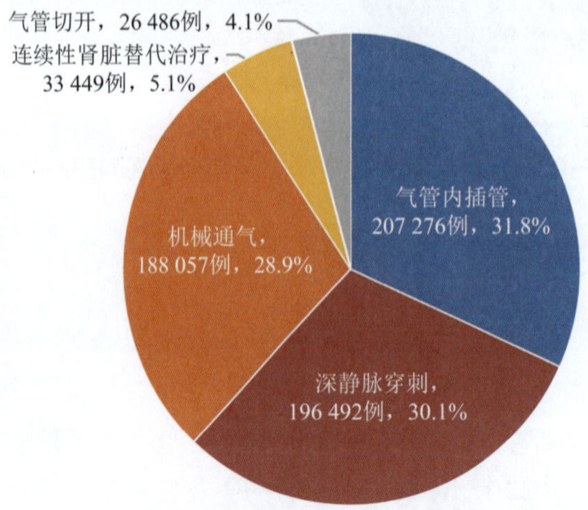

图 3-2-5　2022 年 HQMS 数据库三级公立医院 NCU 常见有创操作情况

表 3-2-5　2018—2022 年 HQMS 数据库三级公立医院 NCU 常见有创操作情况　单位：例（%）

操作	2018 年（354 813 例）	2019 年（424 373 例）	2020 年（288 737 例）	2021 年（329 941 例）	2022 年（676 002 例）
气管内插管	47 284（13.3）	75 989（17.9）	63 542（22.0）	86 553（26.2）	207 276（30.7）
深静脉穿刺	37 483（10.6）	70 176（16.5）	52 868（18.3）	70 214（21.3）	196 492（29.1）
机械通气	30 389（8.6）	56 492（13.3）	52 934（18.3）	71 382（21.6）	188 057（27.8）
连续性肾脏替代治疗	3022（0.9）	7384（1.7）	2524（0.9）	4652（1.4）	33 449（4.9）
气管切开	14 027（3.9）	20 908（4.9）	15 141（5.2）	18 710（5.7）	26 486（3.9）

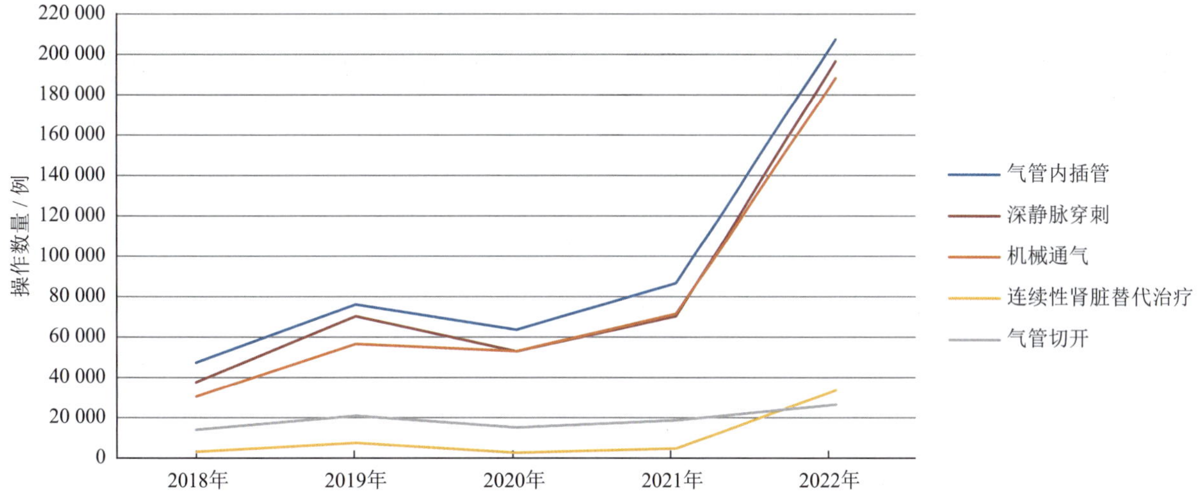

图 3-2-6　2018—2022 年 HQMS 数据库三级公立医院 NCU 常见有创操作数量

第二节　神经重症重点疾病及有创操作情况分析

一、神经重症重点疾病主要诊断情况

2022 年，HQMS 数据库中三级公立医院 NCU 收治患者的主要诊断第 1 位为脑出血，共计 81 718 例，占收治患者总数的 12.1%，第 2 位和第 3 位主要诊断分别为脑梗死和颅内损伤。主要诊断情况见表 3-2-6。2022 年，NCU 收治患者的疾病谱较前有明显变化，可能与新型冠状病毒感染疫情以及疾病诊断相关政策的实施有关。

表 3-2-6　2022 年 HQMS 数据库三级公立医院 NCU 收治患者主要诊断情况（前 20 位）

排序	ICD-10 编码	诊断名称	患者数量 / 例	比例 / %
1	I61	脑出血	81 718	12.1
2	I63	脑梗死	73 321	10.8
3	S06	颅内损伤	60 361	8.9
4	J18	肺炎，病原体未特指	37 164	5.5
5	I60	蛛网膜下腔出血	20 955	3.1
6	I21	急性心肌梗死	19 695	2.9
7	J15	细菌性肺炎，不可归类在他处者	19 132	2.8
8	A41	其他脓毒病	18 325	2.7
9	J44	其他慢性阻塞性肺病	15 848	2.3
10	J96	呼吸衰竭，不可归类在他处者	15 202	2.2
11	I50	心功能衰竭	13 865	2.1
12	J98	其他呼吸性疾患	13 170	1.9
13	G93	脑的其他疾患	11 101	1.6
14	I20	心绞痛	8529	1.3

续表

排序	ICD-10 编码	诊断名称	患者数量 / 例	比例 / %
15	N18	慢性肾病	6948	1.0
16	E11	非胰岛素依赖型糖尿病	6835	1.0
17	Z51	其他医疗照顾	6128	0.9
18	G40	癫痫	6074	0.9
19	G45	短暂性脑缺血性发作和相关的综合征	5971	0.9
20	S72	股骨骨折	5895	0.9

二、神经重症重点病种情况

（一）神经重症重点病种患者人口学特征

2018—2022 年，HQMS 数据库中三级公立医院 NCU 重点且具有神经专科特点的疾病主要有脑出血、脑梗死、颅脑损伤和蛛网膜下腔出血。上述 4 种重点病种的收治患者数量见表 3-2-7。与 2021 年相比，2022 年 HQMS 数据库三级公立医院 NCU 脑梗死患者数量有所增加，其他重点病种的患者数量无明显变化。

表 3-2-7　2018—2022 年 HQMS 数据库三级公立医院 NCU 收治重点病种患者数量

年份	患者总数 / 例	脑出血 / 例（%）	脑梗死 / 例（%）	颅脑损伤 / 例（%）	蛛网膜下腔出血 / 例（%）
2018 年	354 813	55 796（15.7）	45 968（13.0）	17 862（5.0）	12 721（3.6）
2019 年	424 373	64 262（15.1）	53 144（12.5）	20 922（4.9）	15 126（3.6）
2020 年	288 737	72 752（25.2）	56 031（19.4）	49 765（17.2）	17 633（6.1）
2021 年	329 941	82 293（24.9）	69 333（21.0）	61 253（18.6）	20 315（6.2）
2022 年	676 002	81 718（12.1）	73 321（10.8）	60 361（8.9）	20 955（3.1）
合计	2 073 866	356 821（17.2）	297 797（14.4）	210 163（10.1）	86 750（4.2）

2022 年，HQMS 数据库中三级公立医院 NCU 收治的脑出血、脑梗死、颅脑损伤和蛛网膜下腔出血这 4 种重点病种患者中，蛛网膜下腔出血的女性患者更多，占比 59.6%，脑出血、脑梗死和颅脑损伤均以男性患者为主（表 3-2-8）。2022 年，HQMS 数据库中三级公立医院 NCU 收治脑出血、脑梗死、颅脑损伤和蛛网膜下腔出血这 4 种重点病种患者的年龄构成见图 3-2-7。

表 3-2-8　2022 年 HQMS 数据库三级公立医院 NCU 收治重点病种患者人口学特征

指标	脑出血	脑梗死	颅脑损伤	蛛网膜下腔出血
人数 / 例（%）	81 718（12.1）	73 321（10.8）	60 361（8.9）	20 955（3.1）
平均年龄 / 岁	61.5 ± 14.1	68.6 ± 12.8	54.3 ± 20.5	61.1 ± 13.6
性别 / 例（%）				
男性	53 738（65.8）	44 827（61.1）	43 349（71.8）	8437（40.3）
女性	27 913（34.2）	28 472（38.8）	16 917（28.0）	12 497（59.6）
其他	67（0.1）	22（0.0）	95（0.2）	21（0.0）

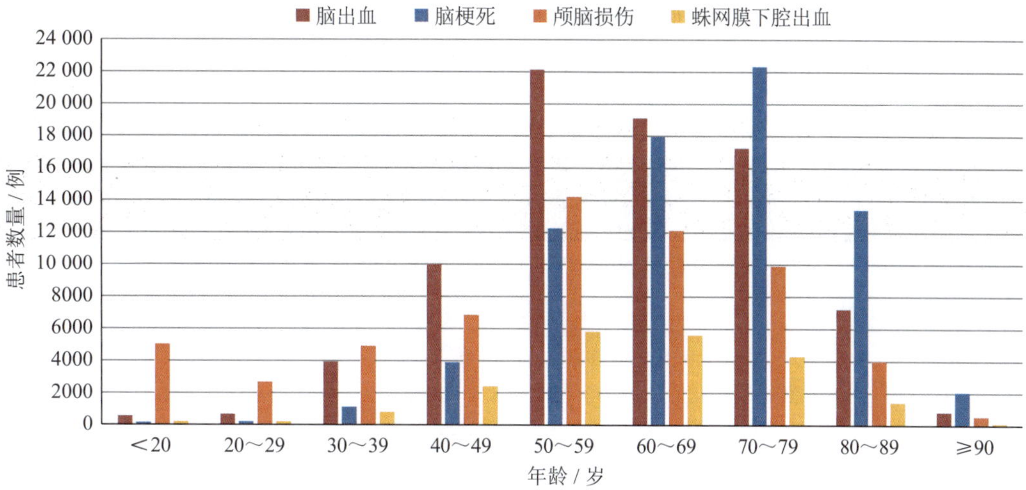

图 3-2-7 2022 年 HQMS 数据库三级公立医院 NCU 收治重点病种患者年龄分布

（二）神经重症重点病种卫生经济学及结局指标

2022 年，HQMS 数据库中三级公立医院 NCU 收治的脑出血、脑梗死、颅脑损伤和蛛网膜下腔出血这 4 种重点病种患者中，脑梗死患者的平均住院时长最短（12.1 d），颅脑损伤患者的住院时长最长（19.9 d）；蛛网膜下腔出血患者的平均住院总费用最高（105 036.1 元）；颅脑损伤患者的住院死亡率最高（20.6%），脑梗死患者的住院死亡率最低（7.1%）；颅脑损伤患者的尸检比例最高（8.5%）；脑出血患者的医嘱离院率最低（42.3%），不良转归率（死亡与非医嘱离院占所有离院方式的比例）最高（44.0%）（表 3-2-9）。

表 3-2-9 2022 年 HQMS 数据库三级公立医院 NCU 收治重点病种患者卫生经济学及结局指标

指标	脑出血（81 718 例）	脑梗死（73 321 例）	颅脑损伤（60 361 例）	蛛网膜下腔出血（20 955 例）
平均住院时长 / d	16.5	12.1	19.9	14.6
中位住院时长 / d	10.0（3.0～22.0）	8.0（4.0～14.0）	11.0（3.0～24.0）	10.0（2.0～19.0）
平均住院总费用 / 元	61 716.3	50 476.0	73 119.9	105 036.1
死亡 / 例（%）	9479（11.6）	5216（7.1）	12 424（20.6）	2035（9.7）
死亡后尸检 / 例（%）	80（0.8）	47（0.9）	1051（8.5）	18（0.9）
31 d 重返计划 / 人次（%）	75 952（92.9）	69 198（94.4）	55 949（92.7）	19 740（94.2）
离院方式 / 例（%）				
医嘱离院	34 554（42.3）	40 703（55.5）	28 096（46.5）	10 067（48.0）
医嘱转院	4480（5.5）	3809（5.2）	3194（5.3）	1252（6.0）
非医嘱离院	31 426（38.5）	22 409（30.6）	15 644（25.9）	7179（34.3）
死亡	9479（11.6）	5216（7.1）	12 424（20.6）	2035（9.7）
其他	1779（2.2）	1184（1.6）	1003（1.7）	422（2.0）

对 2022 年 HQMS 数据库中三级公立医院 NCU 收治的 14 482 例重症蛛网膜下腔出血患者（8 类亚型）进行重点分析：在住院时长方面，未明确的颅内动脉瘤破裂导致蛛网膜下腔出血（浆果动脉瘤破裂先天性蛛网膜下腔出血）患者的平均住院时长最短（12.7 d），后交通动脉瘤破裂导致蛛网膜下腔出血患者的平均住院时长较长（18.4 d）；在住院费用方面，椎动脉瘤破裂导致蛛网膜下腔出血患者的平均住院总费用最高（160 612.6 元）；在住院死亡率方面，椎动脉瘤破裂导致蛛网膜下腔出血患者的住院死亡率最高

（12.7%），后交通动脉瘤破裂导致蛛网膜下腔出血患者的住院死亡率较低（5.5%）；椎动脉瘤破裂导致蛛网膜下腔出血患者的尸检比例最高（2.0%）（表3-2-10）。

表3-2-10　2022年HQMS数据库三级公立医院重症蛛网膜下腔出血8类亚型患者卫生经济学及结局指标

指标	I60.0（1092例）	I60.1（2277例）	I60.2（3549例）	I60.3（2752例）	I60.4（616例）	I60.5（403例）	I60.6（718例）	I60.7（3075例）
女性/例（%）	782（71.6）	1341（58.9）	1763（49.7）	2200（79.9）	366（59.4）	172（42.7）	455（63.4）	1952（63.5）
平均住院时长/d	15.6	18.0	17.3	18.4	13.3	16.8	17.3	12.7
中位住院时长/d	12.0（3.0～20.0）	14.0（5.0～23.0）	14.0（6.0～22.0）	15.0（8.0～22.0）	8.0（2.0～19.0）	13.0（4.0～22.0）	12.0（4.0～21.0）	8.0（2.0～18.0）
平均住院总费用/元	130 193.7	120 220.5	130 787.7	144 259.5	111 159.0	160 612.6	137 243.2	98 540.6
机械通气/例（%）	393（36.0）	816（35.8）	1239（34.9）	982（35.7）	237（38.5）	144（35.7）	236（32.9）	1077（35.0）
死亡/例（%）	92（8.4）	172（7.6）	251（7.1）	150（5.5）	68（11.0）	51（12.7）	79（11.0）	299（9.7）
死亡后尸检/例（%）	0（0）	1（0.6）	1（0.4）	2（1.3）	1（1.5）	1（2.0）	0（0）	3（1.0）
31 d重返计划/人次	1038（95.1）	2116（92.9）	3349（94.4）	2616（95.1）	590（95.8）	379（94.0）	675（94.0）	2893（94.1）
离院方式/例（%）								
医嘱离院	550（50.4）	1230（54.0）	1952（55.0）	1710（62.1）	246（39.9）	183（45.4）	352（49.0）	1383（45.0）
医嘱转院	83（7.6）	129（5.7）	216（6.1）	143（5.2）	37（6.0）	25（6.2）	37（5.2）	203（6.6）
非医嘱离院	359（32.9）	714（31.4）	1072（30.2）	709（25.8）	255（41.4）	138（34.2）	242（33.7）	1086（35.3）
死亡	92（8.4）	172（7.6）	251（7.1）	150（5.5）	68（11.0）	51（12.7）	79（11.0）	299（9.7）
其他	8（0.7）	32（1.4）	58（1.6）	40（1.5）	10（1.6）	6（1.5）	8（1.1）	104（3.4）

注：重症蛛网膜下腔出血8类亚型根据ICD-10进行编码，不同编码对应动脉：I60.0为颈内动脉虹吸段及颈动脉分叉处，I60.1为大脑中动脉，I60.2为前交通动脉，I60.3为后交通动脉，I60.4为基底动脉，I60.5为椎动脉，I60.6为颅内其他动脉（涉及多处颅内动脉的），I60.7为未明确的颅内动脉（浆果动脉瘤破裂先天性蛛网膜下腔出血）。

（三）神经重症重点病种有创操作实施情况

2022年，HQMS数据库中三级公立医院NCU收治的脑出血、脑梗死、颅脑损伤和蛛网膜下腔出血这4种重点病种患者中，最常使用的有创操作为气管内插管。脑出血患者气管内插管率为39.0%，高于NCU收治患者的总体比例（30.7%）；脑梗死患者气管内插管率在上述4类患者中最低，为27.9%，低于NCU收治患者的总体比例。蛛网膜下腔出血患者接受机械通气的比例最高，为35.6%，脑梗死患者接受机械通气的比例最低，为22.4%。具体数据见表3-2-11。

表3-2-11　2022年HQMS数据库三级公立医院NCU收治重点病种患者有创操作情况　单位：例（%）

操作项目	总体患者（676 002例）	脑出血（81 718例）	脑梗死（73 321例）	颅脑损伤（60 361例）	蛛网膜下腔出血（20 955例）
气管内插管	207 276（30.7）	31 846（39.0）	20 485（27.9）	20 529（34.0）	7336（35.0）
深静脉穿刺	196 492（29.1）	24 451（29.9）	15 212（20.7）	18 568（30.8）	5943（28.4）
机械通气	188 057（27.8）	26 104（31.9）	16 432（22.4）	17 540（29.1）	7462（35.6）
气管切开	26 486（3.9）	8300（10.2）	1902（2.6）	5216（8.6）	1260（6.0）
连续性肾脏替代治疗	33 449（4.9）	2064（2.5）	1009（1.4）	1204（2.0）	324（1.5）

（四）重症蛛网膜下腔出血患者情况

2022年重点统计了HQMS数据库中三级公立医院NCU收治的重症蛛网膜下腔出血8类亚型患者的数

量（表 3-2-12）。2018—2022 年，重症蛛网膜下腔出血 8 类亚型患者数量呈逐年上升趋势（图 3-2-8）。

表 3-2-12　2022 年 HQMS 数据库三级公立医院重症蛛网膜下腔出血 8 类亚型患者数量　单位：例

ICD-10 编码	主要诊断	2018 年	2019 年	2020 年	2021 年	2022 年
I60.0	颈内动脉虹吸段及颈动脉分叉处	411	599	835	1045	1092
I60.1	大脑中动脉	904	1232	1717	2122	2277
I60.2	前交通动脉	1608	2067	2593	3239	3549
I60.3	后交通动脉	1245	1431	1950	2464	2752
I60.4	基底动脉	170	273	398	549	616
I60.5	椎动脉	88	176	229	322	403
I60.6	颅内其他动脉（涉及多处颅内动脉的）	216	330	504	675	718
I60.7	未明确的颅内动脉（浆果动脉瘤破裂先天性蛛网膜下腔出血）	1123	1609	2137	2737	3075
合计		5765	7717	10 363	13 153	14 482

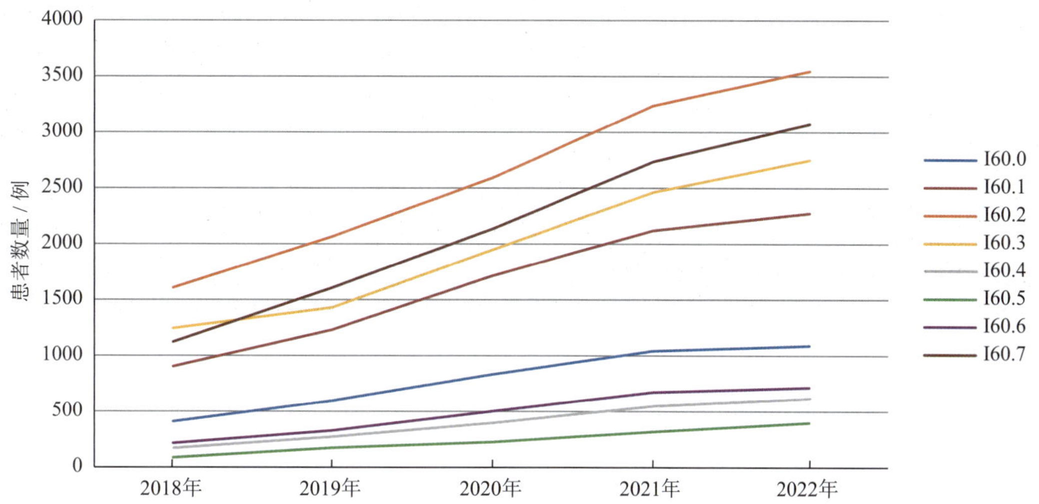

重症蛛网膜下腔出血 8 类亚型根据 ICD-10 进行编码，不同编码对应动脉：I60.0 为颈内动脉虹吸段及颈动脉分叉处，I60.1 为大脑中动脉，I60.2 为前交通动脉，I60.3 为后交通动脉，I60.4 为基底动脉，I60.5 为椎动脉，I60.6 为颅内其他动脉（涉及多处颅内动脉的），I60.7 为未明确的颅内动脉（浆果动脉瘤破裂先天性蛛网膜下腔出血）。

图 3-2-8　2018—2022 年 HQMS 数据库三级公立医院重症蛛网膜下腔出血 8 类亚型患者数量

（徐珊珊，张琳琳，周建新）

第四部分

神经介入专业医疗质量数据分析

第一节 基于国家医疗质量管理与控制信息网的神经介入医疗质量分析

一、神经介入工作开展状况

2022 年 1 月 1 日—12 月 31 日，国家卫生健康委员会医政司通过 NCIS 数据库开展全国医疗质量数据抽样调查，全国各省级行政区（不含港、澳、台地区）共 7365 家医院填报了相关数据，其中 2591 家医院开展了神经介入工作。开展神经介入工作的医院情况见表 4-0-1。

表 4-0-1 2022 年 NCIS 数据库不同类型医院神经介入工作开展情况 单位：%（家）

医院类型	神经介入开展率（$n1$ / $n2$）
总体	35.18（2591 / 7365）
级别	
三级医院	76.91（1599 / 2079）
二级医院	19.14（986 / 5151）
未定级医院	4.44（6 / 135）
所有制形式	
公立医院	42.09（2345 / 5572）
民营医院	13.72（246 / 1793）
机构类别	
综合医院	36.33（2553 / 7027）
专科医院	11.24（38 / 338）
隶属关系	
县（区）属	29.12（1368 / 4698）
地市属	42.51（777 / 1828）
地市属大学直属 / 附属	60.42（29 / 48）
省（自治区、直辖市）属	56.36（257 / 456）
省部属大学直属 / 附属	74.75（74 / 99）
委属委管（仅限国家 44 家）	76.19（32 / 42）
其他	24.71（42 / 170）

注：$n1$ 表示 NCIS 数据库中开展介入工作的医院数量；$n2$ 表示 NCIS 数据库中该类别医院数量。

2022 年 NCIS 数据库中开展神经介入工作的 2591 家医院中，15.65%（405 / 2588，有 3 家医院未填报数据）的医院成立了专业的神经介入科来开展神经介入工作，神经内科和神经外科开展神经介入工作的比例相近。NCIS 数据库中各专业科室开展神经介入工作的比例见图 4-0-1。在所有开展神经介入工作的科室中，神经内科和神经外科分别占 37.92%（1948 / 5173）和 37.28%（1915 / 5173），神经介入科仅占 7.88%（405 / 5173）。NCIS 数据库中开展神经介入工作的科室分布见图 4-0-2。

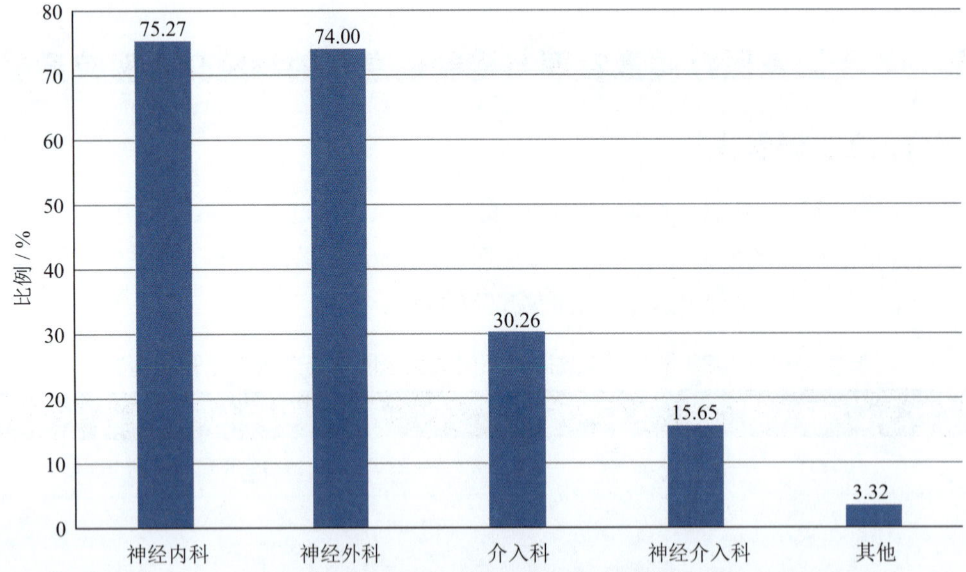

图 4-0-1 2022 年 NCIS 数据库各专业科室开展神经介入工作的情况

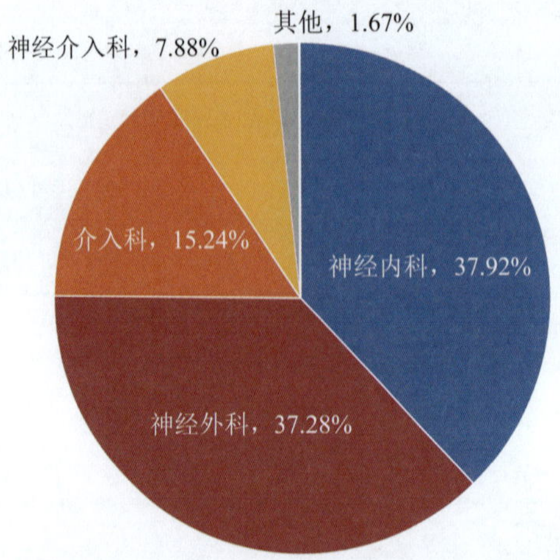

图 4-0-2 2022 年 NCIS 数据库开展神经介入工作的科室分布情况

二、神经介入医疗资源配置状况

2022 年 NCIS 数据库开展神经介入工作的 2591 家医院中，神经介入编制床位数 51 736 张，单中心床位中位数 12（5～33）张；神经介入实际开放床位数 56 177 张，单中心床位中位数为 14（5～35）张；神经介入数字减影血管造影机器 4401 台，单中心中位数 1（1～2）台；能够独立完成神经介入手术的医师 11 526 人，单中心中位数为 3（2～6）人；神经介入手术护士 12 334 人，单中心中位数 3（2～6）人；神经介入专业技师 6485 人，单中心中位数 2（1～3）人。

三、神经介入不同类型手术开展状况

2022 年 NCIS 数据库开展神经介入工作的医院共完成神经介入诊断手术 649 319 台，单中心完成神经介入诊断手术中位数为 120（42～297）台；共完成神经介入治疗手术 315 043 台，单中心完成神经介入治疗手术中位数为 45（13～128）台。神经介入治疗手术以急性缺血性卒中血管内治疗最多。2022 年不同类型神经介入治疗手术数量见图 4-0-3。

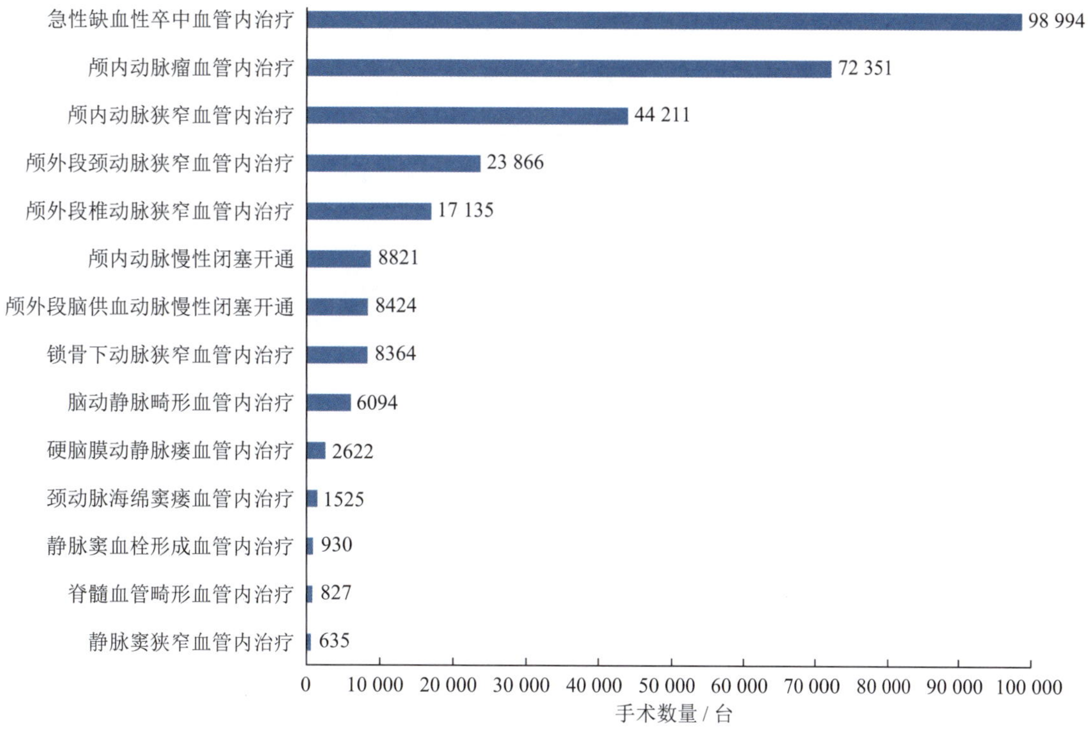

图 4-0-3 2022 年 NCIS 数据库不同类型神经介入治疗手术数量

四、神经介入医疗质量情况

2022 年，NCIS 数据库不同类型神经介入手术患者的严重并发症发生率和术后住院死亡率分别见图 4-0-4 和图 4-0-5，其中急性缺血性卒中血管内治疗的严重并发症发生率和术后住院死亡率均较高，应引起重视。

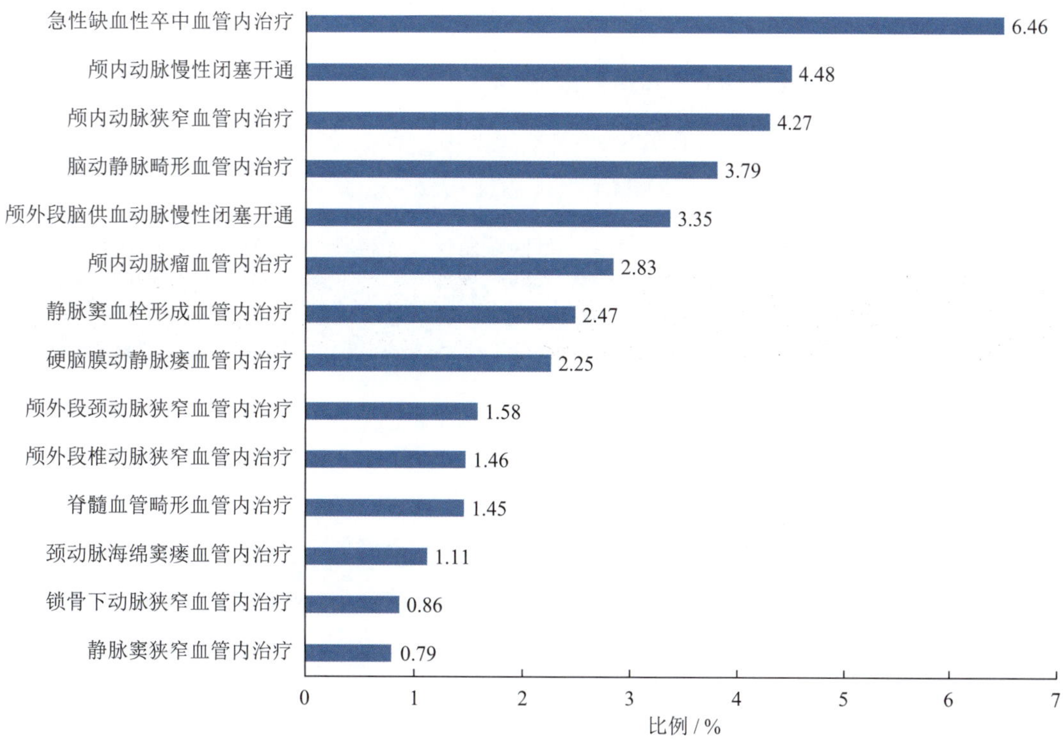

图 4-0-4 2022 年 NCIS 数据库不同类型神经介入手术严重并发症发生率

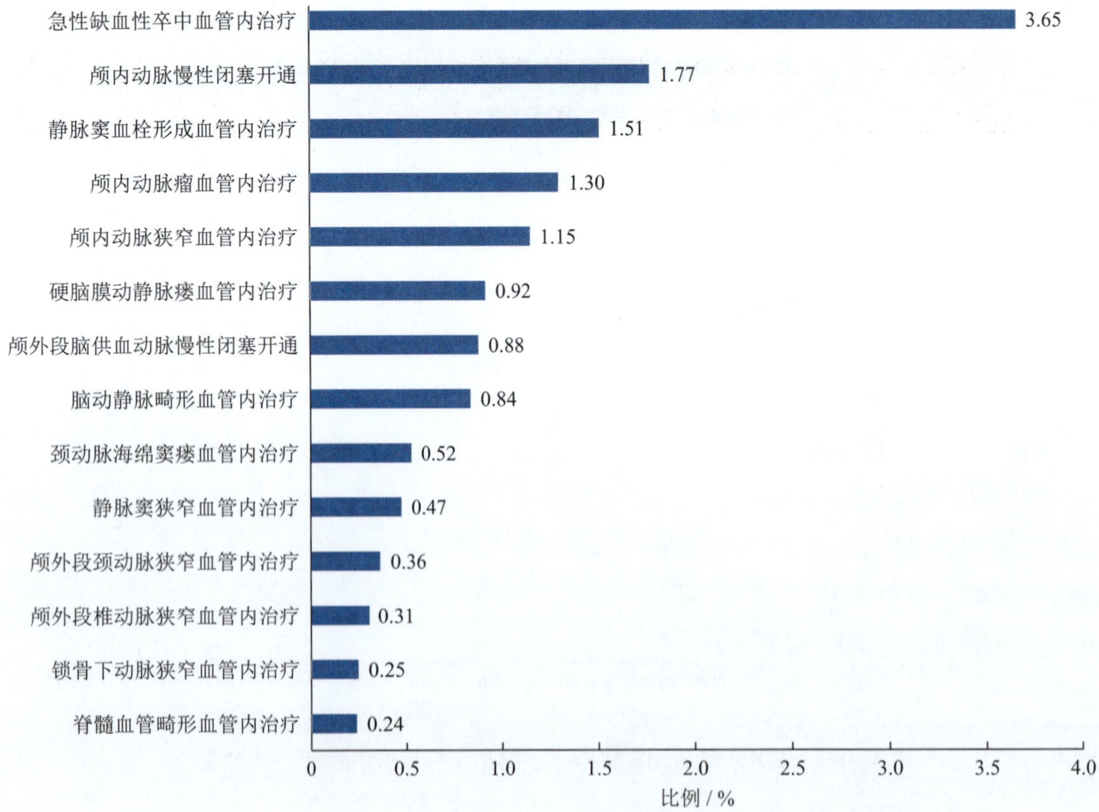

图 4-0-5 2022 年 NCIS 数据库不同类型神经介入手术术后住院死亡率

第二节 基于国家医疗质量管理与控制信息网的急性缺血性卒中血管内治疗医疗质量分析

一、急性缺血性卒中血管内治疗工作开展情况

2022 年 NCIS 数据库开展神经介入工作的 2591 家医院中，有 70.28%（1821 / 2591）开展了急性缺血性卒中血管内治疗工作，占全部调研医院的 24.73%（1821 / 7365），具体情况见表 4-0-2。

表 4-0-2 2022 年 NCIS 数据库不同类型医院急性缺血性卒中血管内治疗开展情况 单位：%（家）

医院类型	全部调研医院急性缺血性卒中血管内治疗开展率（$n1$ / $n2$）	开展神经介入的医院急性缺血性卒中血管内治疗开展率（$n1$ / $n2$）
总体	24.73（1821 / 7365）	70.28（1821 / 2591）
医院级别		
三级医院	60.08（1249 / 2079）	78.11（1249 / 1599）
二级医院	11.09（571 / 5151）	57.91（571 / 986）
未定级	0.74（1 / 135）	16.67（1 / 6）
所有制形式		
公立医院	30.08（1676 / 5572）	71.47（1676 / 2345）
民营医院	8.09（145 / 1793）	58.94（145 / 246）

续表

医院类型	全部调研医院急性缺血性卒中血管内治疗开展率（n1 / n2）	开展神经介入的医院急性缺血性卒中血管内治疗开展率（n1 / n2）
医院类别		
综合医院	25.60（1799 / 7027）	70.47（1799 / 2553）
专科医院	6.51（22 / 338）	57.89（22 / 38）
医院隶属关系		
县（区）属	18.99（892 / 4698）	65.20（892 / 1368）
地市属	32.77（599 / 1828）	77.09（599 / 777）
地市属大学直属 / 附属	47.92（23 / 48）	79.31（23 / 29）
省（自治区、直辖市）属	41.45（189 / 456）	73.54（189 / 257）
省部属大学直属 / 附属	63.64（63 / 99）	85.14（63 / 74）
委属委管（仅限国家 44 家）	54.76（23 / 42）	71.88（23 / 32）
其他	17.06（29 / 170）	69.05（29 / 42）

注：*n*1 表示 NCIS 数据库中开展急性缺血性卒中血管内治疗的医院数量；*n*2 表示 NCIS 数据库中该类别医院数量或开展神经介入工作的该类别医院数量。

二、急性缺血性卒中血管内治疗医疗资源配置

2022 年，NCIS 数据库中共 1821 家医院开展急性缺血性卒中血管内治疗工作，神经介入编制床位数 41 799 张，单中心中位数 15（6～37）张；神经介入实际开放床位数 45 431 张，单中心中位数 15（6～40）张；神经介入数字减影血管造影机器 3408 台，单中心中位数 1（1～2）台；能够独立完成神经介入手术的医师 9383 人，单中心中位数 4（2～6）人；神经介入手术护士 9876 人，单中心中位数 4（3～6）人；神经介入专业技师 5159 人，单中心中位数 2（1～4）人。

三、急性缺血性卒中血管内治疗医疗质量情况

2022 年 NCIS 数据库急性缺血性卒中血管内治疗重要的质量控制指标情况见表 4-0-3。与 2020 年和 2021 年相比，2022 年发病 6 h 内前循环大血管闭塞性缺血性卒中患者血管内治疗率、急性缺血性卒中患者血管内治疗率逐年升高，但 90 min 内完成动脉穿刺率及 60 min 内成功再灌注率有所下降（图 4-0-6）。

表 4-0-3　2022 年 NCIS 数据库急性缺血性卒中血管内治疗医疗质量控制指标执行情况　单位：%

急性缺血性卒中血管内治疗医疗质量控制指标	执行率
急性缺血性卒中患者血管内治疗率	5.79
发病 6 h 内前循环大血管闭塞性缺血性卒中患者血管内治疗率	40.16
90 min 内完成动脉穿刺率	51.36
60 min 内成功再灌注率	51.38
术后 90 d 良好神经功能预后率	67.29
术后 90 d 死亡率	9.84

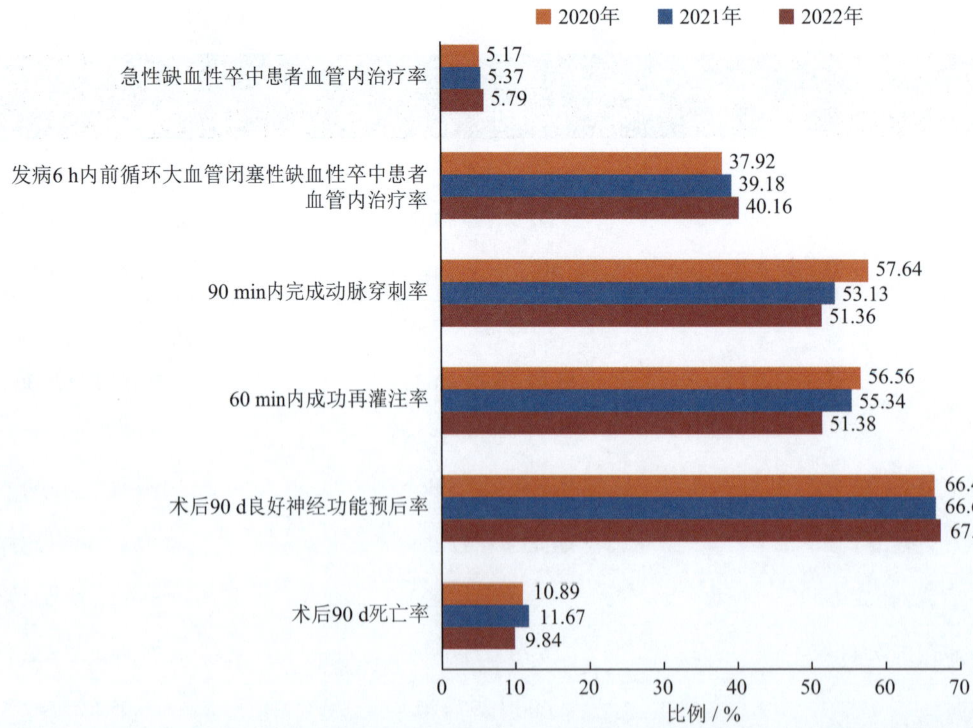

图 4-0-6　2020—2022 年 NCIS 数据库急性缺血性卒中血管内治疗医疗质量控制指标执行情况

第三节　基于医院质量监测系统的急性缺血性卒中血管内治疗医疗质量分析

一、急性缺血性卒中血管内治疗工作开展状况

基于 HQMS 数据库，对 2022 年 1 月 1 日—12 月 31 日病案首页的信息进行统计，2022 年全国（不含港、澳、台地区）有 1912 家医院开展了急性缺血性卒中血管内治疗工作，其中三级医院占 69.77%（1334 / 1912），二级医院占 30.23%（578 / 1912）。开展急性缺血性卒中血管内治疗的医院地域分布情况见图 4-0-7，其中开展急性缺血性卒中血管内治疗的三级医院地域分布情况见图 4-0-8，开展急性缺血性卒中血管内治疗的二级医院地域分布情况见图 4-0-9。

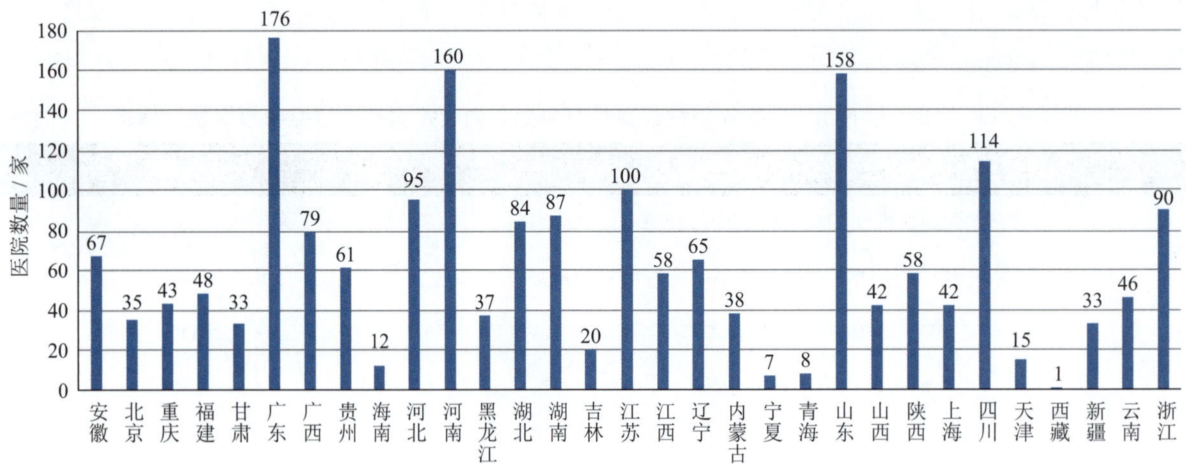

图 4-0-7　2022 年 HQMS 数据库各省级行政区开展急性缺血性卒中血管内治疗工作的医院数量

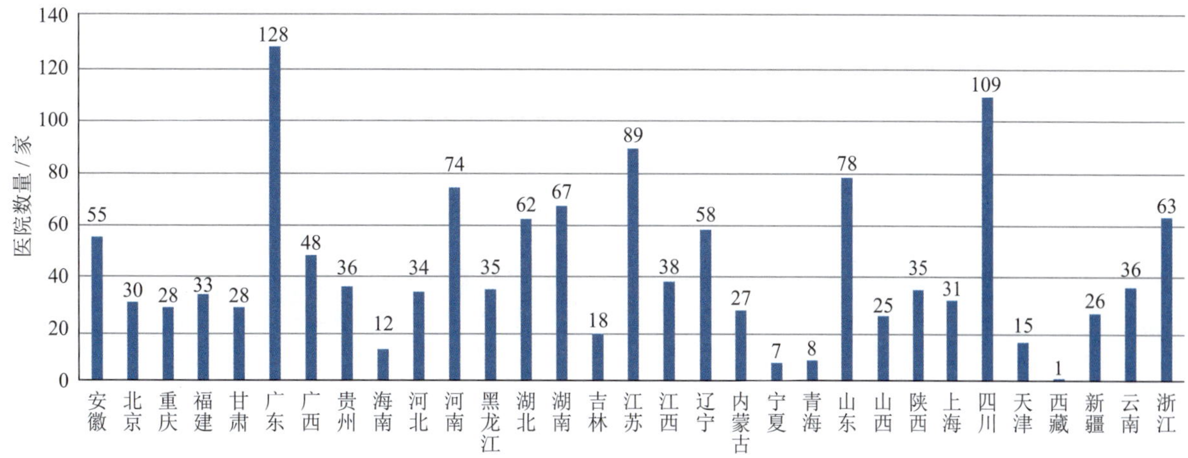

图 4-0-8　2022 年 HQMS 数据库各省级行政区开展急性缺血性卒中血管内治疗工作的三级医院数量

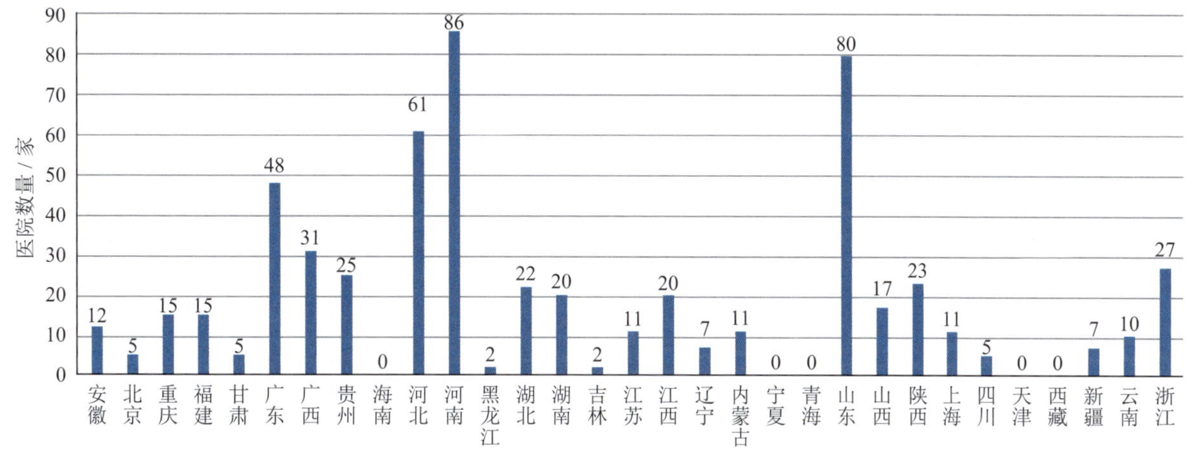

图 4-0-9　2022 年 HQMS 数据库各省级行政区开展急性缺血性卒中血管内治疗工作的二级医院数量

2022 年，HQMS 数据库 1912 家医院完成急性缺血性卒中血管内治疗手术 60 755 台，其中 89.67%（54 479 / 60 755）的手术由三级医院完成，10.33%（6276 / 60 755）的手术由二级医院完成。各省级行政区开展急性缺血性卒中血管内治疗手术的数量见图 4-0-10，其中三级医院开展急性缺血性卒中血管内治疗手术的数量见图 4-0-11，二级医院开展急性缺血性卒中血管内治疗手术的数量见图 4-0-12。

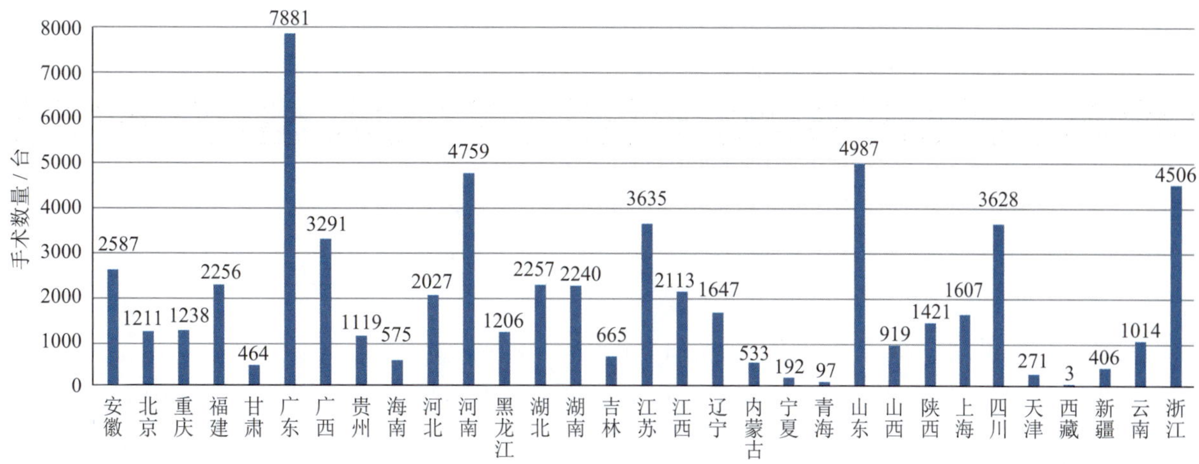

图 4-0-10　2022 年 HQMS 数据库各省级行政区开展急性缺血性卒中血管内治疗手术数量

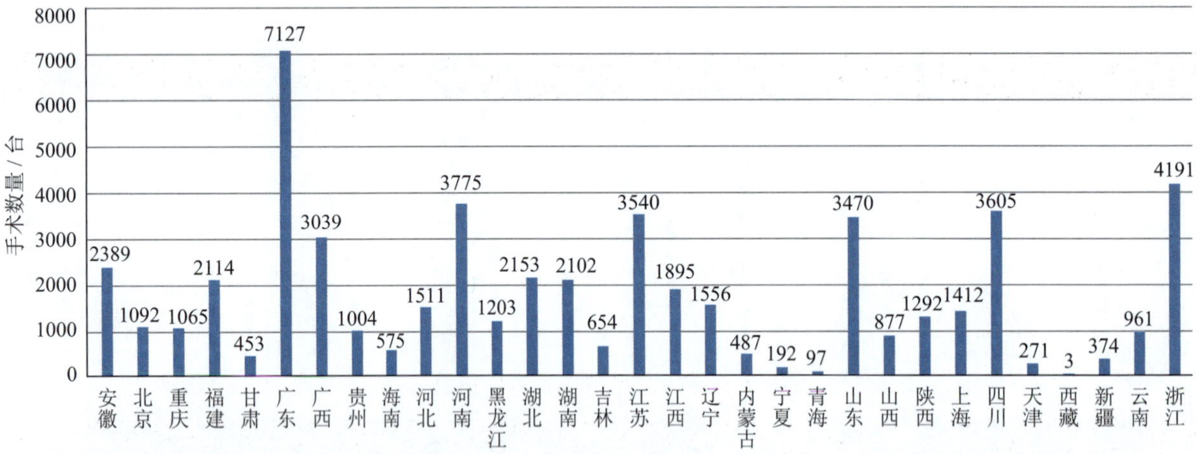

图 4-0-11　2022 年 HQMS 数据库各省级行政区三级医院开展急性缺血性卒中血管内治疗手术数量

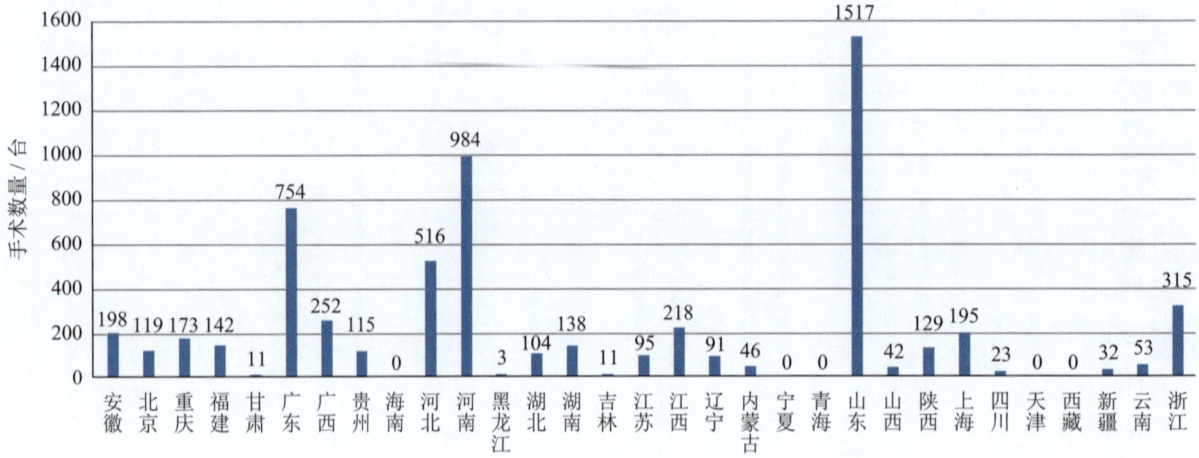

图 4-0-12　2022 年 HQMS 数据库各省级行政区二级医院开展急性缺血性卒中血管内治疗手术数量

二、急性缺血性卒中血管内治疗患者的基本信息及医疗费用情况

HQMS 数据库显示，2022 年接受急性缺血性卒中血管内治疗的患者中男性居多，年龄中位数为 68.0 岁，78.4% 的患者由急诊入院，住院总费用中位数为 105 208.7 元。患者的基本情况见表 4-0-4，在院就诊情况见表 4-0-5，医疗费用情况见表 4-0-6。

表 4-0-4　2022 年 HQMS 数据库急性缺血性卒中血管内治疗患者的基本情况

指标	合计（60 755 例）	二级医院（6276 例）	三级医院（54 479 例）
性别 / 例（%）			
男性	38 559（63.5）	3997（63.7）	34 562（63.4）
女性	22 196（36.5）	2279（36.3）	19 917（36.6）
年龄 / 岁			
范围	2.0～102.0	13.0～99.0	2.0～102.0
$\bar{x} \pm s$	66.3 ± 12.3	66.9 ± 11.5	66.2 ± 12.4
M（P_{25}～P_{75}）	68.0（58.0～75.0）	68.0（59.0～75.0）	68.0（58.0～75.0）
血型 / 例（%）			
其他	37 489（61.7）	4035（64.3）	33 454（61.4）

续表

指标	合计（60 755 例）	二级医院（6276 例）	三级医院（54 479 例）
A 型	7218（11.9）	650（10.4）	6568（12.1）
B 型	6896（11.4）	723（11.5）	6173（11.3）
O 型	6987（11.5）	654（10.4）	6333（11.6）
AB 型	2165（3.6）	214（3.4）	1951（3.6）

表 4-0-5　2022 年 HQMS 数据库急性缺血性卒中血管内治疗患者在院就诊情况

指标	合计（60 755 例）	二级医院（6276 例）	三级医院（54 479 例）
入院途径 / 例（%）			
急诊	47 660（78.4）	4342（69.2）	43 318（79.5）
门诊	11 201（18.4）	1817（29.0）	9384（17.2）
其他医疗机构转入	1262（2.1）	17（0.3）	1245（2.3）
其他	632（1.0）	100（1.6）	532（1.0）
入院科室 / 例（%）			
神经内科	37 918（62.4）	3109（49.5）	34 809（63.9）
老年病科	80（0.1）	8（0.1）	72（0.1）
神经外科	6005（9.9）	557（8.9）	5448（10.0）
骨科	125（0.2）	27（0.4）	98（0.2）
精神心理科	61（0.1）	36（0.6）	25（0.0）
急诊医学科	2631（4.3）	658（10.5）	1973（3.6）
康复医学科	137（0.2）	9（0.1）	128（0.2）
重症医学科	4577（7.5）	522（8.3）	4055（7.4）
中医科	22（0.0）	5（0.1）	17（0.0）
其他	9199（15.1）	1345（21.4）	7854（14.4）
转科科室 / 例（%）①			
神经内科	7158（11.8）	537（8.6）	6621（12.2）
老年病科	19（0.0）	5（0.1）	14（0.0）
神经外科	2222（3.7）	232（3.7）	1990（3.7）
骨科	22（0.0）	13（0.2）	9（0.0）
精神心理科	151（0.2）	0（0）	151（0.3）
急诊医学科	672（1.1）	36（0.6）	636（1.2）
康复医学科	787（1.3）	45（0.7）	742（1.4）
重症医学科	6025（9.9）	744（11.9）	5281（9.7）
中医科	41（0.1）	11（0.2）	30（0.1）
其他	43 658（71.9）	4653（74.1）	39 005（71.6）
出院科室 / 例（%）			
神经内科	35 397（58.3）	2883（45.9）	32 514（59.7）

续表

指标	合计（60 755 例）	二级医院（6276 例）	三级医院（54 479 例）
老年病科	66（0.1）	11（0.2）	55（0.1）
神经外科	8082（13.3）	808（12.9）	7274（13.4）
骨科	38（0.1）	22（0.4）	16（0.0）
精神心理科	208（0.3）	36（0.6）	172（0.3）
急诊医学科	920（1.5）	202（3.2）	718（1.3）
康复医学科	1978（3.3）	174（2.8）	1804（3.3）
重症医学科	6917（11.4）	1023（16.3）	5894（10.8）
中医科	99（0.2）	23（0.4）	76（0.1）
其他	7050（11.6）	1094（17.4）	5956（10.9）
实际住院时长 / d			
范围	1.0～359.0	1.0～320.0	1.0～359.0
$\bar{x} \pm s$	14.9 ± 15.3	15.5 ± 17.0	14.8 ± 15.1
M（P_{25}～P_{75}）	12.0（7.0～18.0）	12.0（7.0～18.0）	12.0（7.0～18.0）

注：①数据来源于 HQMS，有部分数据缺失。

表 4-0-6 2022 年 HQMS 数据库急性缺血性卒中血管内治疗患者医疗费用情况

指标	合计（60 755 例）	二级医院（6276 例）	三级医院（54 479 例）
住院总费用 / 元			
范围	0.1～921 851.8	1.0～833 540.1	0.1～921 851.8
$\bar{x} \pm s$	116 151.3 ± 53 746.2	102 283.7 ± 44 714.7	117 748.9 ± 54 465.0
M（P_{25}～P_{75}）	105 208.7（83 839.1～134 987.5）	94 816.5（75 085.9～120 384.5）	106 390.5（84 937.9～136 528.1）
手术费			
范围①	−1.0～172 732.0	−1.0～116 469.7	−1.0～172 732.0
$\bar{x} \pm s$	6997.6 ± 5160.2	6222.4 ± 5679.4	7086.9 ± 5089.5
M（P_{25}～P_{75}）	6770.0（3494.0～9551.3）	6109.2（3138.5～8215.3）	6821.2（3532.0～9715.0）
检查用一次性医疗材料费 / 元			
范围①	−1.0～256 031.2	−1.0～205 843.2	−1.0～256 031.2
$\bar{x} \pm s$	3896.1 ± 15 853.7	4546.0 ± 15 970.6	3821.3 ± 15 838.6
M（P_{25}～P_{75}）	26.8（0～255.6）	5.3（0～199.6）	30.5（0～262.4）
治疗用一次性医疗材料费 / 元			
范围①	−1.0～229 347.8	−1.0～214 856.2	−1.0～229 347.8
$\bar{x} \pm s$	19 220.5 ± 30 370.1	18 109.3 ± 29 605.4	19 348.5 ± 30 454.6
M（P_{25}～P_{75}）	1816.3（387.6～32 554.9）	1070.2（164.0～32 033.9）	1922.0（418.6～32 655.5）
手术用一次性医疗材料费 / 元			
范围①	−1.0～455 799.4	−1.0～224 967.8	−1.0～455 799.4
$\bar{x} \pm s$	40 592.1 ± 37 854.4	32 995.6 ± 36 650.0	41 467.3 ± 37 893.3
M（P_{25}～P_{75}）	41 105.0（90.0～67 769.6）	24 235.5（0～59 314.5）	42 875.1（187.8～68 550.0）

注：①数据来源于 HQMS 数据库，保留了可能异常的原始数据。

三、急性缺血性卒中血管内治疗患者出院情况

患者出院去向为死亡或非医嘱离院是预后不良的指标。HQMS 数据库中，2022 年接受急性缺血性卒中血管内治疗的 60 755 例患者术后住院死亡率为 4.5%，非医嘱离院率和住院死亡率总和为 20.7%。其中二级医院术后住院死亡率为 4.2%，非医嘱离院率和住院死亡率总和为 24.5%；三级医院术后住院死亡率为 4.5%，非医嘱离院率和住院死亡率总和为 20.2%。2022 年各省级行政区急性缺血性卒中血管内治疗患者出院结局见图 4-0-13，2016—2022 年急性缺血性卒中血管内治疗患者出院结局见图 4-0-14，2022 年各省级行政区急性缺血性卒中血管内治疗患者非医嘱离院率和住院死亡率总和见图 4-0-15。

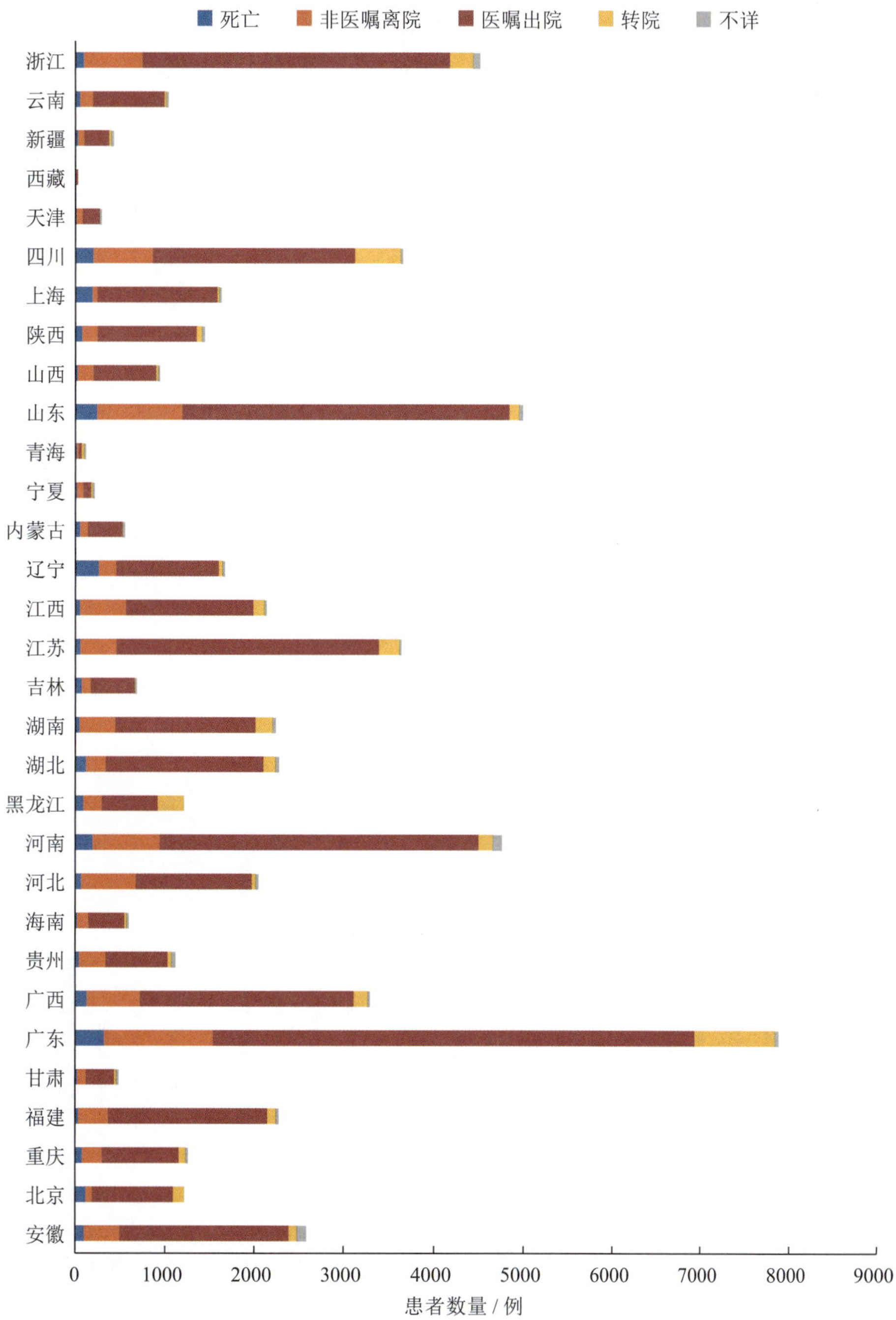

图 4-0-13　2022 年 HQMS 数据库各省级行政区急性缺血性卒中血管内治疗患者出院结局

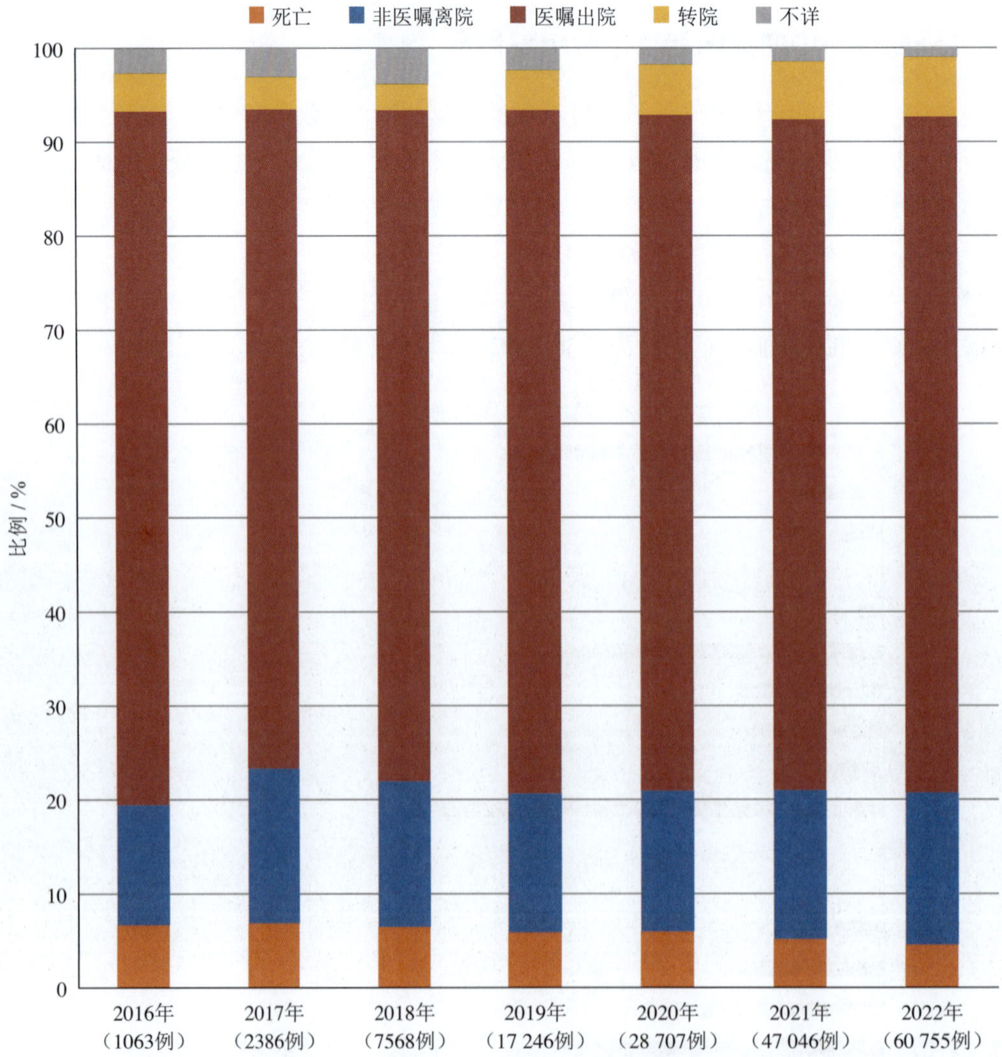

图 4-0-14 2016—2022 年 HQMS 数据库急性缺血性卒中血管内治疗患者出院结局

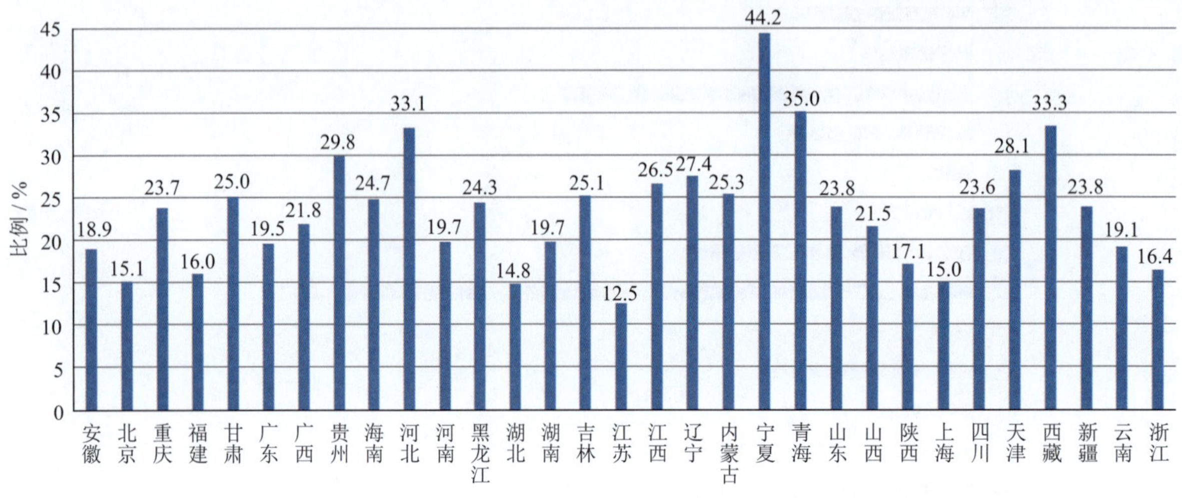

图 4-0-15 2022 年 HQMS 数据库各省级行政区急性缺血性卒中血管内治疗非医嘱离院率和住院死亡率总和

（李晓青，缪中荣）

第五部分

缩略词表

缩略词表

简称	中文全称
AD	阿尔茨海默病
ALS	肌萎缩侧索硬化
aSAH	动脉瘤性蛛网膜下腔出血
BLD	路易体痴呆
CT	计算机断层扫描
DIP	病种分值
DRG	疾病诊断相关分组
FTD	额颞叶痴呆
GCS	格拉斯哥昏迷评分
HQMS	医院质量监测系统
ICD	国际疾病分类
ICU	加强监护病房
MixD	混合性痴呆
MND	运动神经元病
MRI	磁共振成像
NCIS	国家医疗质量管理与控制信息网
NCU	神经加强监护病房
TIA	短暂性脑缺血发作
VD	血管性痴呆